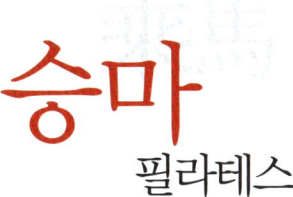

승마
필라테스

완벽한 승마 동작을 위한
승마 필라테스
Pilates for Equestrians

지은이 (사)대한필라테스연맹 노수연 외 4명

초판1쇄 인쇄 / 2015년 12월 10일
초판1쇄 발행 / 2015년 12월 20일

기　　획 | 양원석
발행인 | 이광호
편　　집 | 이동순
디자인 | 최연정
마케팅 | 김재호, 김태훈
모　　델 | 오정하, 김창성, 노수연
사 진 촬 영 | 이현진
코디네이터 | 김송희

발행처 / 도서출판 대한미디어
등록번호 / 제2-4035호
전화 / (02)2267-9731　팩스 / (02)2271-1469
홈페이지 / www.daehanmedia.com

ISBN 978-89-5654-354-3　　93690
정가　20,000원

※ 이 책의 저작권은 저자에게 있으며, 저작권법에 의하여 보호받는 저작물이므로 무단으로
　전재하거나 복제하여 사용할 수 없습니다.
※ 잘못 만들어진 책은 구입처 및 대한미디어 본사에서 교환해 드립니다.

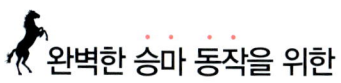 완벽한 승마 동작을 위한

승마 필라테스

(사)대한필라테스연맹 노수연 외 4명 지음

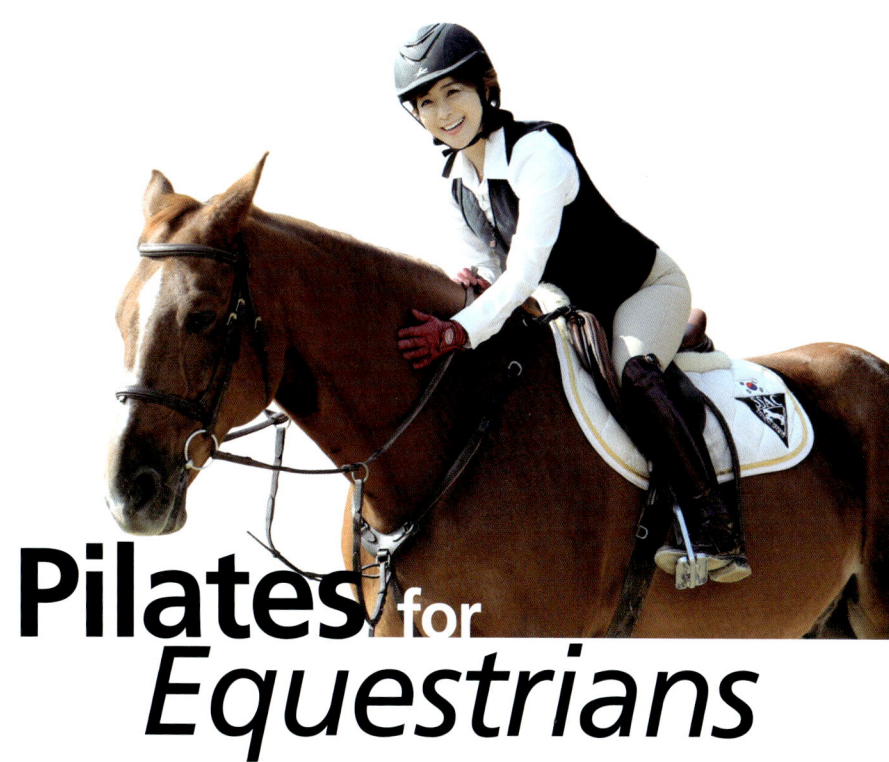

Pilates for Equestrians

라이더를 위한 코어제어

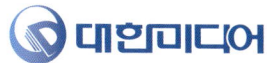

머리말

승마는 인간과 말이 교감을 나누는 스포츠로 예민한 감성을 지닌 말과의 교감을 통해 신체뿐만 아니라 정신을 강화시킬 수 있는 스포츠입니다. 체력 증진과 자세 교정에도 탁월한 스포츠로 각광받고 있는 승마를 필라테스와 결합하게 되면서 차별화된 재활프로그램으로 널리 보급될 수 있습니다. 필라테스 동작의 핵심 원리와 추구하는 목적으로 보았을 때 승마와 일맥상통하는 부분이 많으며 이로 인한 시너지 효과는 매우 크다고 볼 수 있습니다. 이 책은 승마에 필요한 기능적인 움직임과 코어 안정성을 기를 수 있는 효과적인 필라테스 동작으로 구성되어 있어 승마를 즐기는 남녀노소뿐만 아니라 전문 기수들에게도 더 나은 경기력 향상과 부상 예방 및 재활에 도움이 될 것입니다.

운동재활필라테스는 신체적, 정신적, 사회적 건강 증진을 목적으로 하며, 건강한 사람을 더 건강하게, 부상 후 재활에 탁월한 효과가 있습니다. 필자는 2004년부터 사단법인 대한필라테스연맹 설립을 시작으로 끊임없이 재활에 대한 프로그램 개발과 교재 출판, 논문 연구, 학회 발표 등으로 필라테스를 알리는 선두주자가 되기 위해 노력하고 있으며, 대한밸런스의학회의 포럼, 미국 Balanced Body Pilates on Tour 등 다양한 학술회에서 재활과 관련된 필라테스를 꾸준히 발표하고 있습니다. 또한 필라테스 1세대인 로리타 산 미구엘의 레거시를 사사했고 '필라테스 2세대'라는 명예로운 호칭도 얻었습니다. 재활필라테스의 마스터인 엘리자베스 라크햄과의 특별한 우정을 쌓고 그녀의 재활프로그램을 국내에 보급하고 있습니다. 현재 가천대학교 운동재활복지학과 교수로 재직하며 후학 양성으로 필라테스 대중화를 위해 매진하고 있습니다.

이 책의 출간을 위해 애써 주신 공동 저자분들과 출판사 관계자 여러분, 그리고 촬영에 협조해 주신 스티븐승마클럽 박윤경 대표님께 감사의 말씀을 전합니다.

(사)대한필라테스연맹 회장 노 수 연

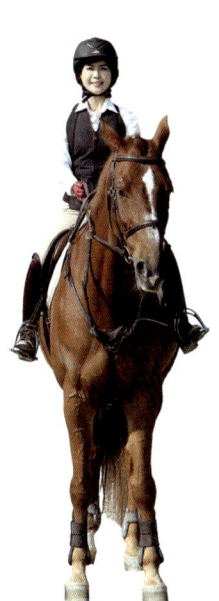

Contents

Part 01 승마 필라테스 이론

1. 승마와 필라테스의 역사 2
2. 승마와 필라테스의 원리 9
3. 승마와 필라테스의 요건 13

Part 02 승마 필라테스 실전

1. 준비운동 및 이완 동작

〈호흡〉
- 횡격막 호흡 Diaphragmatic(Belly) Breathing 29
- 갈비뼈 호흡 Lateral(Rib) Breathing 30
- 한쪽 허파 호흡 One Lung Breathing 31
- 코 호흡 Sniffing Breathing 32

〈마사지〉

핑키볼 마사지
- 가슴근육 마사지 Pec Release 34
- 승모근 마사지 Trapezius Release 35
- 등 마사지 Back Release 36
- 둔근 및 회전근 이완 Glutes and Rotators Release 37
- 장경인대 이완 IT Band Release 38
- 발 근막 이완 Foot Release 39

롤러 마사지
- 목 이완 Neck Release 40
- 등 상부 이완 Upper Back Release 41
- 장경인대 이완 IT Band Release 42
- 대퇴사두근 이완 Quads Release 43
- 햄스트링 이완 Hamstring Release 44
- 둔근 및 회전근 이완 Glutes and Rotators Release 45
- 종아리 이완 Calf Release 46

〈이완 운동〉
- 어깨 으쓱하기 Shoulder Shrugs 48
- 어깨 내리기 Shoulder Slaps 49
- 팔 내리기 & 치킨 윙 Arm Reaches & Chicken Wing 50
- 날갯짓하기 Filp Flap 51
- 무지개 Rainbow 52
- 바람개비 Pinwheel 53
- 머리 시계 Skull Clock 54
- 골반 시계 Pelvic Clock 55
- 무릎 흔들기 Knee Stirs 56
- 무릎 접기 Knee Folds 57
- 손가락 벌리기 Isolation 58
- 손목 이완 Hand Lateral Flexion 59
- 서큘레이션 & 플라밍고 Circulation & Flamingo 60
- 고양이 자세 Cat 61
- 꼬리 흔들기 Tail Wag 62

〈스트레칭〉
- 손바닥 스트레칭 Finger Extension 64
- 3가지 가슴 근육 스트레칭 3 Way Pec Stretch 65
- 3가지 힙 스트레칭 3 Way Hip Stretch 66
- 무릎 가슴 쪽으로 당기기 & 숫자 4 만들기 Knee to Chest & Figure 4 68
- 몸통 비틀기 Torso Twist 69
- 나비자세 Butterfly Stretch 70
- 다리 1/2 벌리기 Half Straddle 71
- 다리 벌리기 Full Straddle 72
- 락킹 Rocking Position 73

2. 강화 동작

〈누운 자세〉
- 서클을 이용한 심복부 마사지 Deep Abs with Circle 77
- 발뒤꿈치 미끄러뜨리기 Heel Slides 78
- 행진하기 Marching 79
- 발끝 찍기 Toe Tap 80
- 골반 안정화 Pelvic Stabilization 81
- 꼬리뼈 들기 Coccyx Curls 82
- 브리지 Bridge 83
- 싱글 레그 서클 Single Leg Circle 84
- 상복부 일으키기 Upper Abs Curl Ups 85
- 헌드레드 Hundred 86
- 롤 업 Roll Ups 87
- 싱글 레그 스트레칭 Single Leg Stretch 88
- 더블 레그 스트레칭 Double Leg Stretch 89
- 싱글 스트레이트 레그 스트레칭 Single Straight Leg Stretch 90
- 더블 스트레이트 레그 스트레칭 Double Straight Leg Stretch 91
- 크리스 크로스 Criss Cross 92
- 롤 오버 Roll Over 93
- 싱글 레그 브리지 Single Leg Bridge 94
- 티저 Teaser 95

〈엎드린 자세〉
- 로켓 Rockets 97
- 미니 스완 Mini Swan 98
- 스완 Swan 99
- 스위밍 Swimming 100
- 싱글 레그 킥 Single Leg Kicks 101
- 더블 레그 킥 Double Leg Kicks 102

〈옆으로 누운 자세〉
- 사이드 레그 리프트 Side Leg Lifts **104**
- 사이드 레그 서클 Side Leg Circles **105**
- 사이드 레그 로워 리프트 Side Leg Lower Lifts **106**
- 사이드 레그 로워 비트 Side Leg Lower Beats **107**
- 스마일 Smile **108**
- 닐링 사이드 킥 Kneeling Side Kicks **109**
- 사이드 머메이드 Side Mermaid **110**
- 스타 Star **111**

〈앉은 자세〉
- 스파인 스트레칭 Spine Stretch **113**
- 사이드 밴드 스트레칭 Side bend Stretch **114**
- 소우 Saw **115**
- 롤링 Rolling **116**
- 오픈 레그 로커 Open Leg Rocker **117**
- 힙 서클 Hip Circle **118**

〈기는 자세〉
- 흉골 떨어뜨리기 Sternum Drop **120**
- 요추 골반 안정화 Opposite Arm Leg Reach **121**
- 플랭크자세 Plank position **122**
- 푸시업 Push Ups **123**

3. 기구 응용 동작

〈트라페즈 테이블〉
- 목 이완 Neck Release **127**
- 햄스트링 스트레칭 Hamstring Stretch **128**
- 숫자 4 만들기 Figure 4 **129**
- 브리지 Bridge **130**
- 소우 Saw **131**
- 닐링 캣 Kneeling Cat **132**
- 사이드 스트레칭 Side Stretch **133**
- 스프레드 이글 Spread Eagle **134**
- 매달리기 Hanging up **135**
- 발레 스트레칭 Ballet Stretch **136**

〈리포머〉
팔
- 암 워크(롱 박스 & 베이비 악) Arm Work(Long Box & Baby Arc) **139**
- 암 워크(닐링) Arm Work(Kneeling) **142**

복부와 등
- 다운 스트레칭 Down Stretch **144**
- 플랭크 니 오프 Plank knee off **145**
- 롱 박스 스완 Long Box Swan **146**

다리
- 스탠딩 암 워크 Standing Arm Works(Squat Position) **147**
- 스플릿 Split **149**

〈체어〉
- 더블 레그 펌프 Double Leg Pump **151**
- 런지 Lunge **152**
- 플리에 프론트 & 백 Pile Front and Back **153**
- 풀업 Pull Up **154**
- 밴드 앤 스트레칭 Band and Stretch **155**
- 러닝 Running **156**

〈배럴〉
- 말타기 Horseback **158**
- 골반으로 걷기 Pelvic Walking **159**
- 사이드 싯 업 Side Sit Up **160**
- 등 신전 Back Extension **161**
- 햄스트링 스트레칭 Hamstring Stretch **162**
- 이상근 스트레칭 Piriformis Stretch **163**
- 내전근 스트레칭 Adductor Stretch **164**
- 대퇴사두근 스트레칭 Quadriceps Stretch **165**

〈코어얼라인〉
- 후프 Hoof **167**
- 후프 숄더 Hoof Shoulder **168**
- 더블 후프 Double Hoof **169**
- 포인트 푸시 Point Push **170**
- C 스트레칭 C-Stretch **171**
- 대둔근 운동 Glute Max **172**
- 왕좌 자세 Throne **173**

4. 기승 워밍업

- 손가락 스트레칭 Finger Extension **176**
- 엄지손가락 당기기 Pull Thumb **177**
- 손바닥 스트레칭 Hand Extension **178**
- 손목 이완 Hand Lateral Flexion **179**
- 서큘레이션 & 플라밍고 Circulation & Flamingo **180**
- 손가락 벌리기 Isolation **182**
- 팔로 원 그리기 Arm Circle **183**
- 경례하기 Salute **184**
- 나무 끌어안기 Hug a Tree **185**
- 트위스트 Twist **186**
- 사이드 밴드 Side Bend **187**
- 사이드 레그 리프트 Single Leg Lift **188**
- 싱글 레그 서클 Single Leg Circle **189**

저자 소개 **190**

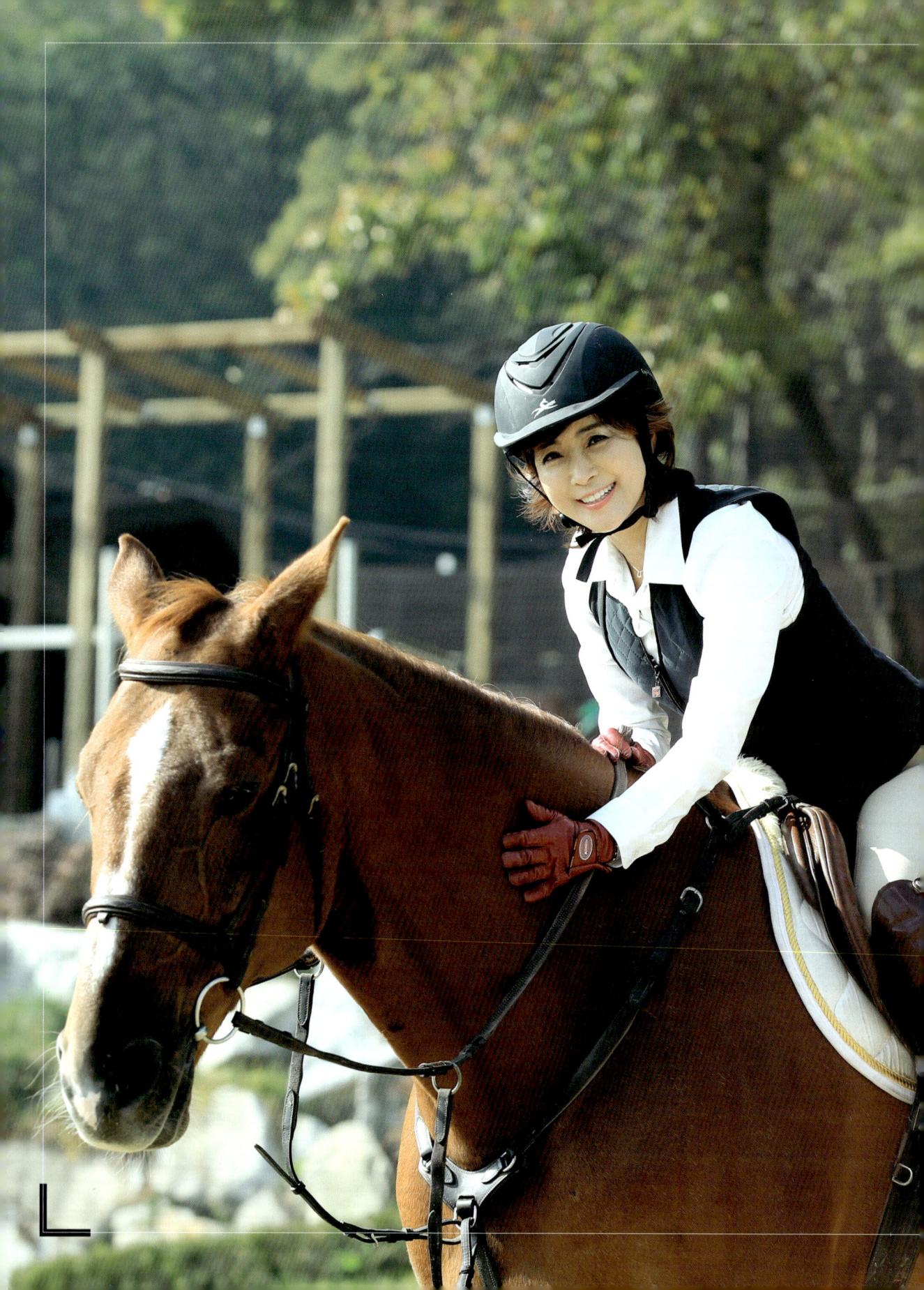

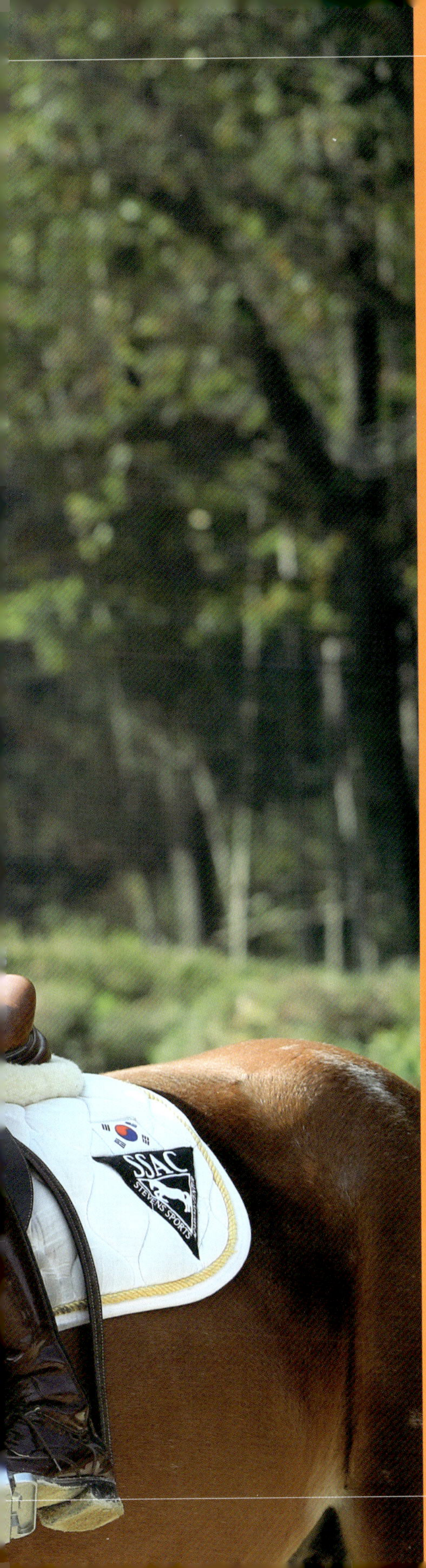

01
승마 필라테스 이론
Riding Pilates Theory

필라테스는 독일인 조셉 필라테스가 개발한 재활운동 프로그램이다. 오랜 역사와 함께 체계적이고 과학적인 원리에 입각하여 짜여졌으며, 누구나 안전하고 쉽게 접근할 수 있는 매우 탁월한 운동요법이다. 이 장에서는 필라테스역사, 이론 그리고 승마에서 필요한 요건들과 핵심을 짚으며 필라테스와 승마와의 관계를 살펴본다.

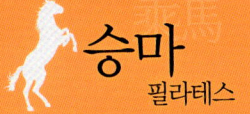

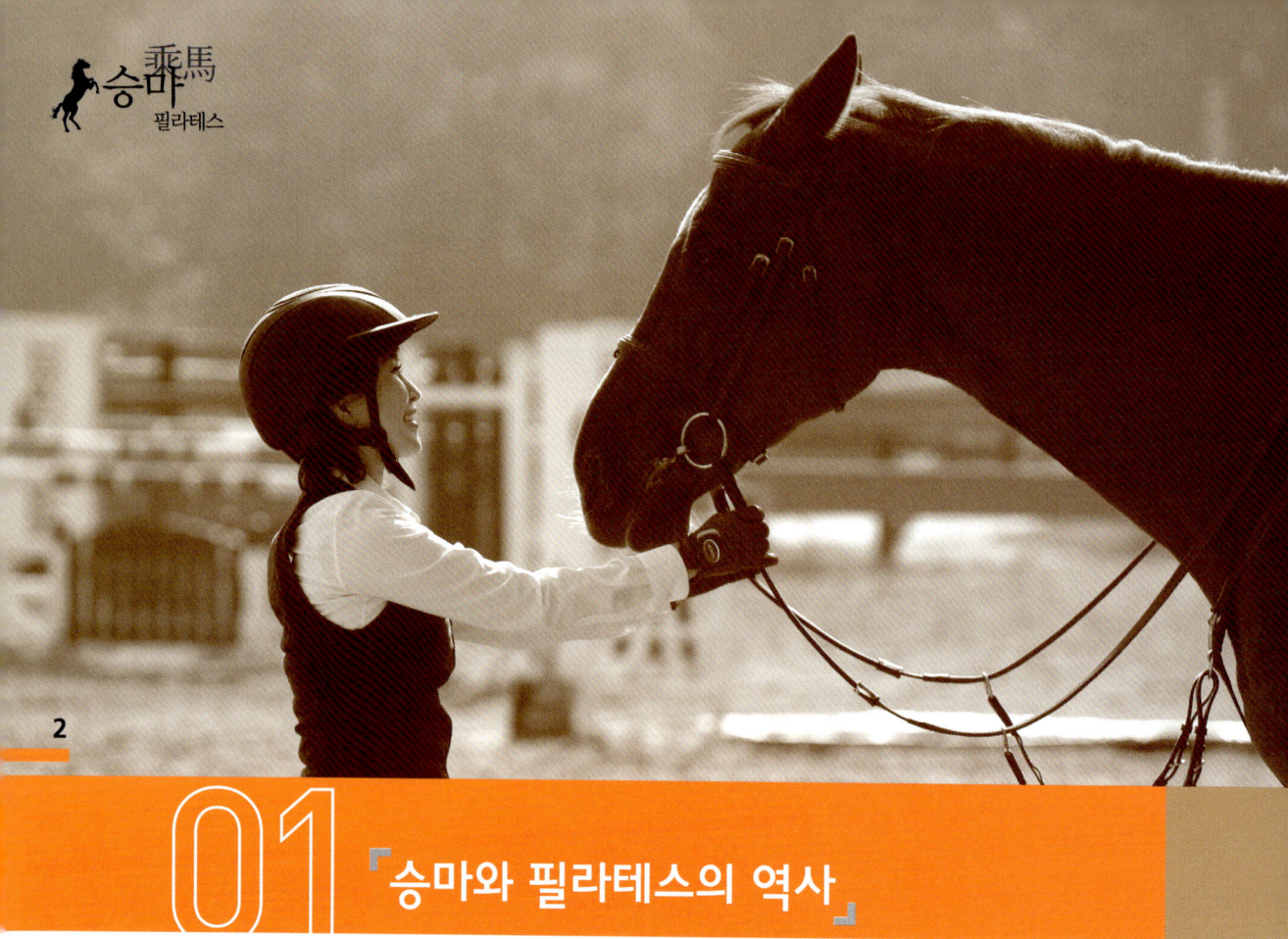

01 「승마와 필라테스의 역사」

승마의 역사

인류가 말을 타기 시작한 때는 고대부터이다. 그리스에서 승마가 시작된 것으로 보이며, 기원전 680년 제25회 고대올림픽대회에서 4두 전차 경주가 열렸다는 기록이 있다. 14~15세기에 이탈리아에서 근대 승마가 시작되었으며, 16세기에는 나폴리에서 페데리코 그리소네(Federico Grisone)와 그의 제자 조반니 바티스타 피그나텔리(Giovanni Battista Pignatelli) 등이 승마 교습소를 통하여 승마술을 전파하였다고 알려진다. 그리고 이후 이들의 가르침은 프랑스·독일·스페인·영국 등 유럽에 확산되었다.

이로부터 귀족들의 스포츠였던 승마가 활성화되면서 1900년 프랑스 파리에서 열린 제2회 올림픽경기대회에서 정식 종목으로 채택되었다. 1912년에 국제승마협회가 프랑스 파리에서 결성되었고 벨기에에 본부가 설치되었다.

우리나라는 조선 시대 광해군 때 무과 채용고시 중 마상재(馬上才, 달리는 말 위에서 부리던 여러 가지 무예)를 통해 무예로서 본격적으로 발전하였다. 1913년에 승마단체 모임이 처음으로 시작되었다고 알려지며 1945년 10월에 대한승마협회가 발족하였다. 광복 이후에 대한학생마술연맹과 대한승마협회가 한국 승마 발전에 크게 이바지하였고, 1952년에 대한승마협회가 벨기에 브뤼셀에 있는 국제승마연맹에 가입하였다.[1]

● **매력있는 스포츠, 승마**

과거에 서양에서의 승마는 일부 계층만이 즐기는 귀족 스포츠였지만 최근 유럽뿐만 아니라 우리나라에서도 승마장이 여러 군데 생기면서 일반인들도 마음만 먹으면 접할 수 있는 레포츠의 하나로 자리 잡고 있다. 특히 말과 교감을 나누어야 하기 때문에 동물을 사랑하는 마음과 인성을 기를 수 있을 뿐 아니라, 체력 증진과 자세 교정에도 탁월한 레포츠로 각광받고 있다.

승마는 말 위에서 흔들리는 상태에서 허리를 바로 세워야 하므로 척추 교정에 좋으며, 바른 자세를 유지함으로써 장기의 기능도 활성화시켜준다.

영국의 승마 시설 이용자 중 78%가 여성이라고 할 정도로 승마 계층이 여성화되고, 연령대별로는 20대가 64% 이상으로 젊은 세대의 비중이 높아지고 있다.[2] 우리나라의 경우에도 도심 외곽에 승마장이 늘고 있어 레포츠로서 승마의 인기는 더욱 높아질 것으로 보인다.

필라테스의 역사

1883년 – 조셉의 유년기

조셉 후버투스 필라테스(Joseph Hubertus Pilates)는 1883년 12월 9일 독일에서 태어났다. 그의 아버지 프레드리히(Friedrich)는 체조선수였으며, 어머니 한(Hhan)은 자연요법 치료사였다. 조셉은 자녀 9명 중 둘째로 태어났다.

---

1) 승마의 역사는 다양한 문헌을 참조하도록 한다. 대한승마협회, 스포츠 백과 등
2) 출처: 영국승마협회

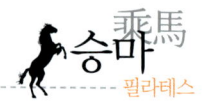

그는 선천적으로 허약하여 류머티스 열과 천식 그리고 구루병을 앓았고 호흡기가 약해 힘들어했다. 그는 부모님의 영향으로 건강에 대한 중요성을 느껴 스스로를 위해 몸와 정신을 강하게 할 수 있는 방법을 탐구하였다.

1893년 조셉은 건강한 신체와 정신의 통합이 매우 이상적이라는 사실을 깨닫고, 권투, 펜싱, 레슬링, 체조 등의 다양한 운동을 접하였다.

1914년 – 제1차 세계대전, '기구의 시초'

제1차 세계대전이 발발했을 때, 조셉은 한 권투선수와 함께 영국 여행 중이었다.[3] 그는 전쟁 기간 동안 맨 섬(Isle of Man)의 포로수용소에 외국인으로 수용되어 있었다. 수용소에 있는 동안 그는 수용자들을 데리고 매일같이 운동을 시켰다. 전해져 내려오는 이야기에 의하면, 1918년과 1919년에 대유행병이 돌았을 때, 그와 운동했던 사람들은 이 병에 걸리지 않았다고 한다.

수용소 감독자들의 주목을 받은 조셉은 병원에서 부상당한 환자들을 돌보는 일을 하게 되었다. 그는 30명의 환자들을 맡아, 그들이 움직일 수 있는 한도 내에서 매일 운동을 시켰다. 이 당시는 수술과 진통제가 전부였던 시절이었으나, 조셉은 운동으로 환자들이 더 빨리 회복하도록 도왔고 심지어 2차 감염을 예방하기도 했다.

그는 누워있는 환자들의 침대 스프링을 사용해 운동을 시켰다. 최초의 캐딜락이 탄생한 것인데, 이것이 기구의 시초다.

1926년 – 미국 운동의 혁명, 필라테스

수용소에서 풀려나 독일로 돌아온 후, 조셉은 일명 '브라운 셔츠 당원(나치당이 되기로 예정된 사람들)'에게 경찰대를 훈련시켜 달라는 요청을 받았다. 하지만 조셉은 정치적인 일에 관여하길 원하지 않았다. 그래서 독일을 떠나 미국으로 향하는 배를 탔고 운명적인 사랑을 만나게 된다. 그녀가 바로 영원한 그의 동반자 클라라이다.[4] 그녀는 평생 조셉의 진정한 파트너이자 조력자로서 그의 운동법 개발과 보급에 큰 역할을 하였다.

1926년 조셉과 클라라는 뉴욕 8번가에 뉴욕 시티 발레단(NYC Ballet)이 있던 건물에 작은 스튜디오를 임대했고, 그 당시 '컨트롤로지(Contrology)'라고 자신이 이름

---

3) 그가 영국으로 건너간 이유는 두 가지의 가설이 있다. 하나는 복싱을 하기 위해. 다른 하나는 동생과 서커스단에 합류하여 여행 중이었다는 설이다. 현재는 복싱을 위해 건너갔다는 설이 유력하다.

4) 첫 번째 아내는 마리아(Maria), 두 번째 아내는 엘프레드(Elfriede), 클라라는 필라테스의 세 번째 부인으로 알려져 있다.

붙인 그의 운동법을 가르치기 시작했다. 그는 특히 테드 숀(Ted Shawn), 루스 데니스(Ruth St. Denis), 조지 발란신(George Balanchine) 같은 유명한 무용안무가 혹은 지도자들과 교류하였고 그들이 보낸 무용수들의 재활을 위해 많은 노력을 기울였다. 이 당시 필라테스 기구를 고안했으며, 현재에도 그가 개발한 기구들은 유용하게 쓰이고 있다.

1967년 – 필라테스, 그의 죽음 이후

그는 호흡을 통한 신체와 정신의 건강을 추구하면서 심신이 완전히 소통하는 철학을 추구했으며, 이 철학을 바탕으로 심신 통합, 강한 정신, 열정 등이 인간의 삶의 질을 높일 수 있기를 기대하였다.

그의 스튜디오는 1967년에 화재로 인해 붕괴되었고 그 후 화재 연기에 의한 합병증으로 사망했다고 알려진다. 그의 아내 클라라는 1977년 그녀가 사망할 때까지 조셉의 사명을 이어 나갔다. 조셉의 저서는 〈Your Health, 1934〉, 〈Return to Life Through Contrology, 1945〉 단 두 권만이 남아 있다.

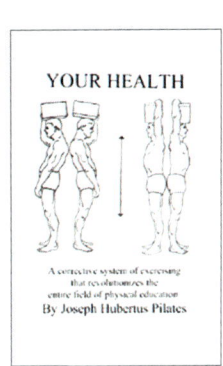
〈Your Health〉

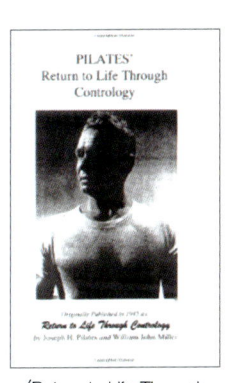
〈Return to Life Through Contrology〉

1983년 – 의학계의 인정을 받다

필라테스의 재활요법 효과를 인정한 성 샌프란시스 병원의 정형외과 의사인 제임스 게릭은 스포츠의학센터와 무용재활센터에 필라테스 프로그램을 도입하였다. 현재는 수많은 병원과 재활센터 그리고 학교에서도 그가 개발한 필라테스의 탁월한 효과를 인정하여 사용하고 있다.

● 필라테스의 제자들

'1세대(first generation)' 또는 '연장자들(elders)'이라고 불리는 필라테스의 제자들이 있다. 대부분은 무용가였고 부상으로 인한 재활을 받으러 왔다가 탁월한 운동 효과를 보고 그와 함께 운동법 보급에 힘썼다. 이후 본격적으로 그의 이름을 따서 '필라테스'라고 전해져 내려오고 있다.

이브 젠트리(Eve Gentry)

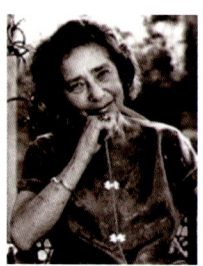

이브 젠트리

이브 젠트리(Eve Gentry, 1910~1994)는 어려서 발레와 스페인 무용을 배웠다. 1929년에 무용 공부를 위해 집을 떠났고, 앤 문스톡(Ann Munstock)과 함께 샌프란시스코에서 현대 무용을 배웠다. 그 후, 뉴욕 시의 발레 아츠(Ballet Arts)와 조프리 발레단(Joffrey Ballet)에서 마사 그라함(Marta Graham), 도리스 험프리(Doris Humphrey), 헬렌 타미리스(Helen Tamiris)와 함께 현대 무용을 공부하였다. 그녀는 1942년에서 1968년까지 뉴욕에서 무용 교사로 근무하면서 조셉 필라테스에게 훈련을 받았다. 1968년 뉴멕시코 주의 산타페로 간 그녀는 무용 및 필라테스 스튜디오를 차렸다. 조셉은 이브가 유방절제술을 받은 후, 불편했던 그녀의 팔과 상체를 완전히 회복할 수 있도록 재활을 도왔다. 그녀의 작업은 코어 다이내믹스(Core Dynamics)를 통해 미셸 라슨(Michele Larsson)이 지속하고 있다.

캐롤라 트리어(Carola Trier)

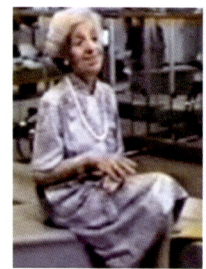

캐롤라 트리어

캐롤라 트리어(Carola Trier, 1913~2000)는 조의 트레이닝을 받아 뉴욕에 자신만의 스튜디오를 열었으며, 1990년대 후반 사망할 때까지 그곳에서 지도를 했다. 그녀의 작업은 엘에이의 질리안 헤셀(Jillian Hessel)과 뉴욕의 데보라 레센(Deborah Lessen) 같은 제자들이 이어나가고 있다.

질리안 헤셀(Jillian Hessel)에 의하면 캐롤라는 운동법 지도뿐만 아니라 사업체도 운영할 만큼 운영자 자질도 뛰어났다고 한다. 실제로 그녀는 조셉 필라테스의 제자들 가운데 그의 운동방법을 이용해 스튜디오를 연 최초의 학생이었다. 그녀의 저서로 〈Exercise-What It Is, What It Does, 1982〉가 있다.

캐시 그란트(Kathy Grant)

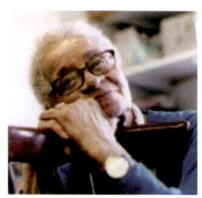

캐시 그란트

캐서린 스탠포드 그란트(Kathleen Stanford Grant, 1921~2010)는 무용수였고 무릎 부상 때문에 조셉에게 왔다. 그녀는 필라테스를 가르쳐도 좋다고 조가 인정했던 두 명의 지도자 중 한 명이었다. 수년 동안 춤을 추고 안무를 담당한 후에, 그녀는 뉴욕대 티시 예술대학원(Tisch School of the Arts in New York City)에서 매트 수업을 가르치기 시작했으며, 2010년 사망할 때까지 작은 스튜디오를 운영했다.

론 플렛처(Ron Fletcher)

론 플렛처(Ron Fletcher, 1921~2011)역시 마사 그라함 무용수로, 조셉과 클라라의 인생 후반기에 함께 작업했던 인물이다. 그는 클라라의 영감을 바탕으로 스텝 배럴과 척추 교정기에 자신의 아이디어를 더해 기구를 개발했다. 그는 엘에이 로데오 드라이브에 스튜디오를 열어 수많은 유명 배우들에게 필라테스를 최초로 소개했던 지도자이기도 하다. 그의 필라테스는 본래의 동작과 무용 기법을 통합하여 좀 더 복잡한 무용 같은 스타일로 이루어져 있으며, 그의 이름을 따서 론 플렛처 필라테스라는 프로그램으로 지속되고 있다.

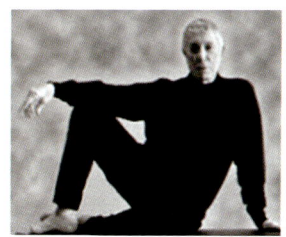

론 플렛처

로마나 크리자노브스카(Romana Kryzanowska)

1941년에 조지 발란신(George Balanchine)이 발목 부상을 입은 로마나 크리자노브스카(Romana Kryzanowska, 1923~2013)를 조셉 필라테스에게 소개했다. 전해지는 이야기에 의하면 필라테스는 그녀에게 "만약 내가 다섯 번 만에 네 발목을 치료하지 못하면 수업료를 돌려주겠다."고 말했다고 한다. 하지만 단 세 번 만에 발목이 좋아진 것을 느낀 로마나는 필라테스 철학에 빠져 평생 필라테스 보급에 전념했다. 그녀는 뉴욕 시에 자신의 스튜디오를 열어 은퇴할 때까지 필라테스를 가르쳤다. 그녀의 딸인 사리 파세 산토(Sari Pace Santo)와 손녀인 다리아 파세(Daria Pace)가 지금도 그 스튜디오를 운영하고 있으며, 로마나는 조셉의 정통성을 유지하기 위해 애썼던 1세대로 알려져 있다.

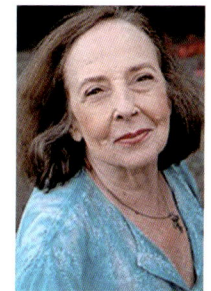

로마나 크리자노브스카

브루스 킹(Bruce King)

브루스 킹(Bruce King, 1925~1993)은 무용수, 안무가, 교사 그리고 저자로도 유명한 인물이었다. 그는 캘리포니아대학교 버클리 캠퍼스를 졸업한 후 뉴욕대에서 문학석사 학위를 받았다. 그는 머스 커닝햄 무용단(Merce Cunningham Dance Company), 알윈 니콜라이스 무용단(Alwin Nikolais Company)의 단원이었으며, 뉴욕에서 필라테스 센터를 운영하였다.

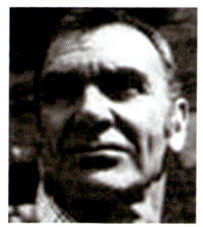

브루스 킹

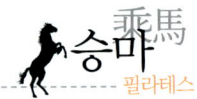

메리 보웬(Mary Bowen)

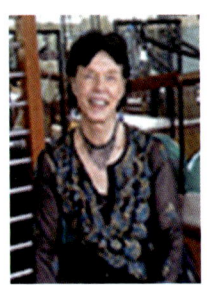

메리 보웬

메리 보웬(Mary Bowen, 1930~현재)은 뉴욕에서 공연을 하던 코미디언이었다. 유일하게 특이한 이력을 지닌 그녀는 현재 매사추세츠 노스햄튼 스튜디오와 코네티컷의 킬링워쓰에서 융(Jungian) 심리학자이자 필라테스 지도자로서 활동하고 있다. 그녀는 'Pilates Plus Psyche' 즉, 정신과 필라테스를 결합한 프로그램을 개발하는 데에도 힘쓰고 있다.

로리타 산 미구엘(Lolita San Miguel)

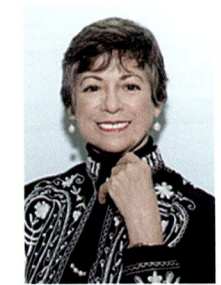

로리타 산 미구엘

로리타 산 미구엘(Lolita San Miguel, 1936~현재)은 뉴욕에서 활동했던 무용수였다. 그녀는 조셉이 인정했던 또 한명의 제자이다. 그녀는 푸에르토리코로 가서 발레 콘시에르토 드(Concierto de) 푸에르토리코를 설립했다. 그곳에서 그녀는 무용수들을 위한 훈련 프로그램에 필라테스를 결합시켰다. 또한 그녀는 무용수의 재활 및 보행에 관한 필라테스 프로그램을 지속해서 지도하고 있다. 로리타는 필라테스를 전국적으로 그리고 세계적으로 워크숍을 개최하고 있으며 다양한 DVD를 통해 지속적으로 제자양성프로그램을 진행하고 있다.

매리 필라테스(Mary Pilates)

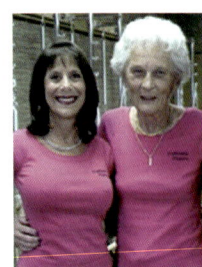

매리 필라테스(오른쪽)
(1921-현재)

매리 필라테스(Mary Pilates)는 유일하게 생존하고 있는 필라테스의 혈육으로 필라테스의 형제인 프레드 필라테스(Fred Pilates)의 딸이자 조셉 필라테스의 조카이다. 프레드는 필라테스 기구들을 설계하고 제조하는 데 많은 노력을 기울였다. 1900년 중반에 뉴욕 스튜디오에 필라테스 기구들을 들였고 매리는 필라테스를 하며 성장했다. 현재 파크랜드 오리지널 필라테스의 교육지도 이사로 재직하고 있다.

필라테스 1세대 제자들 중 두 명이 더 있으나, 이들의 활동은 다른 제자들에 비해 잘 알려져 있지 않다. 제이 그라임스(Jay Grimes)는 무용수였고 로마나와 함께 공부했으며, 필라테스를 지도했었다. 또 다른 제자로 로버트 피츠제럴드(Robert Fitzgerald)는 뉴욕에서 필라테스 스튜디오를 운영하고 있다.

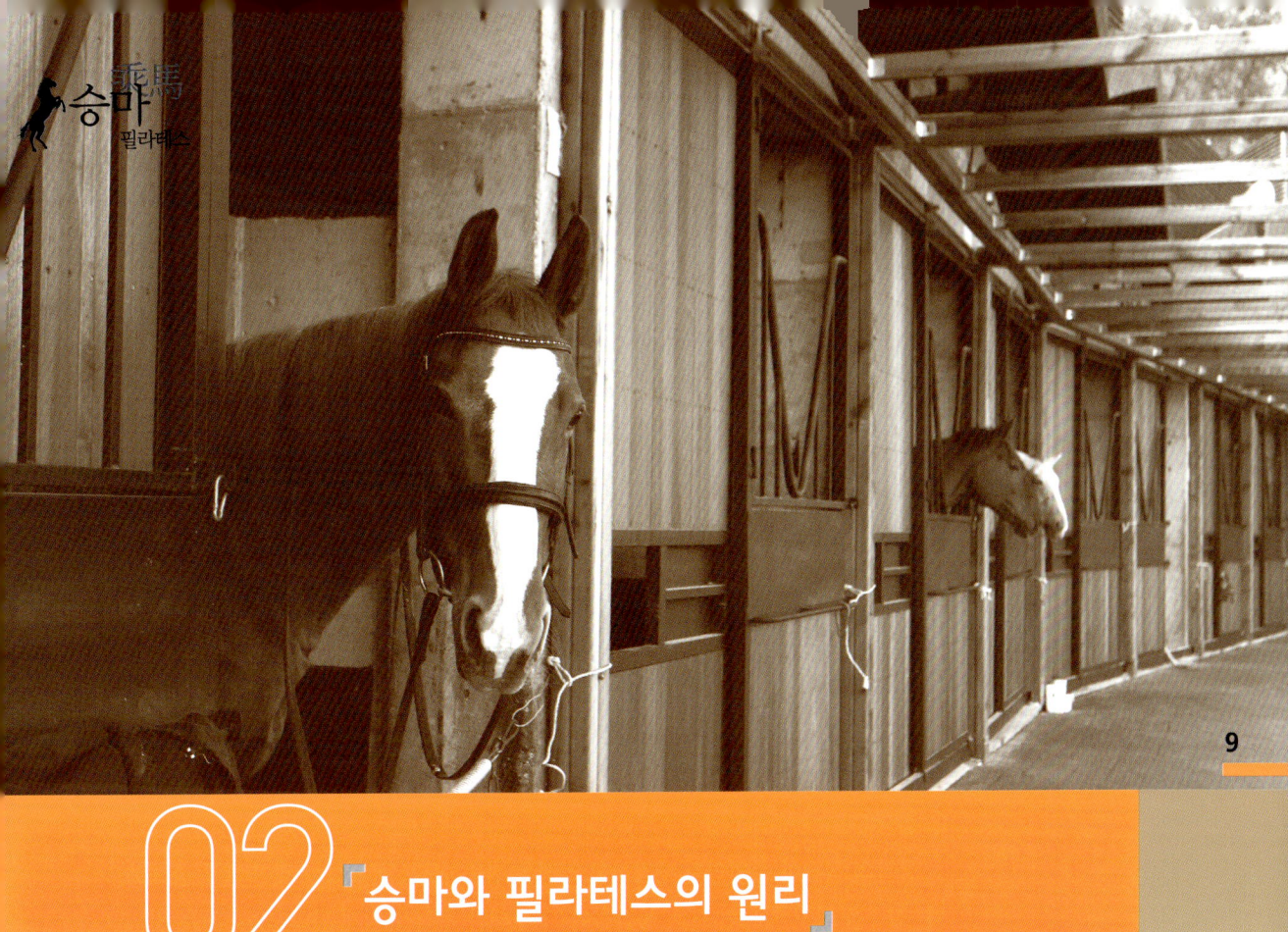

02 「승마와 필라테스의 원리」

"신체 건강은 행복의 첫 번째 조건이다. 신체적인 건강은 마음에서 우러나온 열정과 기쁨으로 많은 것들을 자연스럽고 쉽게 그리고 만족스럽게 구현한다. 또한 정신과 신체를 하나로 발달시키고 유지하는 것의 결과물이다."[3]

―Joseph Hubertus Pilates

필라테스의 주요 9가지 원리는 모든 동작의 기본이 된다.[4] 이 원리를 바탕으로 한 훈련을 통해 승마에서도 섬세하고 기능적인 움직임을 만들어낼 수 있다. 이 장에서는 필라테스의 9가지 원리와 승마와 연관지어 살펴보기로 한다.

---

3) Joseph H. Pilates(1945), Pilates' Return to Life Through Contrology, p.15
4) Balanced Body

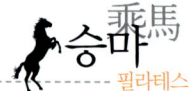

① 호흡(Breathing)

"호흡은 삶의 첫 번째 활동이자 마지막 활동이다. 우리의 삶은 이것에 달려있다." 라고 조셉은 말했다. 호흡은 정신과 육체 사이의 필수적인 연결고리이다. 호흡은 우리가 태어나서 죽을 때까지 하는 자연스러운 활동이며 우리가 존재하는 증거가 된다. 특히 필라테스에서 호흡은 매우 중요한 원리다. 동작을 느끼며 숨을 깊게 마시고 내쉬고 완전하고 정확하게 호흡하면 혈액순환을 도와 모든 동작을 효과적으로 할 수 있다.

🐴 승마와 호흡

모든 운동에서 호흡은 매우 중요하다. 호흡에 집중하는 것이 더욱 효과적으로 그리고 긴 시간 동안 페이스를 유지하게 해준다. 승마를 하다 보면 숨이 차고 지칠 수 있다. 하지만 늑골의 뒤쪽과 양옆으로 깊고 완전하게 호흡하면서 폐활량을 최대한으로 끌어올리고 복부의 깊숙한 근육까지 사용함으로써 더 큰 효과를 볼 수 있다. 따라서, 호흡을 통해 속근육을 사용하여 굴곡, 신전, 측면굴곡 그리고 회전 등 움직임을 더욱 원활하게 만든다.

② 집중(Concentration)

동작의 목적이 무엇인지 생각하고 정신을 집중하도록 유지하는 것이 매우 중요하다. 집중을 하지 않으면 모든 동작들이 그 형태와 목적을 잃게 된다. 많이 하는 것은 중요하지 않다. 반드시 집중하여 제대로 된 동작을 하는 것이 중요하다. 조셉이 늘 강조한 '집중 없이 스무 번 하는 것보다 집중하면서 다섯 번 하는 것이 더 낫다.'는 말을 기억하라.

🐴 승마와 집중

승마는 말과 교감하는 운동이다. 반드시 말을 타는 사람이 말보다 우위에 있어야 하며, 권위와 리더십을 가져야 말을 움직일 수 있다. 내 몸과 말이 하나가 되어 움직일 수 있게 모든 동작을 집중할 필요가 있다.

③ 조절(Control)

조절은 모든 동작의 형태, 정렬을 이해하고 노력하며 유지하는 것이다. 필라테스 동작들은 동작의 움직임과 정도를 조절하면서 이루어진다.

🐴 승마와 조절

말의 움직임을 조절하기 위해서는 반드시 자신의 상태와 정렬을 이해해야 한다. 그리고 말과 교감하며 그에 맞게 조절하여 움직여야 한다.

④ 중심화(Centering)

필라테스에서 모든 움직임은 중심에서 바깥을 향해 사방으로 뻗어 나간다. 신체의 중심, 즉 배꼽을 척추 쪽으로 당겨 심복부를 사용하여 척추, 팔 그리고 다리를 움직인다.

🐴 승마와 중심화

몸의 중심에 가장 깊숙한 안쪽 근육을 느껴본다. 중심을 잡는 것은 가장 안정적인 형태를 유지하는 것이다. 코어 안정은 강화된 바른 자세를 발달시킨다. 중심에서 모든 근육이 협응한다면 그것은 바로 말 위에서 안정적인 자세로 움직일 수 있다는 것이다.

⑤ 정확성(Precision)

제대로 정렬하고 조절을 인지하며 적절한 양으로 움직이는 것은 결국 정확한 동작을 만들어 내게 하는 요소들이다. 집중, 조절, 중심화를 지키면서 연습을 지속하면 얻게 되는 것이 정확성이다.

🐴 승마와 정확성

말을 타면서 제대로 된 자세를 취하고 있는지 확인해 본다. 모든 정렬을 지키고 말을 조절하며 중심을 지켜 앉아 있는가? 집중, 조절, 중심을 지켜 말을 다룸으로써 정확한 포즈를 구현한다. 이러한 스킬은 승마경주나 마장술에 대한 경기력 향상의 중요한 원리가 된다.

⑥ 균형 있는 근육 발달(Balanced muscle development)

신체의 정렬과 형태를 이해하고 발달시키다 보면 자세가 개선되고 육체적 능력은 더욱 향상된다. 이는 제2의 본성이 되어 발달하는 것으로 필라테스에서 필수이다.

🐴 승마와 균형 있는 근육 발달

바른 자세와 정렬을 통해 승마를 함으로써 전반적인 신체발달이 골고루 이루어진다. 몸속 깊은 곳의 근육까지 발달시킴으로써 균형 있는 신체를 만든다.

⑦ 리듬/흐름(Rhythm/Flow)

필라테스의 모든 움직임은 물 흐르는 듯한 느낌으로 리드미컬하게 이루어져야 한다. 필라테스 동작의 이 같은 흐름은 관절에 가해지는 압력의 양을 줄여 부드럽고 기능적인 움직임을 만든다. 이러한 움직임은 신체가 전체적으로 부드럽게 흐르도록 하여 움직임의 패턴을 발달시킨다.

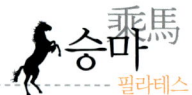

🐴 승마와 리듬/흐름

승마는 말과 교감하면서 움직이는 스포츠이다. 장애물넘기 또는 기본적인 트로팅 등 리드미컬하고 자연스럽게 움직이는 것은 매우 중요하다. 말과의 리듬을 맞추는 것이 곧 안전한 승마를 하는 것과 같다. 또한 이러한 리듬은 말과 함께 우아한 움직임을 만들어 낸다.

⑧ 전신의 움직임(Whole body movement)

필라테스는 기본적으로 통합에 관한 것이다. 신체의 전반적인 흐름에 움직임을 통합하는 것이고, 정신과 신체를 통합해 명료함과 효과를 만들어내는 것이며, 신체와 영혼을 통합해 삶의 균형을 이루는 것이다.

🐴 승마와 전신의 움직임

어느 한쪽에 치우치지 않고 균형 있는 발달과 통합을 통해 전신의 움직임을 이끌어내게 된다. 승마 또한 전신을 사용하는 스포츠이며, 신체의 모든 부분을 촉진하고 활성화시켜 효과적인 움직임을 만들어낸다.

⑨ 이완(Relaxation)

신체와 정신을 건강하게 하려면, 작용과 이완 사이의 균형을 이해하는 것이 중요하다. 필라테스에서 우리는 동작을 정확하게 완수하는데 너무 과하거나 약하지도 않은 꼭 필요한 만큼의 힘을 사용하는 법을 배운다. 신체의 긴장을 풀어주는 방법을 배우면, 신체의 움직임은 물론 우리 삶의 나머지 부분과 움직임에 있어서도 쉽고 자연스러운 흐름을 찾도록 도와준다.

🐴 승마와 이완

승마는 적절한 힘을 적합하게 사용해야 한다. 말 위에 올랐을 때 혹은 말에 올라타기 전에 긴장된 부분을 풀어주는 준비 과정이 필요하다. 말도 역시 기수가 내려오면 긴장을 풀어주도록 관리해야 한다.

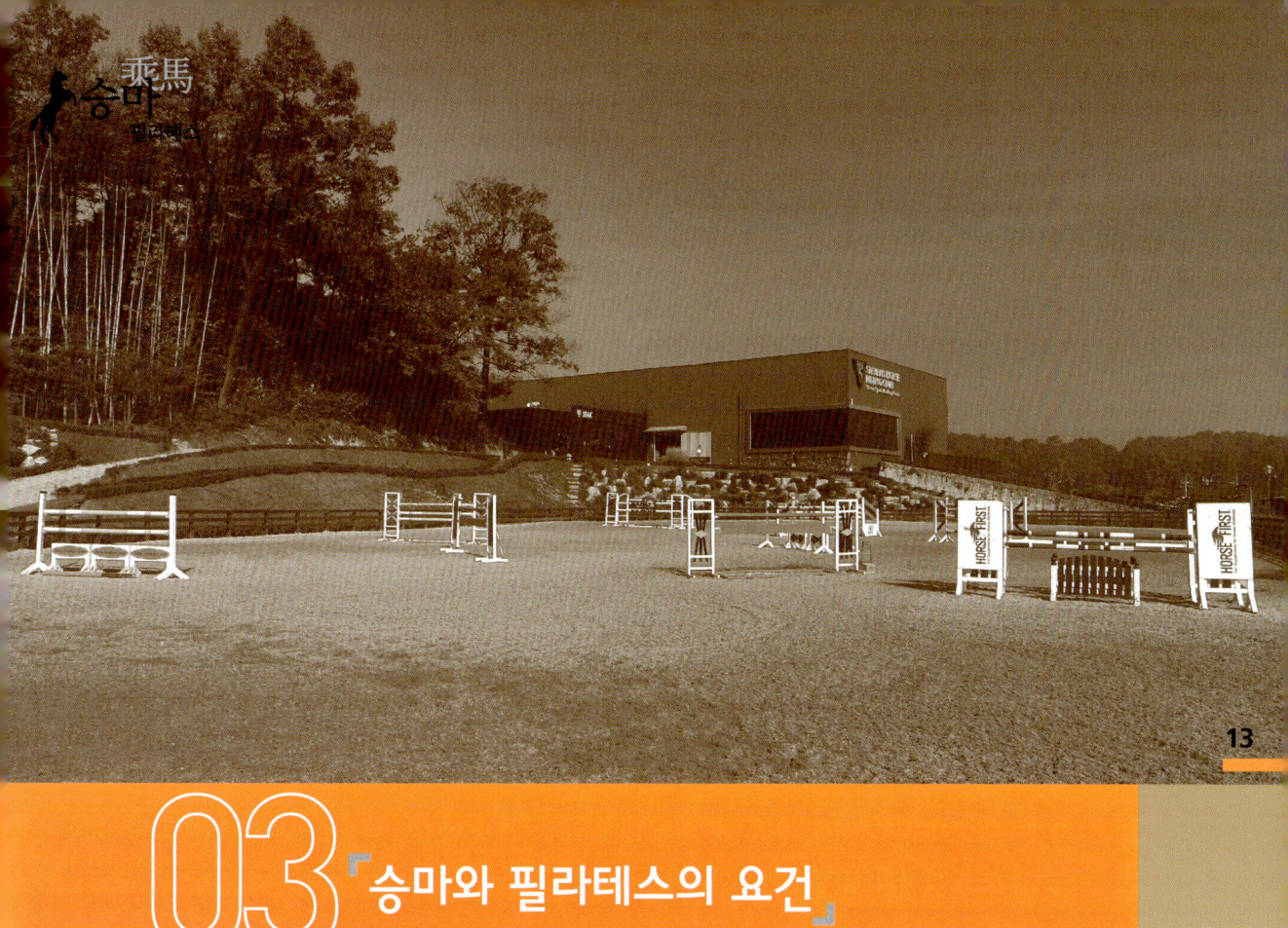

03 「승마와 필라테스의 요건」

● 왜 필라테스인가?

　필라테스 운동은 최적의 상태로 안전하게 말을 탈 수 있도록 신체 인지력, 유연성, 균형성을 길러 주며 근력을 강화시킨다.

〈승마 필라테스 효과〉
- 안정된 자세 유지와 부드러운 팔과 다리의 움직임
- 코어증진을 통한 기좌(앉은 자세)시 바른 자세와 안정성 강화
- 신체의 신속한 조절 능력 향상
- 팔과 다리의 근력 강화
- 점프 시 자세개선
- 말과의 교감을 통한 정교한 움직임
- 자신감 향상
- 승마 시 혹은 승마 후 긴장감 감소

● **필라테스 키워드**

① **중립자세(Neutral Position)**

현재 연구에 의하면 생체역학에서 골반이 중립위치에 있을 때 척추 안정장치로서의 역할을 가장 잘 수행한다고 한다. 골반의 위치는 서거나 앉으면 골반의 앞과 뒤, 즉 ASIS와 PSIS가 바닥과 수직이 되어야 하고 누웠을 때 수평이 되어야 한다.

② **신장(Elongation)**

필라테스의 모든 동작시 유념해야 하는 부분이다. "축의 신장"이라고도 하며 신체의 모든 부분이 길어지는 느낌으로 몸을 움직여야 한다.

③ **척추분절(Spine Articulation)**

필라테스 동작 중 롤 업, 롤오버, 롤다운은 척추의 분절에 대한 움직임을 나타낸다. 척추의 유연성을 향상시키면서 안정된 커브를 유지하기 위해 척추를 하나씩 올리거나 내리는 것이다. 경추 7개, 흉추 12개, 요추 5개, 천골 1개, 미골 1개로 이루어진 척추의 움직임을 유연하게 만들어준다.

④ **척추 쌓기(Stacking the Spine)**

척추는 몸의 기둥이다. 기둥을 바로 세워야 몸 전체를 잘 지지할 수 있다. 바른 자세를 유지하려면 척추를 하나하나 쌓듯이 몸을 세워야 한다. 척추 사이의 공간을 적절히 유지하면 근골격계 질환을 예방하는 데 효과적이다.

⑤ **집업(Zip-Up)**

말 위에서는 균형과 리듬이 중요하다. 그러기 위해서는 마치 바지의 지퍼를 올리듯 복부를 등 뒤로 당기며 척추를 바르게 세워야 한다.

움직이기 전에 반드시 협응해야 하는 근육은 골반저근(pelvic floor)이다. 처음에는 골반저근의 위치나 협응 방법을 인지하지 못할 수 있다. 하지만 이 부분에 힘을 계속 주고 조이는 훈련을 한다면 더욱 안정적으로 말을 탈 수 있다.

⑥ **척추 쪽으로 배꼽 당기기(Navel to Spine)**

필라테스 호흡은 내쉬면서 더욱 더 복부를 가라앉혀 복횡근까지 사용할 수 있도록 한다. 복부 근육은 늑골 하부에 연결되어 골반 앞쪽으로 이어지고 요추에서 척추, 늑골 후부 및 골반으로 연결되어 마치 코르셋처럼 신체의 중심부를 에워싸며 코어를 안정화시킨다.

⑦ 근육의 결합(Engagement)

근육은 전체가 하나의 근막(fascia)으로 감싸져 있다. 신체의 모든 부분은 연결이 되어 있기 때문에 모든 내부구조가 제대로 결합되어 사용되어야 한다.

⑧ 균형(Balance)

이완과 강화, 불균형이 있는 부분, 신체와 정신 등 이 모두가 밸런스를 이루어야 한다. 어느 한쪽이 위주가 되거나 균형이 깨지게 되면 몸의 이상이 생기기 시작한다. 밸런스가 잘 이루어지면 삶의 질도 높아지게 된다.

• 승마의 전제 조건

① 교감

승마에서 말이 승마자의 조종에 의해 움직인다는 사실은 명확하다. 만약 승마자가 말에게 부정적인 영향을 미치면 아무리 온순하고 좋은 말이라도 좋지 않은 습관을 가지게 되고 최선을 다해 기술을 수행하지 않는다. 움직임이 큰 말을 타면 움직임이 작은 말을 탈 때보다 훨씬 더 통증이 있을 수 있다. 또 하나 중요한 것은 말의 입에 연결된 고삐이다. 말에게는 매우 민감한 부분으로 승마자가 안정적으로 고삐를 조절해야 말은 차분해지고 안정을 찾는다.

② 승마 준비

일단 말을 타면 승마자의 척추는 바른 자세를 유지해야 한다. 안장에 딱 맞게 앉고 말의 등 모양과 일치하도록 한다. 등자의 길이가 양쪽이 같도록 유지하여 한쪽으로 자세가 치우치지 않도록 한다. 구불구불한 길이나 반회전 경로 그리고 사횡보 같은 다양한 기술과 포지션에서도 양쪽에 균등한 힘을 유지하도록 한다.

③ 앉은 자세(기좌)

말을 워밍업시키거나 쉬러 돌아갈 때 몇 분 정도는 말이 편안한 상태로 돌아오도록 한다. 마장마술에서 중력의 중심은 일반적으로 말의 뒤쪽에 있다. 장애물 비월이나 크로스컨트리 같은 경우는 말의 앞쪽에 중력의 중심이 있다. 장애물을 넘을 때 안장에서 반 정도만 앉는다. 종합마술 같은 복합종목에서는 순간적으로 순발력있게 다른 자세에서도 이러한 점을 지켜야 한다. 말을 탈 때 말의 네 다리를 조절하기 위해 승마자와 말의 파트너십이 중요하다.

승마에서 중요한 도움이 되는 것은 기좌, 박차 그리고 목소리에 있다. 기좌를 통해 말에게 아주 큰 영향을 미칠 수 있다. 마치 안장 없이 앉은 것처럼 좌골을 느껴야 한다. 그렇게 되면 균형감각을 찾아 안정된 기좌를 만들 수 있다.

④ 워밍업

워밍업이 필요한 건 말뿐만이 아니다. 승마자 역시 워밍업이 반드시 필요하다. 지나치게 자세 교정에 신경쓰기보다는 잠시 쉬는 시간을 가지며, 다음 동작에서 더 집중할 수 있는 에너지를 보충한다.

⑤ 보행

평보에서 중력의 중심을 잡게 되면 속보에서도 마찬가지로 중심을 유지하며 신체를 안정시키고 균형을 유지할 수 있다. 말 머리가 어디에 있는지 걱정하기보다는 안정된 속보로 균형을 유지할 때까지 리듬에 맞춰 평보를 연습한다. 신체를 워밍업하는 단계가 될 수 있고 불균형이나 부상을 예방한다.

균형이 어느 정도 유지되면 속보를 하고 구보로 넘어간다. 골반을 통해 부드럽고 리듬감있게 타도록 집중한다. 골반을 앞뒤로 움직이는 것을 느끼면서 마치 안장을 빗질하듯이 움직인다. 골반저근을 약간 끌어올리되 상체는 긴장하지 않는다. 신체가 긴장을 하면 말의 움직임이 불편해진다. 배꼽을 척추 쪽으로 끌어당기며 자세를 안정시키고 골반을 적절하게 워밍업하면서 점점 더 자유롭고 부드럽게 움직이도록 한다.

⑥ 점핑

안장에서 약간 올라가 앉은 가벼운 기좌 혹은 반기좌를 개선시키면 점핑이나 장애물비월에 매우 유리하다. 좋은 코어 안정 동작은 가벼운 기좌를 충분히 유지한다. 이때 종아리나 허벅지에 과한 힘을 가할 필요가 없으며 고삐를 꽉 붙잡을 필요도 없다. 그리고 코어안정성은 사실상 평평한 길을 갈 때보다 장애물을 넘을 때 더 중요하다. 점핑을 해서 넘기 위해서는 코어에서 앞꿈치까지의 균형유지가 중요하며 말과 함께 완벽한 기술이 이루어져야 한다.

⑦ 쿨다운

필라테스의 원리 중 이완은 모든 동작에서 매우 중요하다. 무조건적인 강화가 아니라 강화와 이완 사이의 균형이 필요하다. 말과 승마자 모두 근육의 긴장을 갖게 되므로 승마 후 말이 마구간이나 트럭에 들어가기 전 체온을 원래대로 만들어주어야 하고 승마자 역시 이완운동을 해주어야 한다. 뻣뻣해진 근육을 풀어주어 다음 승마 시 더 좋은 체력을 유지하도록 한다.

● 승마에 필요한 핵심 부위

① 코어 안정성

승마자의 신체를 조절하는 것은 말의 미묘한 감정에 영향을 끼치게 된다. 말을 타고 내릴 때 코어를 조절하는 것이 일종의 기어 역할을 하는 것이다. 보행을 바꾸고 보폭을 작게 또는 크게 할 때뿐만 아니라 작은 움직임조차도 깊은 코어근육을 결합하게 된다.

② 골반 안정성

승마자에게 있어서 골반 안정성은 매우 중요하다. 안정성을 유지함으로써 팔과 다리가 정확한 움직임을 가질 수 있게 된다. 골반의 안정과 레벨을 유지하면서 양쪽 다리를 말의 양쪽 옆에 고정할 수 있다. 그리고 골반저근을 결합하면서 복횡근까지 사용할 수 있게 된다. 물론 주요 핵심은 골반의 안정성이다. 중둔근은 힙의 양쪽에 각각 위치해서 대퇴골 맨 윗부분에 연결되어 있으며, 관골의 가장자리를 둘러싸고 있다. 만약 양쪽이 다 약하면 승마자는 햄스트링이 압박을 받아 통증을 느끼게 된다. 만약 중둔근의 한쪽만 약하다면 반대쪽은 요방형근이 작용을 하게 되어 골반의 위치가 틀어져 불균형을 초래한다. 결국 승마자의 자세가 비틀어져 균형을 잡지 못해 위험해질 수 있다.

③ 요추 안정성

마치 벽돌을 쌓은 것처럼 척추가 하나하나 올려져있다고 상상해보자. 움직이는 동안 중립자세와 안정성을 지키려면 골반저근을 조이면서 배꼽을 척추 쪽으로 끌어당겨 코어를 결합한다. 골반저근, 다열근, 복횡근, 복직근, 내외복사근 등 코어근육들이 결합하면서 척추를 길고 곧게 세워준다. 특히 복직근은 골반의 굴곡과 경사를 돕고 내외복사근은 회전과 측면 굴곡을 돕는다.

유연하고 탄력있는 요추는 앉은 상태를 안정화시키고 척추를 통해 말을 이끌 수 있도록 도와준다. 만약 승마자의 요추 안정성이 무너지면 신체에 불필요한 힘이 들어가 긴장을 하게 되고 이는 말에게도 영향을 미친다. 결국 승마자와 말은 한 몸이 되어야 한다. 말은 거울과 같다. 그러므로 승마자가 느끼는 것을 말도 똑같이 느끼게 된다.

④ 골반 중립과 척추 중립

필라테스를 할 때 매우 중요한 자세는 골반 중립과 척추 중립이다. 골반 중립은 어느 한쪽으로 골반이 치우치는 것이 아니다. 사실상은 신체가 자연스럽게 중앙에 오는 것이 가장 좋다. 중립자세는 앞에 명시된 필라테스 키워드를 참조한다. 척추 중립은 모든 자세에서 척추의 자연스러운 커브를 유지하는 것이다.

⑤ 어깨 안정성

승마자의 상체안정성은 안장에서의 균형과 조화를 좌우하는 핵심이다. 견갑골을 내리며 긴장을 풀어주는 것은 견갑대를 안정시켜 승마를 할 때뿐만 아니라 일상생활에서도 자연스럽게 긴장을 풀게 만든다. 상체를 바로 세우고 우아하게 유지하면 당연히 마장마술의 점수도 올라간다.

⑥ 안정근과 가동근

신체를 움직이는데 있어 안정근과 가동근 모두 중요한 역할을 하고 있다. 특히 승마를 할 때 안정근은 신체의 정렬을 유지하고 말 위에서의 안정성을 유지시킨다. 신체 깊숙이 자리해 있는 안정근은 지속적으로 사용하여 강화해야 하는 근육이다. 안정근이 약해지면 신체의 정렬이 불안해지므로 팔과 다리의 움직임을 만들어내는 가동근에 힘이 과하게 실리게 된다.

따라서 안정근 강화를 통해 부상을 예방하고 가동근을 적절히 강화하여 기술력을 증진시키도록 해야 한다.

근육계(The Muscular System)

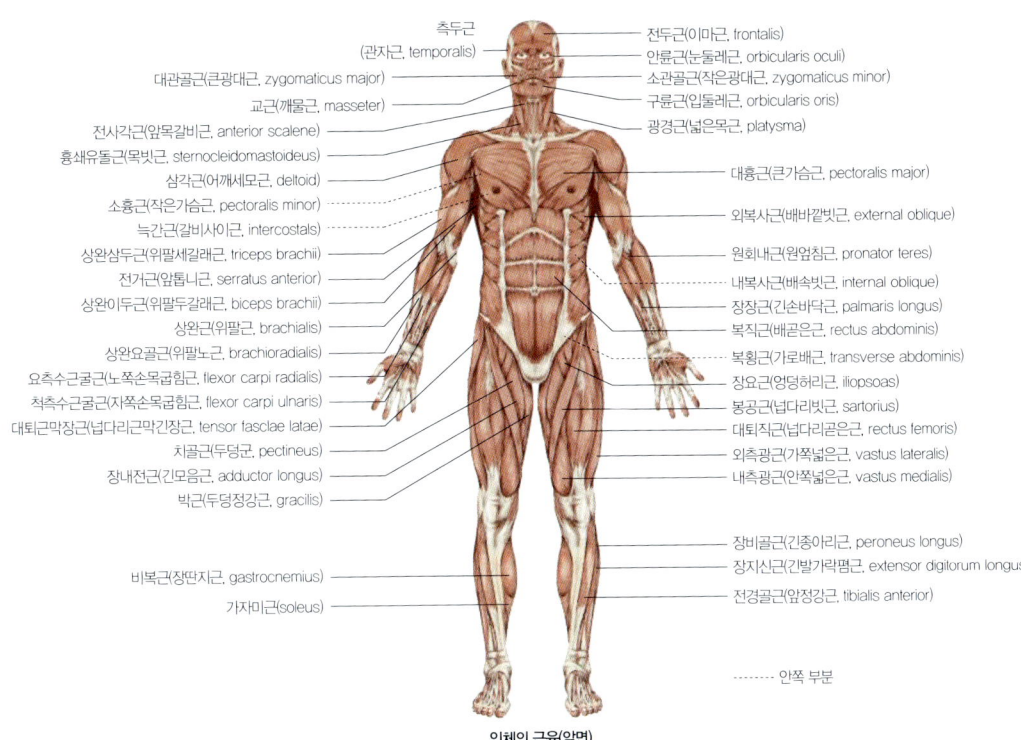

인체의 근육(앞면)

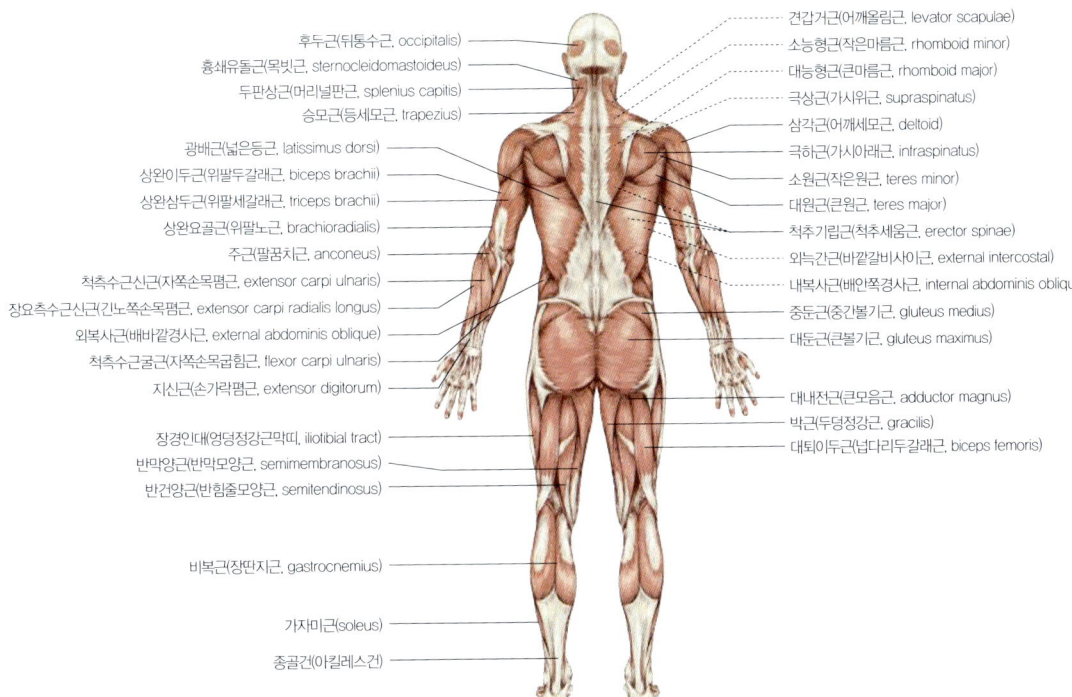

인체의 근육(뒷면)

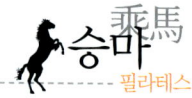

● 승마 부위별 핵심 운동

① 신체의 균형이 맞지 않는 경우

　　매우 흔한 경우로 대부분의 기수 또는 말을 타는 사람들은 허리와 골반이 비틀려 양쪽의 다리 길이가 달라보이거나 한쪽 어깨가 처져 보인다. 그래서 말의 안장 위에 앉아서도 한쪽으로 치우친 것처럼 보인다. 이 경우 안정화근육과 가동근육이 제 역할을 제대로 하지 못하여 부상으로 이어지는 경우가 많다. 아래의 핵심동작을 통해 신체의 균형을 맞출 수 있도록 한다.

신체의 한 쪽이 약한 경우

[핵심동작] 복근 · 둔근 · 광배근 활성화, 골반 밸런스
- 상복부 일으키기 Upper Abs Curl Ups
- 사이드 레그 시리즈 Side leg series
- 사이드 머메이드 Side Mermaid
- 요추 골반 안정화 Opposite arm leg reach

신체의 양쪽이 모두 약한 경우

[핵심동작] 요방형근, 광배근, 능형근, 전거근, 척추 기립근
- 스파인 스트레칭 Spine stretch
- 소우 Saw
- 스완 Swan
- 싱글레그킥 Single Leg Kicks

신체의 같은 쪽이 타이트하고 약한 경우

[핵심동작] 측면 안정화 근육, 중둔근, 이상근
- 사이드 밴드 스트레칭 Side bend stretch
- 크리스 크로스 Criss Cross
- 사이드 머메이드 Side Mermaid
- 스타 Star

② 요추가 뻣뻣한 경우

　　허리 통증은 말을 타는 사람들에게 매우 흔하게 일어난다. 말을 올라타거나 내려올 때 요추의 커브가 일어나기 때문이다. 그러므로 요추의 안정성을 위해 복근의 결합은 중요하다. 이 부분이 약하게 되면 부상을 입을 수 있다. 코르셋 작용을 하는 복횡근은

척추의 구조와 연결된다. 척추를 따라 연결된 다열근, 복직근 및 골반저근과 함께 복횡근을 강화함으로써 요추를 보호할 수 있게 된다. 유연하고 탄력 있는 요추는 더 나은 자세로 말 위에 앉도록 한다. 그리고 말 등을 통해 앉아있는 자세가 반영이 된다. 만약 내 등이 너무 긴장되어 있으면 말도 역시 뻣뻣해지며 걸음이 짧아질 수 있다. 그러면 안장 위에서 중심을 잃고 바운싱하는 것처럼 몸이 튈 수 있다.

[**핵심동작**] 복횡근, 복직근, 다열근, 척추 가동성 강화
- 브리지 Bridge
- 헌드레드 Hundred
- 고양이 자세 Cat

③ 고관절 굴근이 타이트한 경우

가장 자주 일어나는 문제는 바로 고관절굴근이 타이트해지는 경우이다. 말을 타고 있는 동안 발은 등자에 놓고 무릎은 계속 구부린 상태가 된다. 고관절과 무릎을 구부린 채로 골반과 위쪽 허벅지는 안장에 붙인다. 요근이 무릎과 허벅지가 허리 쪽으로 구부리게 한다. 따라서 이 근육들을 스트레칭하는 것이 중요하다. 허리와 대퇴골에 붙어있어 이 부분이 타이트해지면 요통이나 요추전만증을 일으킨다.

[**핵심동작**] 요근 이완
- 3가지 힙 스트레칭 3way hip stretch
- 싱글 레그 스트레칭 Single Leg Stretch
- 싱글 레그 서클 Single Leg Circles

④ 햄스트링이 타이트한 경우

자주 일어나는 또 다른 경우는 바로 햄스트링이 타이트한 경우이다. 짧고 타이트해진 햄스트링은 통증을 유발한다. 무릎을 구부릴 때 허벅지 뒤쪽과 무릎 뒤쪽을 따라 위치한 세 개의 긴 근육들이 있다. 이 부분을 자주 풀어주어 편하게 유지해야 한다.

[**핵심동작**] 햄스트링 이완
- 햄스트링 이완 Hamstring release
- 장경인대 이완 IT Band release

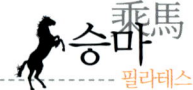

〈승마 필라테스 필수 동작〉

승마에 필요한 부위별 동작을 본문에서 쉽게 찾아 운동할 수 있도록 요약해 놓은 표입니다.

● 균형있는 근육을 위한 운동

순서	동작명	쪽
1	스파인 스트레칭 Spine Stretch	113
2	사이드 밴드 스트레칭 Side bend Stretch	114
3	소우 Saw	115
4	롤링 Rolling	116
5	서클을 이용한 심복부 마사지 Deep Abs with Circle	77
6	꼬리뼈 들기 Coccyx Curls	82
7	브리지 Bridge	83
8	상복부 일으키기 Upper Abs Curl Ups	85
9	헌드레드 Hundred	86
10	싱글 레그 스트레칭 Single Leg Stretch	88
11	더블 레그 스트레칭 Double Leg Stretch	89
12	싱글 스트레이트 레그 스트레칭 Single Straight Leg Stretch	90
13	더블 스트레이트 레그 스트레칭 Double Straight Leg Stretch	91
14	크리스 크로스 Criss Cross	92
15	싱글 레그 브리지 Single Leg Bridge	94
16	사이드 레그 시리즈 Side Leg Series	104~108
17	요추 골반 안정화 Opposite Arm Leg Reach	121
18	닐링 사이드 킥 Kneeling Side Kicks	109
19	사이드 머메이드 Side Mermaid	110
20	스타 Star	111

● 팔다리 움직임 교정을 위한 코어 운동

순서	동작명	쪽
1	서클을 이용한 심복부 마사지 Deep Abs with Circle	77
2	골반 안정화 운동 Pelvic Stabilization	81
3	상복부 일으키기 Upper Abs Curl Ups	85
4	롤 업 Roll Ups	87
5	헌드레드 Hundred	86
6	싱글 레그 스트레칭 Single Leg Stretch	88
7	더블 레그 스트레칭 Double Leg Stretch	89
8	싱글 스트레이트 레그 스트레칭 Single Straight Leg Stretch	90
9	더블 스트레이트 레그 스트레칭 Double Straight Leg Stretch	91
10	크리스 크로스 Criss Cross	92
11	롤 오버 Roll Over	93
12	롤링 Rolling	116
13	힙 서클 Hip Circle	118
14	티저 Teaser	95
15	푸시업 Push Ups	123

● 타이트한 힙 굴근 운동

순서	동작명	쪽
1	발뒤꿈치 미끄러뜨리기 Heel Slides	78
2	무릎 흔들기 Knee Stirs	56
3	싱글 레그 서클 Single Leg Circle	84
4	나비자세 Butterfly Stretch	70
5	3가지 힙 스트레칭 3Way Hip Stretch	66~67
6	락킹 Rocking	73

순서	동작명	쪽
1	브리지 Bride	83
2	싱글 레그 브리지 Single Leg Bridge	94
3	스위밍 Swimming	100
4	싱글 레그 킥 Single Leg Kicks	101
5	더블 레그 킥 Double Leg Kicks	102
6	닐링 사이드 킥 Kneeling Side Kicks	109

● 타이트한 햄스트링 근육 운동

순서	동작명	쪽
1	무릎 가슴 쪽으로 당기기 & 숫자 4 만들기 Knee to Chest & Figure 4	68
2	다리 ½ 벌리기 Half Straddle	71
3	다리 벌리기 Full Straddle	72
4	스파인 스트레칭 Spine Stretch	113
5	소우 Saw	115
6	3가지 힙 스트레칭 3Way Hip Stretch	66~67

순서	동작명	쪽
1	싱글 레그 서클 Single Leg Circle	84
2	싱글 레그 스트레칭 Single Leg Stretch	88
3	더블 레그 스트레칭 Double Leg Stretch	89
4	싱글 스트레이트 레그 스트레칭 Single Straight Leg Stretch	90
5	더블 스트레이트 레그 스트레칭 Double Straight Leg Stretch	91
6	티저 Teaser	95
7	힙 서클 Hip Circle	118
8	닐링 사이드 킥 Kneeling Side Kicks	109

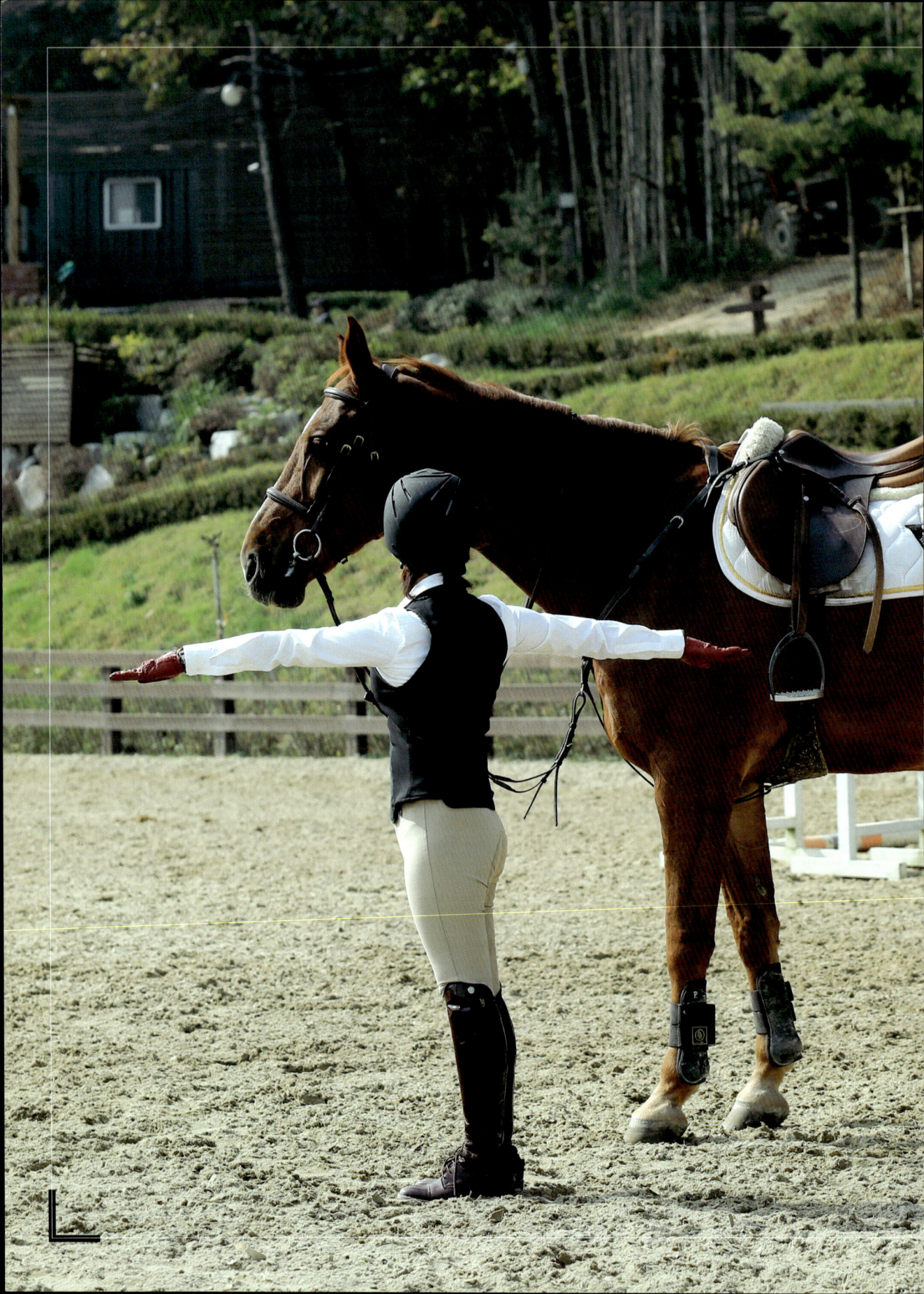

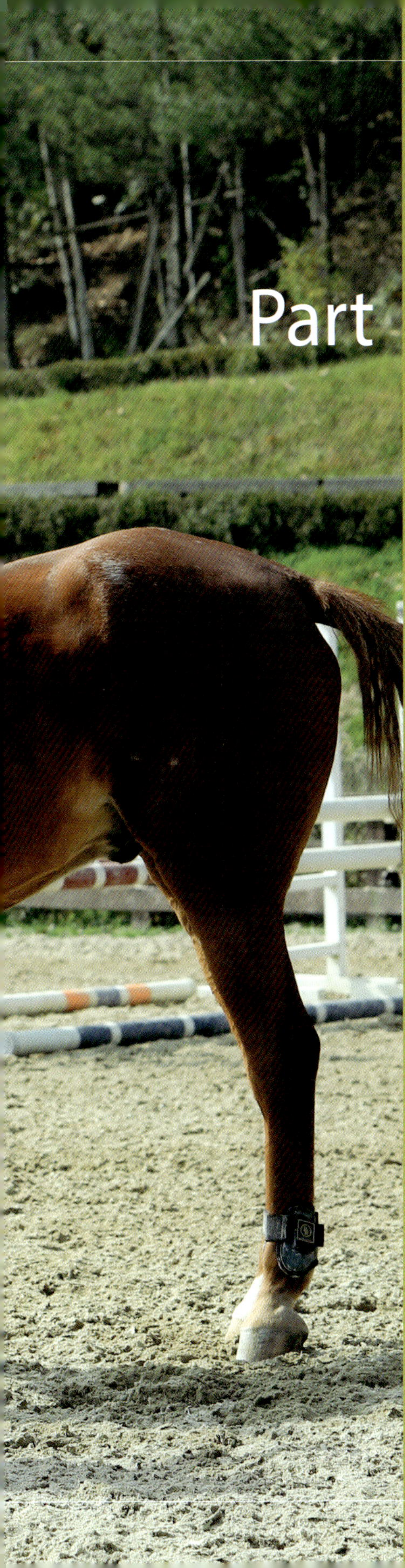

Part 02
승마 필라테스 실전
Pilates for Riding

재활과 자세교정에 탁월한 필라테스는 승마를 하는 사람들에게 매우 효과적인 운동이다. 체계적인 실전연습을 통해 보다 안정적이고 부상예방을 할 수 있는 승마 필라테스를 배운다.

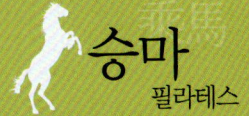

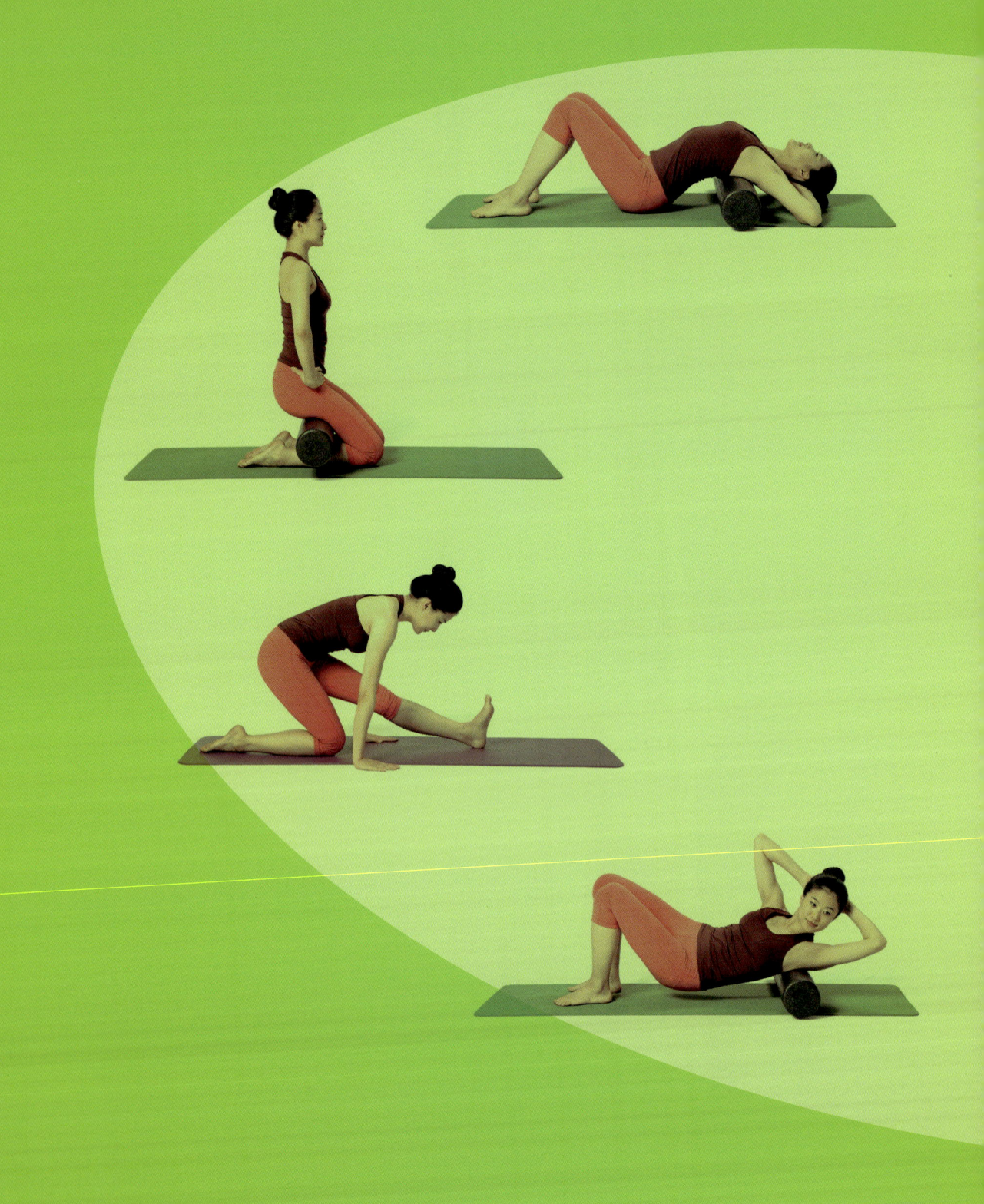

1 준비운동 및 이완 동작
Warm-up & Release work

모든 운동에서 워밍업(준비운동)과 쿨다운(정리운동)은 매우 중요하다. 딱딱하게 굳은 신체 부위는 운동에 방해가 될 뿐만 아니라 자칫 부상을 초래하기도 한다. 점진적으로 체온을 상승시키며 근육을 이완시키고 관절의 가동범위를 넓게 해주는 일련의 동작들을 숙지하여 효과적으로 운동할 수 있도록 해보자.

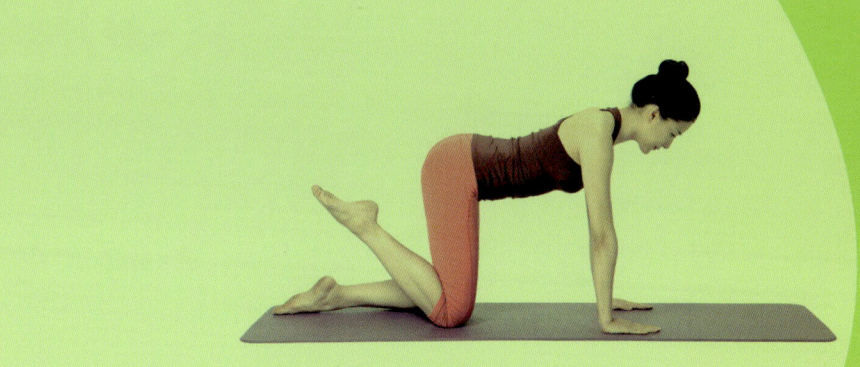

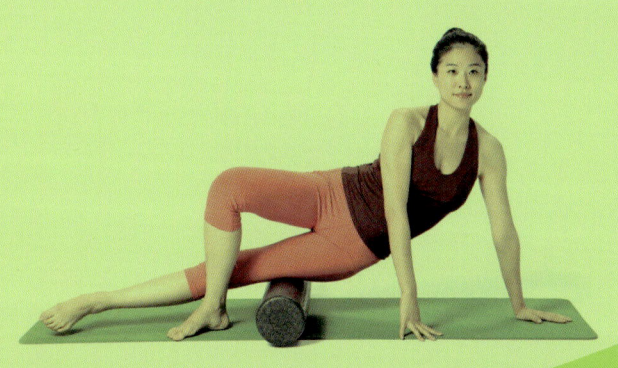

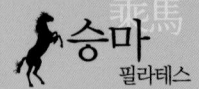

Breathing >>>
호흡

필라테스의 첫 번째 원리에서도 강조했다시피 '호흡'은 모든 운동에서 매우 중요하다.
다양한 호흡 방법을 정확하게 숙지하여 실전에서 좀 더 안정적이고 효과적으로 활용해 보자.

01 횡격막 호흡 Diaphragmatic(Belly) breathing

1. 준비운동 및 이완 동작 ▶ 호흡

| 효과 | 정신 집중, 신체 이완, 복부 수축

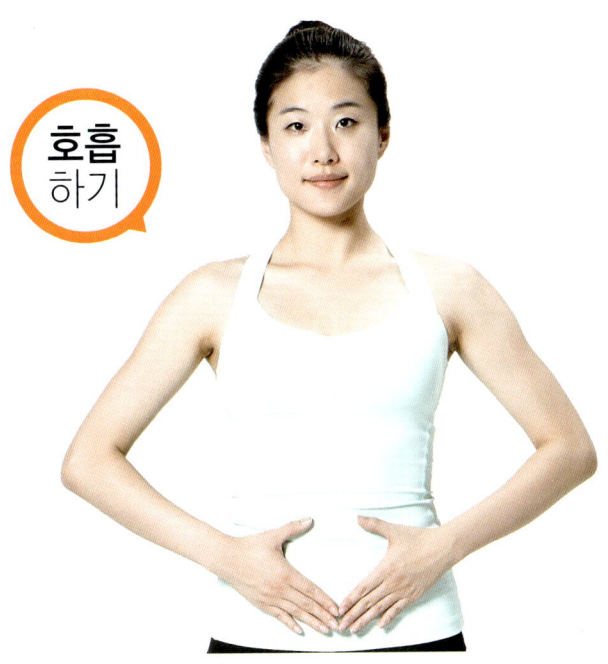

시작자세 >>> 배 위에 양손을 올리고 바른 자세로 앉는다.

Step 1 골반 하부에서부터 상체까지 공기로 가득 채운다는 상상을 하면서 코로 숨을 들이마신다.   〔마시고〕

Step 2 입으로 숨을 내쉬며 공기를 눌러 밖으로 내보내듯 배꼽을 척추 쪽으로 끌어당긴다.   〔내쉬고〕
  * 반복횟수 : 10회

1. 준비운동 및 이완 동작 ▶ 호흡

02 갈비뼈 호흡 Lateral(Rib) Breathing

| 효과 | 지속적인 복부 수축, 에너지 증가

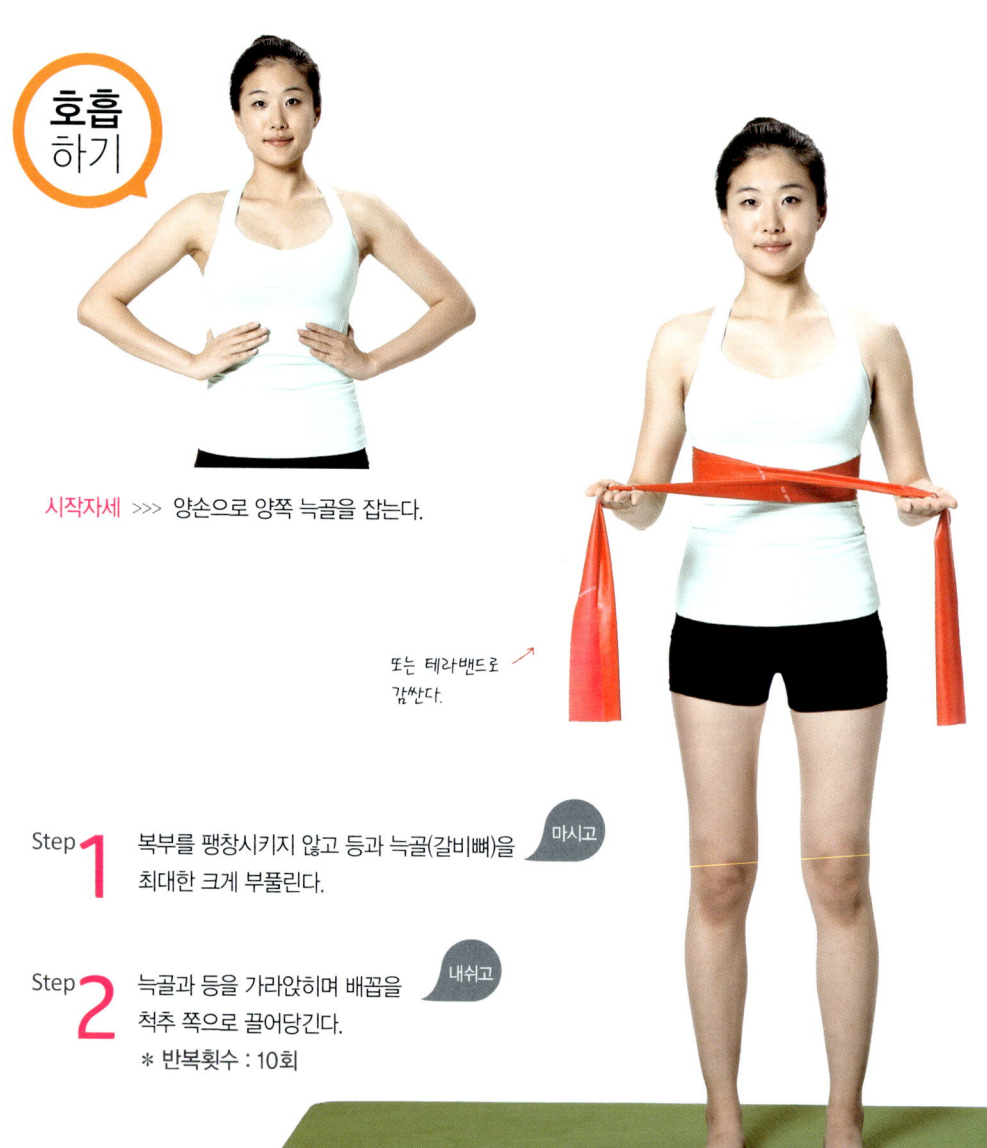

호흡하기

시작자세 >>> 양손으로 양쪽 늑골을 잡는다.

또는 테라밴드로 감싼다.

Step 1 복부를 팽창시키지 않고 등과 늑골(갈비뼈)을 최대한 크게 부풀린다. **마시고**

Step 2 늑골과 등을 가라앉히며 배꼽을 척추 쪽으로 끌어당긴다. **내쉬고**
* 반복횟수 : 10회

1. 준비운동 및 이완 동작 ▶ 호흡

한쪽 허파 호흡 One Lung Breathing

| 효과 | 근육의 불균형 혹은 척추의 만곡으로 양쪽 흉곽(가슴)의 가동성이 다른 경우 밸런스를 맞추어 줌

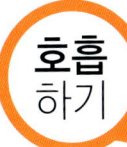

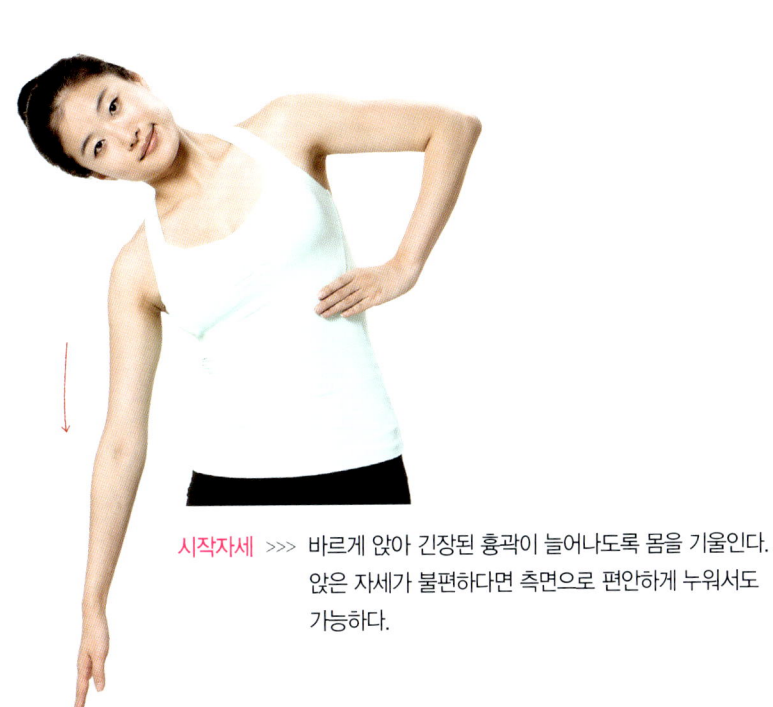

시작자세 >>> 바르게 앉아 긴장된 흉곽이 늘어나도록 몸을 기울인다. 앉은 자세가 불편하다면 측면으로 편안하게 누워서도 가능하다.

Step 1 천장 방향으로 열려 있는 흉곽에 공기를 채운다는 느낌으로 숨을 들이마신다.

Step 2 늑골과 등을 가라앉히며 배꼽을 척추 쪽으로 끌어당긴다.
* 반복횟수 : 10회

04 코 호흡 Sniffing Breathing

1. 준비운동 및 이완 동작 ▶ 호흡

| 효과 | 숨을 최대한 들이마시기 어려운 동작을 할 때 유용. 뇌의 온도는 낮추고 체온은 상승시키는 효과

호흡 하기

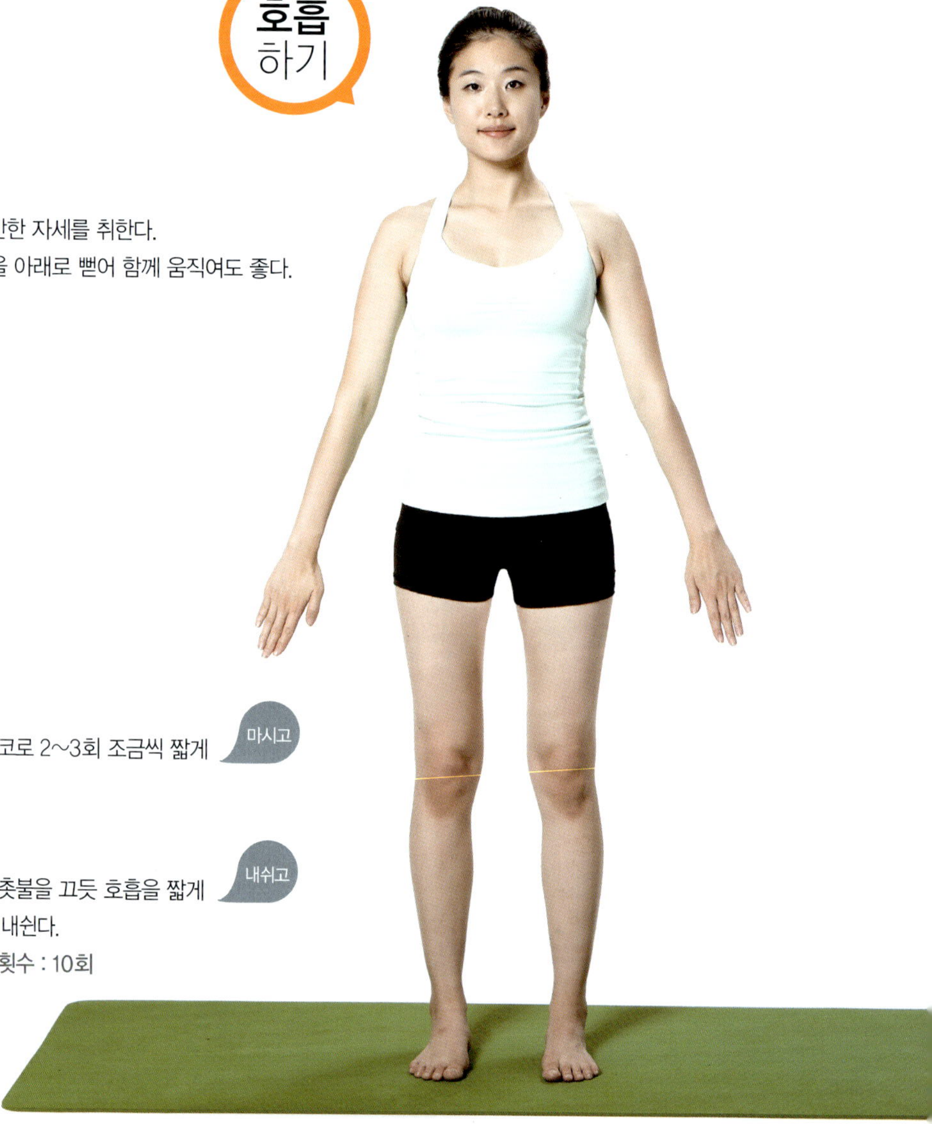

시작자세 >>> 편안한 자세를 취한다.
팔을 아래로 뻗어 함께 움직여도 좋다.

Step 1 호흡을 코로 2~3회 조금씩 짧게 마신다. (마시고)

Step 2 입으로 촛불을 끄듯 호흡을 짧게 2~3회 내쉰다. (내쉬고)
 * 반복횟수 : 10회

Massage >>>
마사지

간단한 소도구를 활용하여 긴장된 근육을 이완시킬 수 있다.

Pinky Ball Massage

1. 준비운동 및 이완 동작 ▶ 마사지

05 가슴 근육 마사지 Pec Release

| 효과 | 가슴 근육 이완

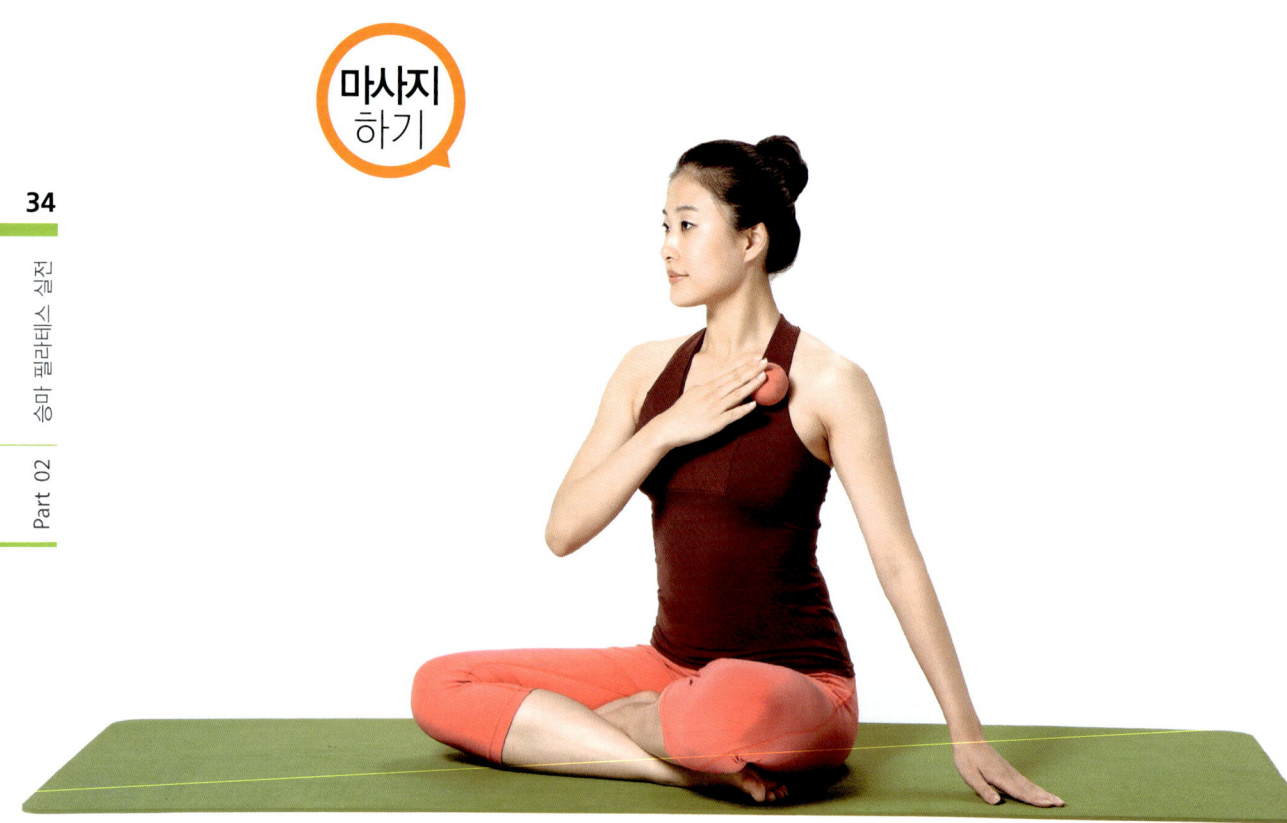

마사지 하기

Step 1 바르게 앉아 핑키볼을 손으로 잡고 가슴보다 위로 올린다.
편안하게 호흡을 마시고 내쉬며 공을 상하좌우로 굴리며 가슴 근육을 마사지한다.
＊ 반복횟수 : 양쪽을 30~60초간

Pinky Ball Massage

1. 준비운동 및 이완 동작 ▶ 마사지

06 승모근 마사지 Trapezius Release

| 효과 | 상부 승모근 이완

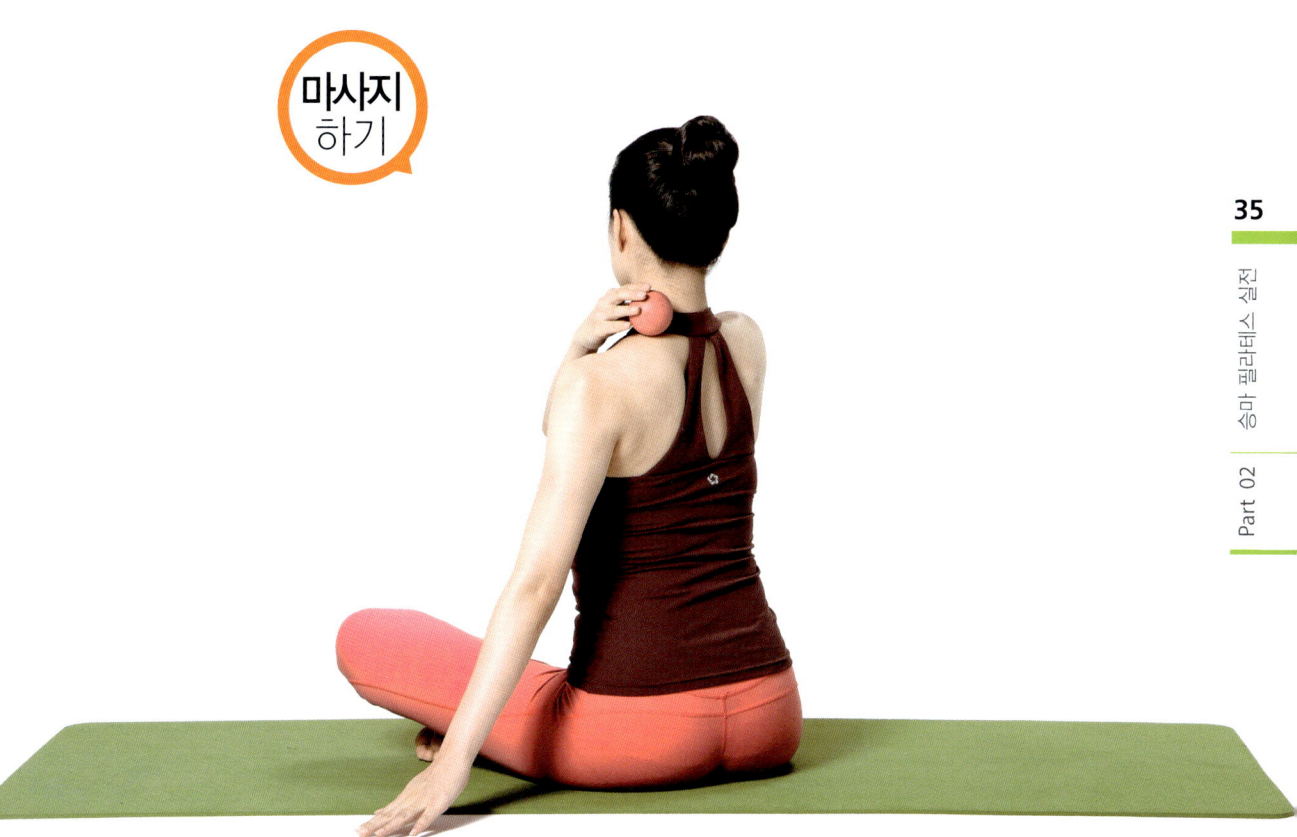

마사지 하기

Step 1 바르게 앉아 핑키볼을 손으로 잡고 목과 어깨의 경계면에 올린다.
편안하게 호흡을 마시고 내쉬며 공을 상하좌우로 굴리며 상부 승모근을 마사지한다.
긴장이 심한 부분에 집중한다.
＊ 반복횟수 : 양쪽을 30~60초간

Pinky Ball Massage

1. 준비운동 및 이완 동작 ▶ 마사지

07 등 마사지 Back Release

|효과| 등 상부 이완

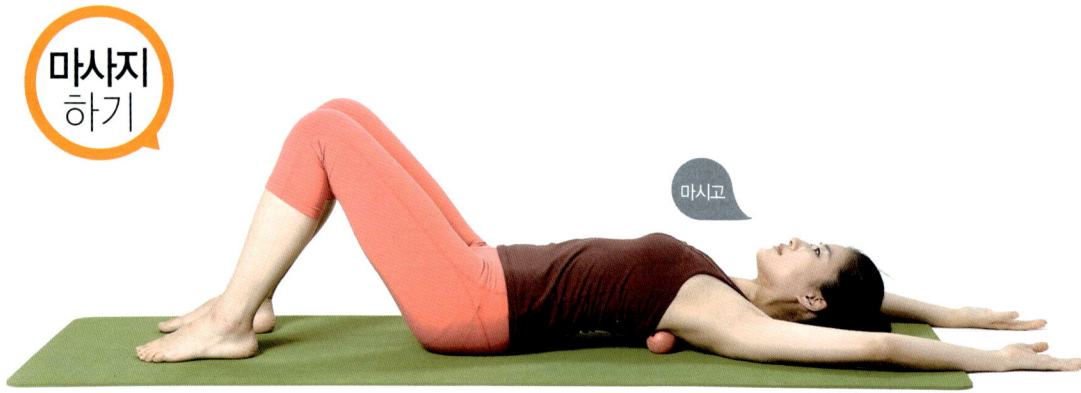

Step 1 등 상부의 긴장이 심한 부분에 핑키볼을 두고 매트에 눕는다.

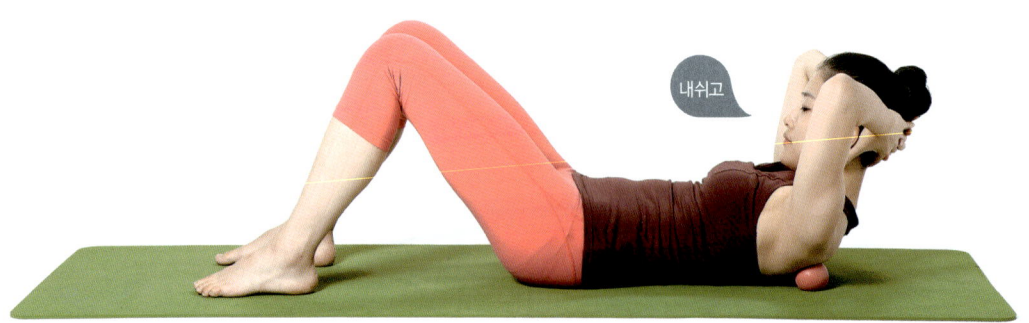

Step 2 두 손은 머리 뒤에 깍지를 끼고 편안하게 호흡을 내쉬며
몸을 조금씩 움직여 등 근육을 마사지한다.
몸의 긴장을 풀고 핑키볼 위에 누워 깊은 심호흡을 반복하는 것도 효과적이다.
＊ 반복횟수 : 30〜60초간

08 둔근 및 회전근 이완 — Glutes and Rotators Release

Pinky Ball Massage

1. 준비운동 및 이완 동작 ▶ 마사지

| 효과 | 둔근, 회전근 이완 및 엉덩이 통증 감소

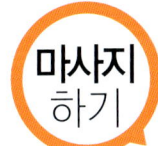

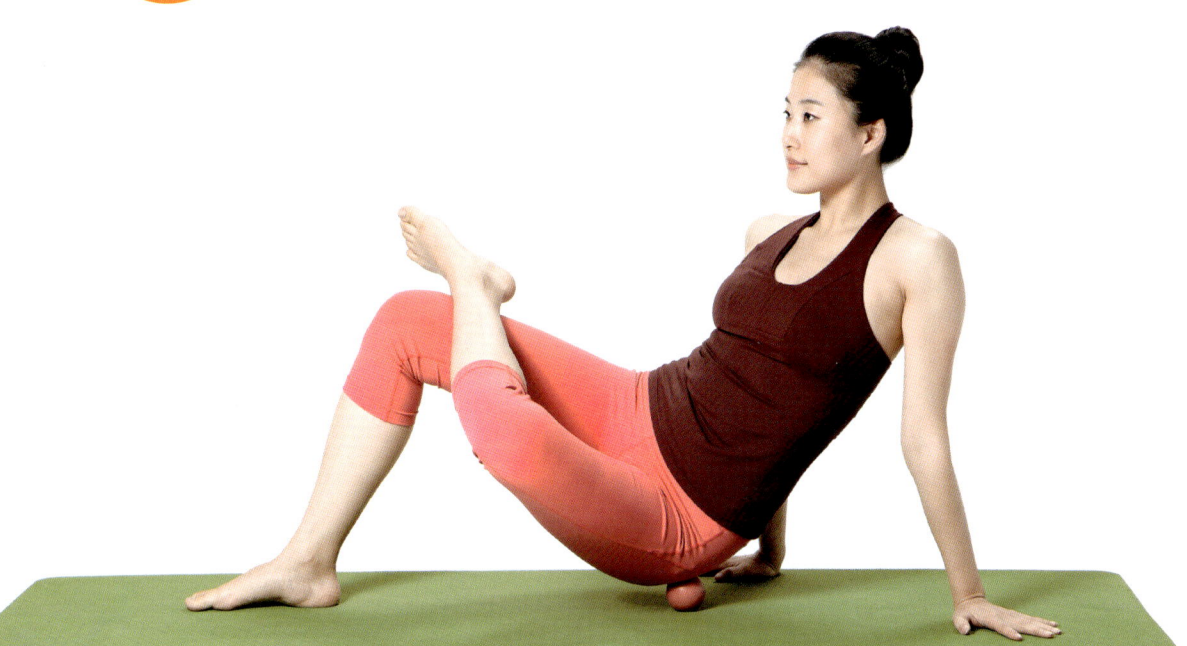

Step 1 엉덩이 옆에 핑키볼을 대고 비스듬히 앉아 마사지하는 쪽 다리의 무릎을 굽혀 4자 다리를 만든다. 두 손은 몸 뒤쪽으로 편안히 두고 엉덩이를 상하좌우로 움직이며 둔근과 회전근을 마사지한다.
 * 반복횟수 : 이완될 때까지

09 장경인대 이완 IT band Release

Pinky Ball Massage

1. 준비운동 및 이완 동작 ▶ 마사지

| 효과 | 장경인대 이완, 엉덩이와 무릎 측면 통증 감소

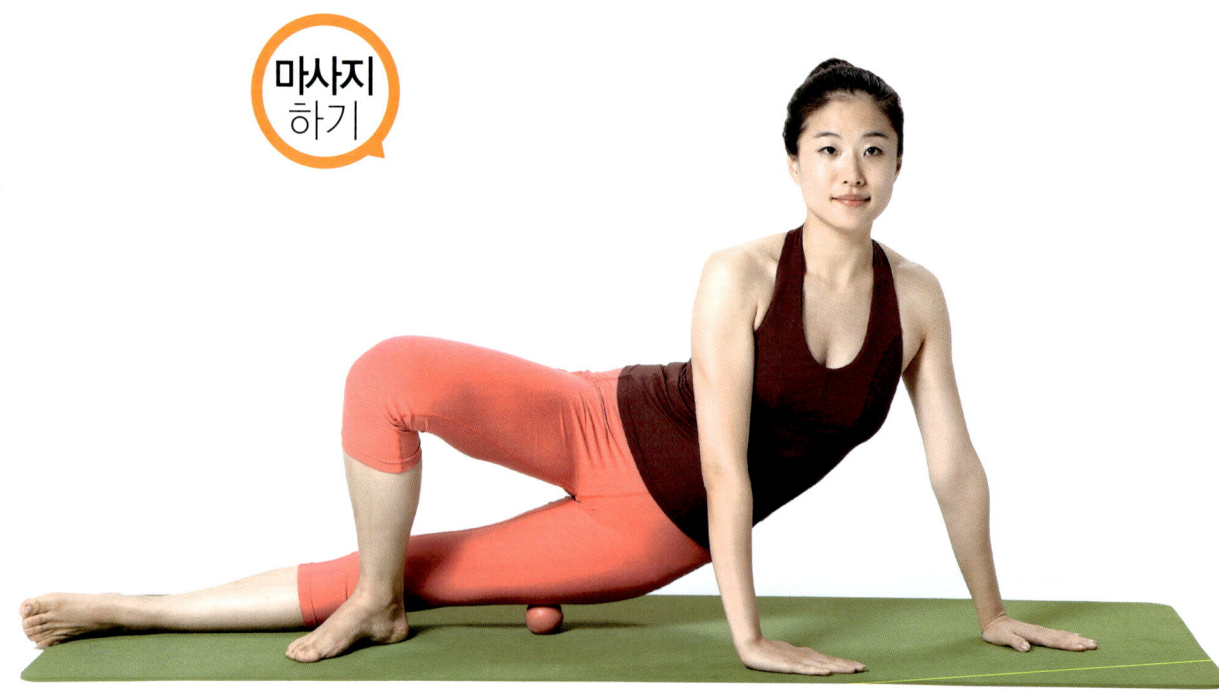

마사지 하기

Step 1 허벅지 측면에 핑키볼을 두고 옆으로 비스듬히 앉아 체중을 싣는다.

Step 2 편안하게 호흡을 마시고 내쉬며 몸을 상하로 움직여 긴장된 장경인대를 마사지한다. 이때 무릎 위쪽에서 골반까지 마사지한다.
　＊ 반복횟수 : 이완될 때까지

Pinky Ball Massage 1. 준비운동 및 이완 동작 ▶ 마사지

10 발 근막 이완 Foot Release

| 효과 | 발 근막 이완, 발과 발뒤꿈치 통증 감소, 피로 회복

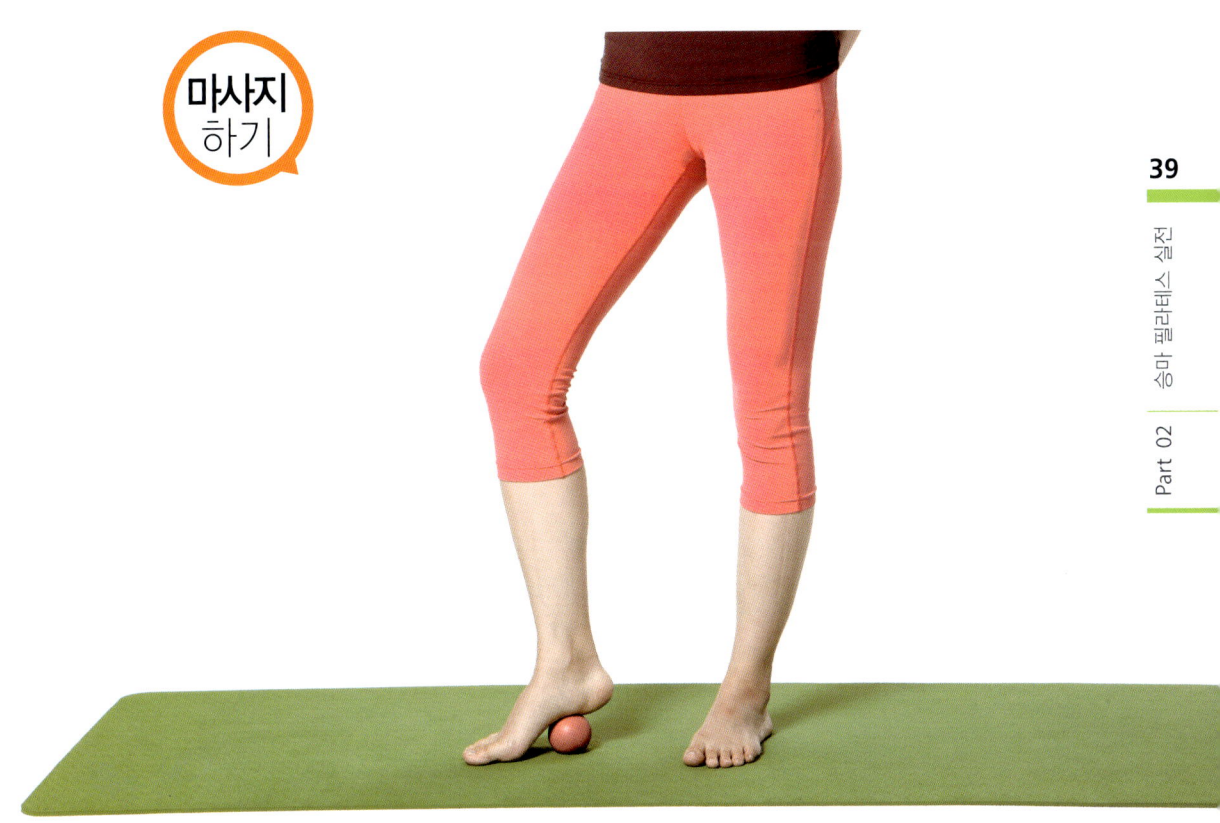

마사지 하기

Step 1 편안하게 서서 발바닥 아래에 핑키볼을 두고 살짝 눌러준다. 편안하게 호흡을 마시고 내쉬며 발을 상하좌우로 움직여 긴장된 발 근육을 마사지한다.
＊ 반복횟수 : 이완될 때까지

11 목 이완 — Neck Release

Roller Massage

1. 준비운동 및 이완 동작 ▶ 마사지

| 효과 | 목 근육 이완, 어깨 통증 및 눈 피로와 두통 감소

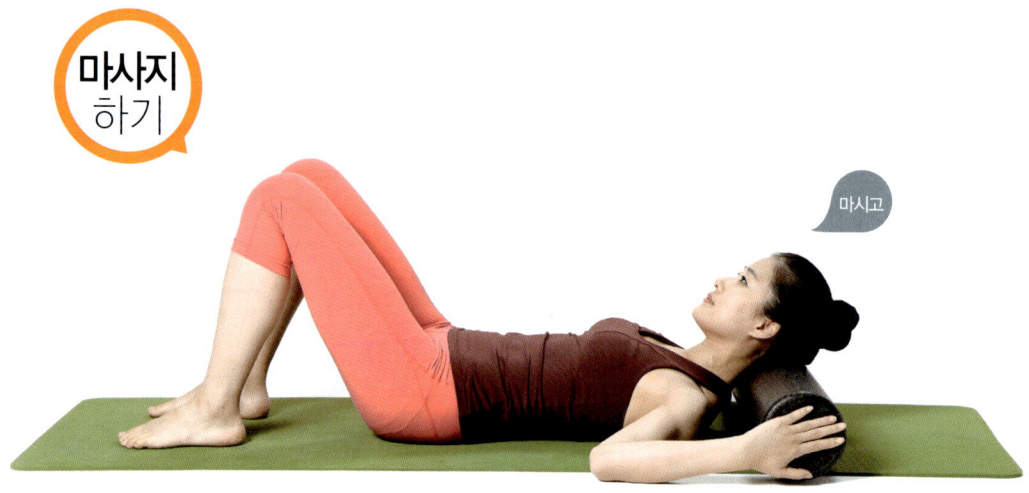

Step 1 베개를 베듯 폼롤러를 목 아래에 두고 매트에 눕는다.
폼롤러 양쪽 끝을 손으로 잡아 고정한다.

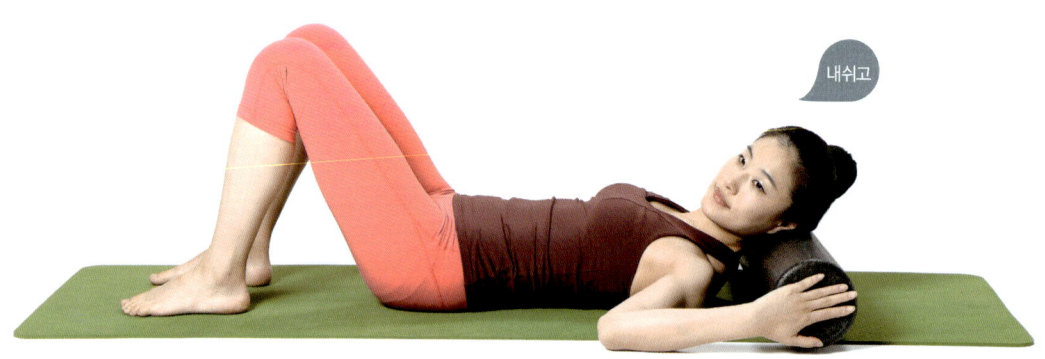

Step 2 편안하게 호흡하며 머리를 천천히 좌우로 굴리며
긴장된 목 근육을 마사지한다.
＊ 반복횟수 : 30~60초간

Roller Massage

12 등 상부 이완 Upper Back Release

1. 준비운동 및 이완 동작 ▶ 마사지

| 효과 | 등 상부 이완

마사지 하기

Step 1 견갑골 아래에 폼롤러를 두고 매트에 눕는다.

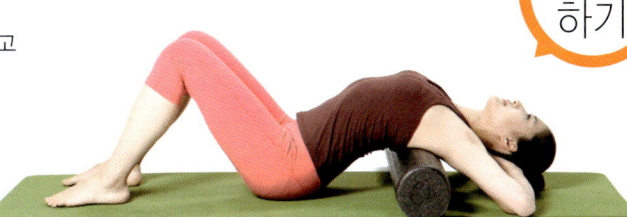

Step 2 엉덩이를 살짝 들어 올리고 폼롤러에 체중을 싣는다. 시선은 허벅지 사이를 보며 상체를 들어 올린다. 편안하게 호흡하며 폼롤러를 굴려 등 상부를 마사지한다.

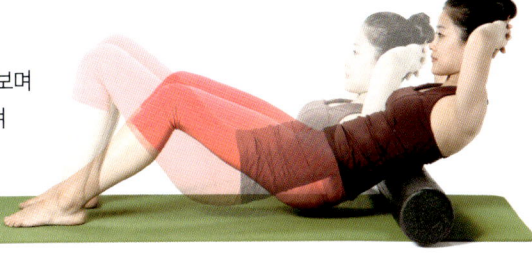

Step 3 몸을 기울여 한쪽 견갑골로 체중을 옮겨 근육을 더욱 깊게 마사지한다.

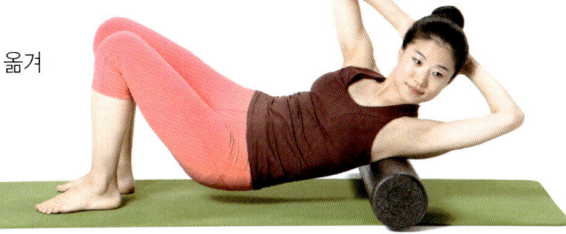

Step 4 등이 편안해지면 견갑골 아래에 폼롤러를 둔 상태에서 상체를 이완시킨다.
  * 반복횟수 : 이완될 때까지

Roller Massage

13 장경인대 이완 IT band Release

1. 준비운동 및 이완 동작 ▶ 마사지

| 효과 | 장경인대 이완, 엉덩이와 무릎 측면 통증 감소

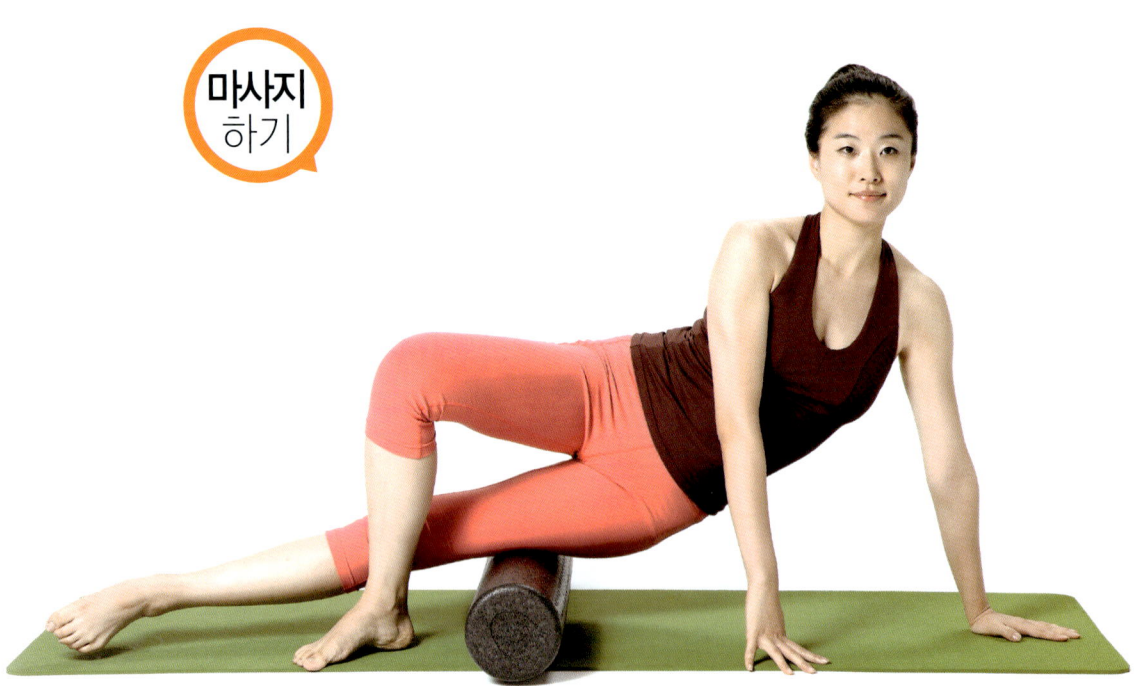

마사지 하기

Step 1 허벅지 측면 아래에 폼롤러를 두고 옆으로 비스듬히 앉아 체중을 싣는다.

Step 2 편안하게 호흡을 마시고 내쉬며 폼롤러를 굴려 긴장된 장경인대를 마사지한다.
이때 무릎 위쪽에서 골반까지 마사지한다.
  ＊ 반복횟수 : 이완될 때까지

Roller Massage

1. 준비운동 및 이완 동작 ▶ 마사지

14 대퇴사두근 이완 Quads Release

| 효과 | 사두근 이완

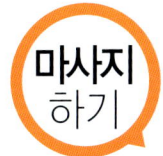

척추 곧게 유지

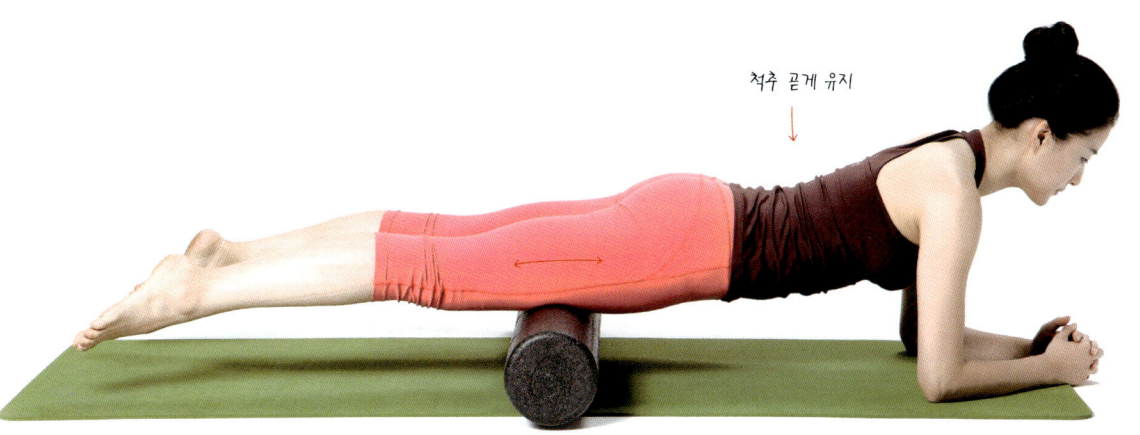

Step 1 엎드려서 허벅지 아래에 폼롤러를 두고 팔꿈치로 몸을 지지한다.
편안하게 호흡을 마시고 내쉬며 폼롤러를 굴려 긴장된
허벅지 근육(내측, 중간, 외측)을 마사지한다.
이때 배꼽을 척추 쪽으로 당기고 부드럽게 둔근을 조여
척추의 바른 자세를 유지하려고 노력한다.
  ∗ 반복횟수 : 이완될 때까지

15 햄스트링 이완 — Hamstring Release

Roller Massage

1. 준비운동 및 이완 동작 ▶ 마사지

| 효과 | 햄스트링 이완, 팔과 어깨 및 복부 근육 강화

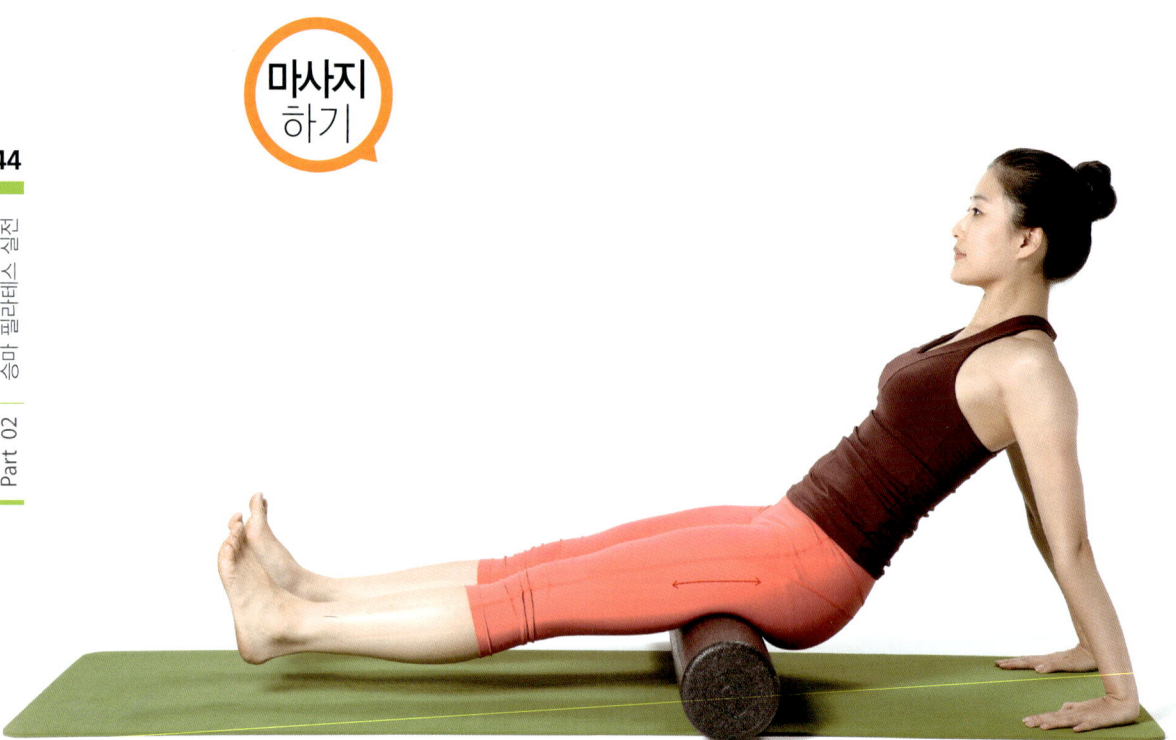

마사지 하기

Step 1 햄스트링 아래에 폼롤러를 두고 손은 바닥을 짚어 몸을 지지한다.
편안하게 호흡을 마시고 내쉬며 폼롤러를 굴려 햄스트링을 마사지한다.
＊ 반복횟수 : 이완될 때까지

Roller Massage

1. 준비운동 및 이완 동작 ▶ 마사지

16 둔근 및 회전근 이완 Glutes and Rotators Release

| 효과 | 둔근과 회전근 이완, 엉덩이 통증 감소

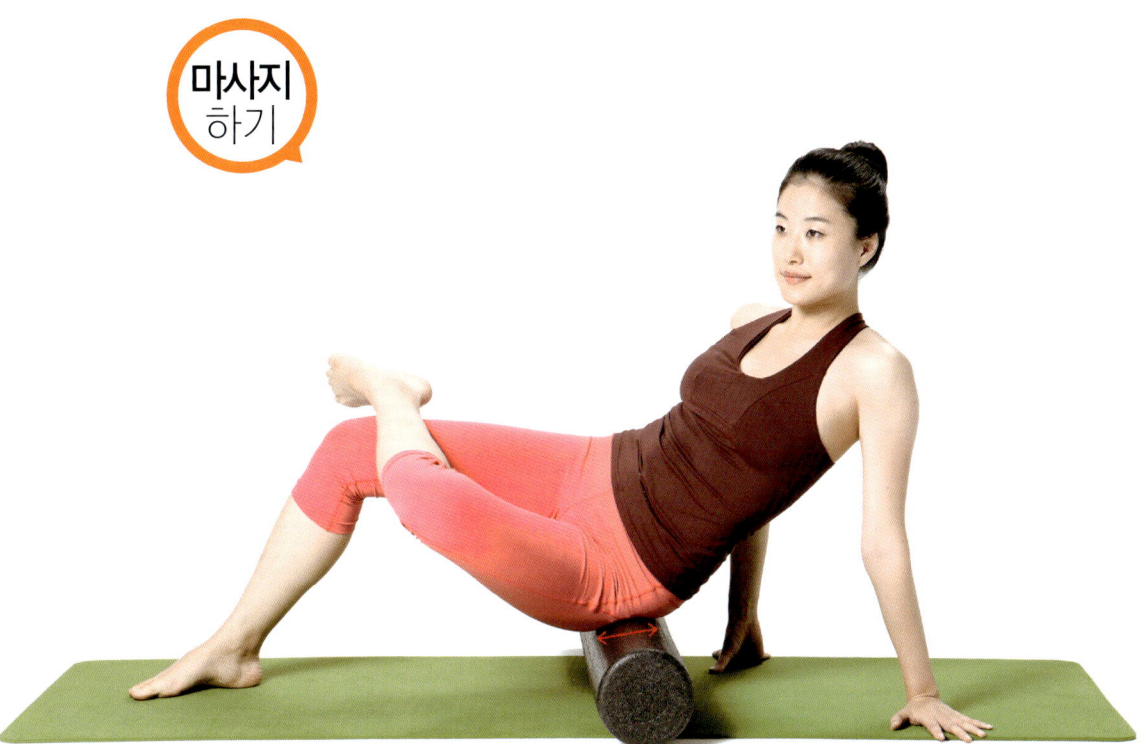

마사지 하기

Step 1 엉덩이 아래 폼롤러를 두고 앉는다. 한쪽 다리의 발목을 반대쪽 무릎 위에 올리고 옆으로 비스듬히 기댄다. 천천히 폼롤러를 굴려 엉덩이 측면 근육을 마사지한다.
* 반복횟수 : 이완될 때까지

Roller Massage

17 종아리 이완 Calf Release

1. 준비운동 및 이완 동작 ▶ 마사지

| 효과 | 종아리 근육 이완, 다리 긴장 완화

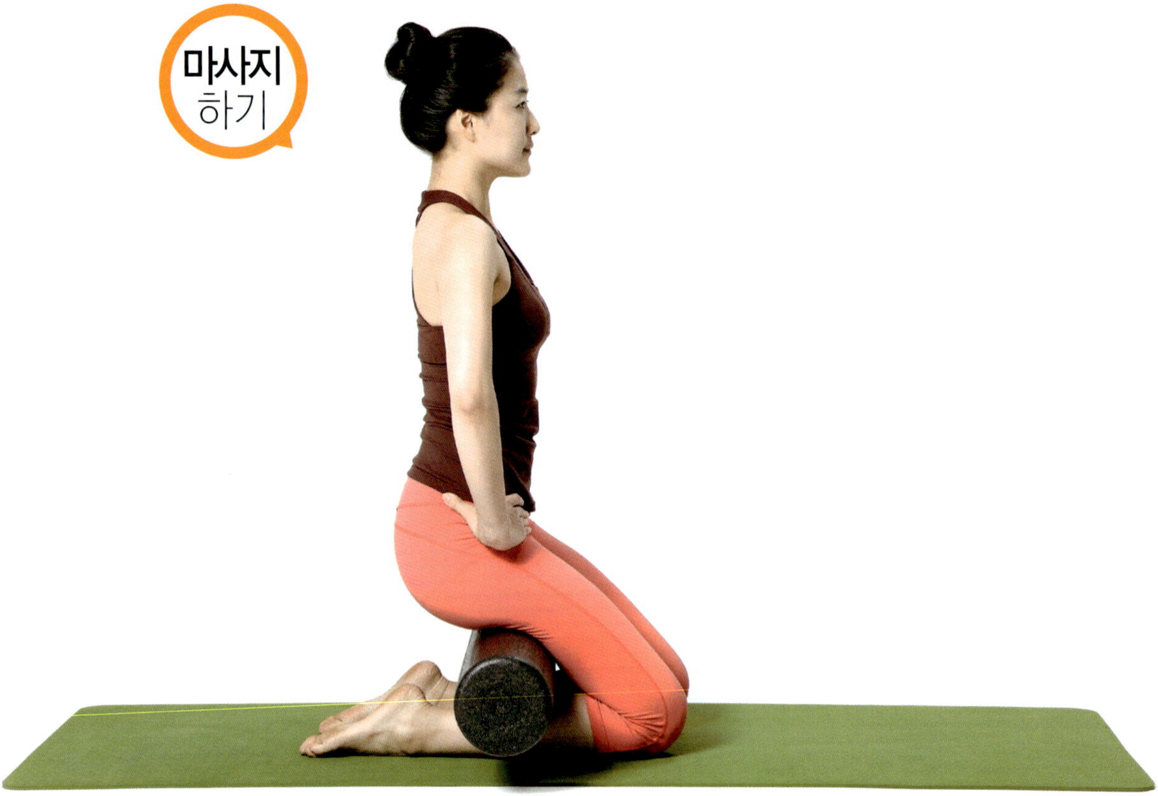

Step 1 폼롤러를 종아리와 허벅지 사이에 두고 앉는다.
몸을 좌우로 움직이며 한쪽씩 체중을 옮겨 종아리 근육을 마사지한다.
＊ 반복횟수 : 30~60초간

Release Work >>>
이완 운동

이완 동작을 습득하여 움직임을 통해 근육의 긴장을 해소한다.

1. 준비운동 및 이완 동작 ▶ 릴리스 워크

18 어깨 으쓱하기 Shoulder Shrugs

| 효과 | 어깨 및 등 상부 이완, 어깨 가동범위 증가

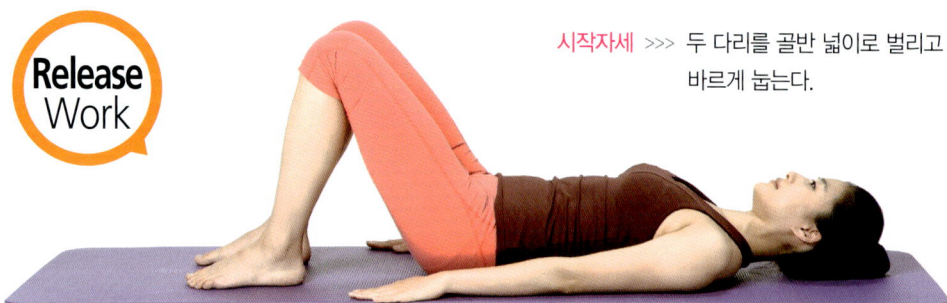

시작자세 >>> 두 다리를 골반 넓이로 벌리고 바르게 눕는다.

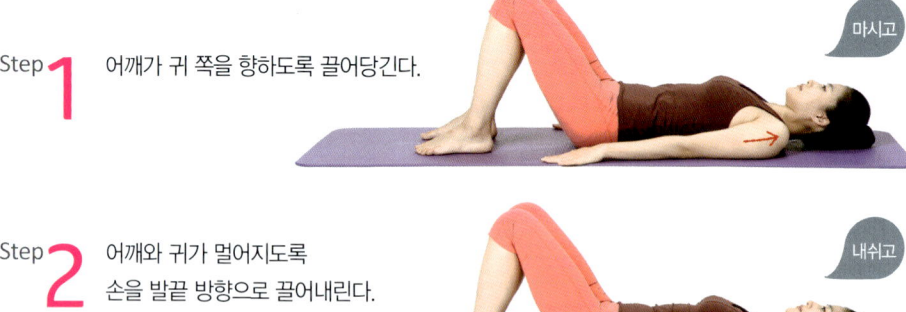

Step 1 어깨가 귀 쪽을 향하도록 끌어당긴다.
마시고

Step 2 어깨와 귀가 멀어지도록 손을 발끝 방향으로 끌어내린다.
* 반복횟수 : 6~10회
내쉬고

소도구 응용 폼롤러

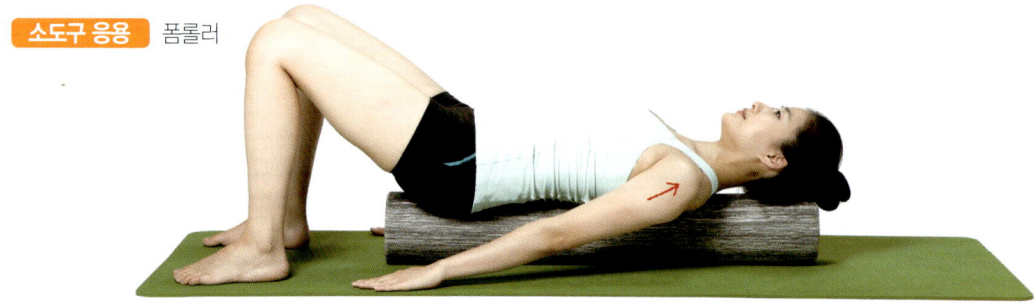

1. 준비운동 및 이완 동작 ▶ 릴리스 워크

19 어깨 내리기 Shoulder Slaps

| 효과 | 어깨 및 등 상부 이완, 어깨 가동범위 증가

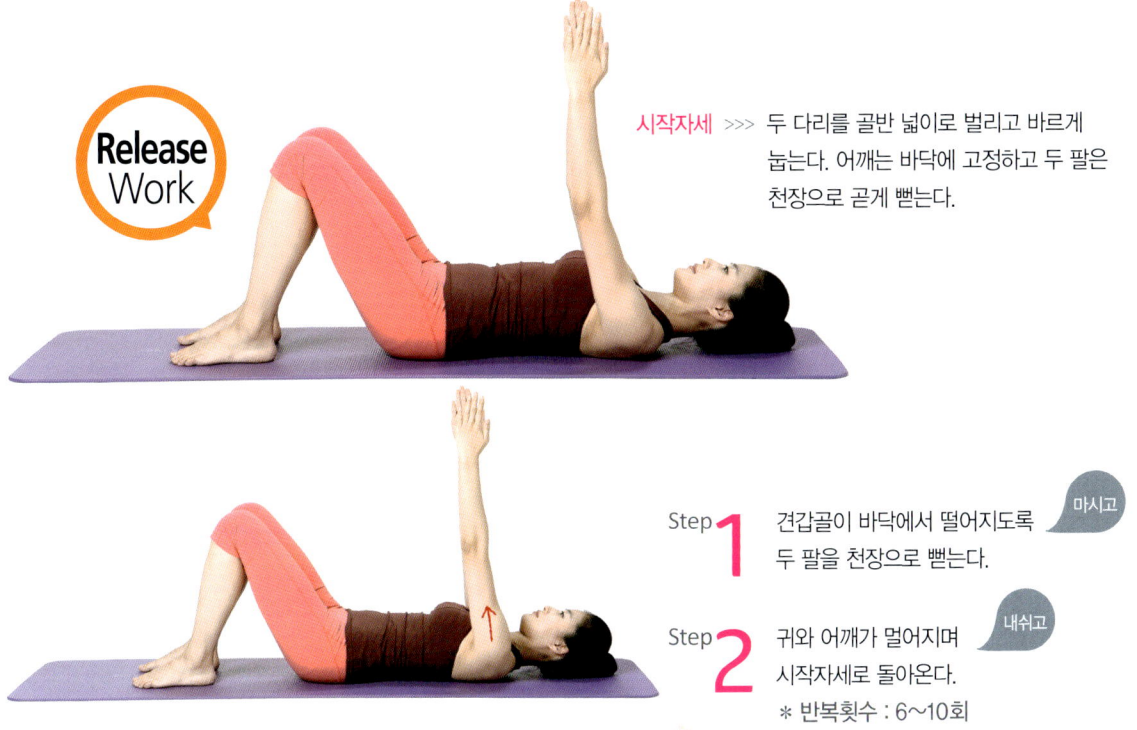

시작자세 >>> 두 다리를 골반 넓이로 벌리고 바르게 눕는다. 어깨는 바닥에 고정하고 두 팔은 천장으로 곧게 뻗는다.

Step 1 견갑골이 바닥에서 떨어지도록 두 팔을 천장으로 뻗는다. (마시고)

Step 2 귀와 어깨가 멀어지며 시작자세로 돌아온다. (내쉬고)

* 반복횟수 : 6~10회

소도구 응용 폼롤러

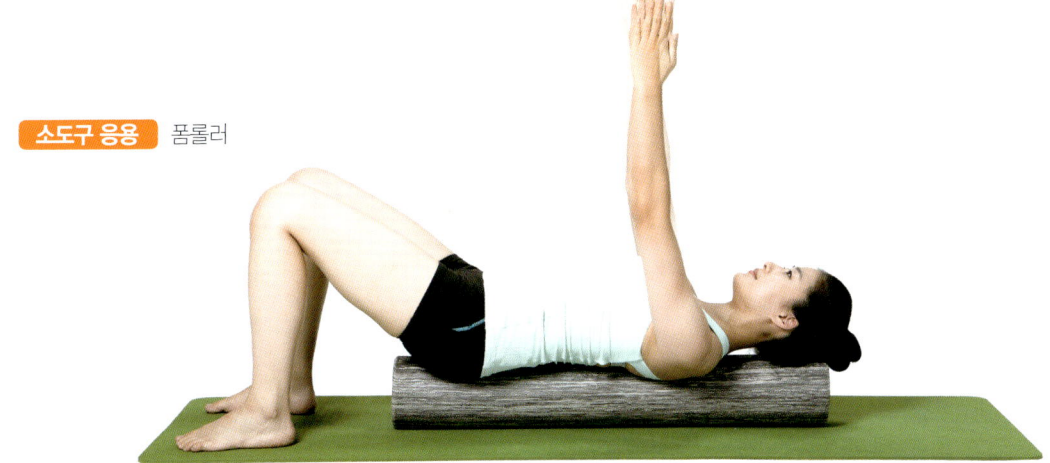

1. 준비운동 및 이완 동작 ▶ 릴리스 워크

20 팔 내리기 & 치킨 윙스 Arm Reaches & Chicken Wing

| 효과 | 어깨 및 등 상부 이완, 어깨 가동범위 증가

시작자세 >>> 두 다리를 골반 넓이로 벌리고 바르게 눕는다.
어깨는 바닥에 고정하고 두 팔은 천장으로 곧게 뻗는다.

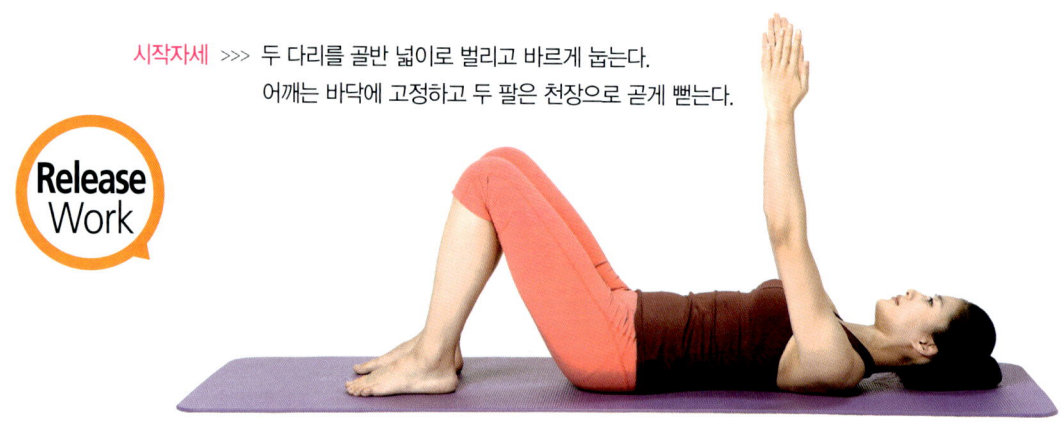

Step 1 흉곽을 가라앉히며 두 팔은 머리 쪽으로 뻗는다. (내쉬고)

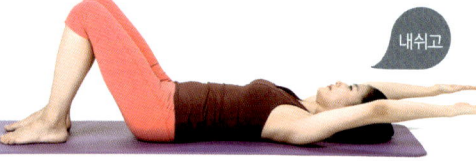

Step 2 손끝이 바닥에 닿도록 가슴을 더 이완시킨다. (마시고)

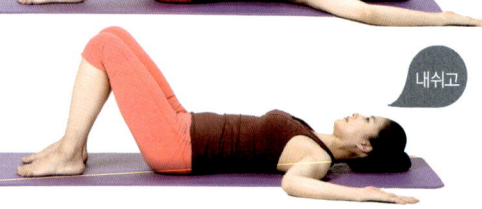

Step 3 팔꿈치를 굽혀 골반 쪽으로 끌어내린다.
이때 등은 안정적으로 바닥에 고정하고
팔꿈치와 손등이 바닥을 스치도록 한다. (내쉬고)
＊ 반복횟수 : 6~10회

소도구 응용 폼롤러

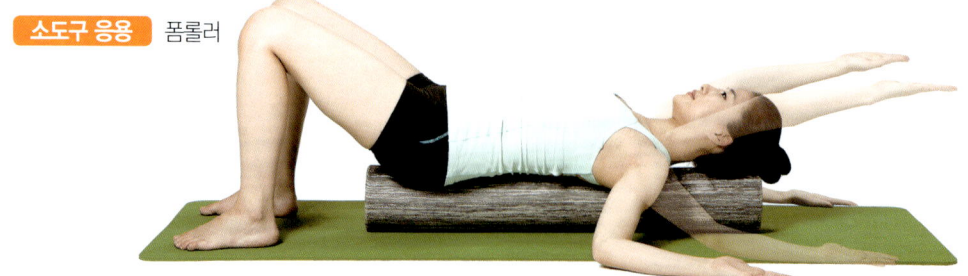

1. 준비운동 및 이완 동작 ▶ 릴리스 워크

21 날갯짓하기 Flip Flap

| 효과 | 어깨 및 등 상부 이완, 어깨 가동범위 증가

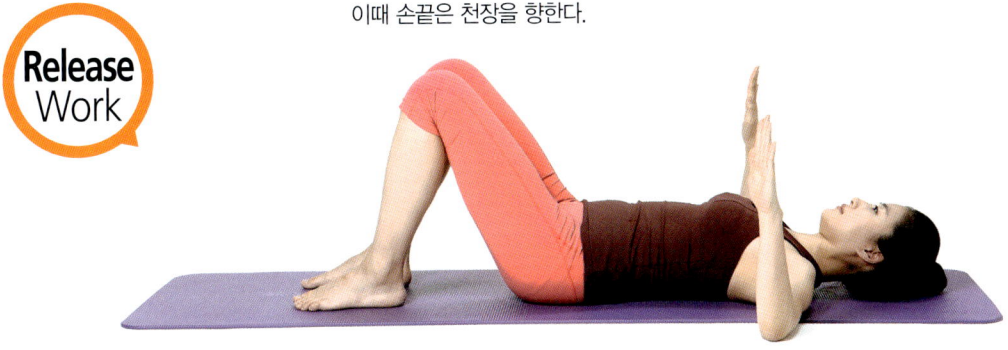

시작자세 >>> 두 다리를 골반 넓이로 벌리고 바르게 눕는다.
두 팔은 어깨 높이에서 팔꿈치를 굽혀 상완을 바닥에 고정시킨다.
이때 손끝은 천장을 향한다.

Step 1 상완을 고정한 상태에서 왼손 손등과 오른손 손바닥이 바닥에 각각 닿도록 한다. (마시고)

Step 2 반대쪽도 반복한다. (내쉬고)
＊ 반복횟수 : 6~10회

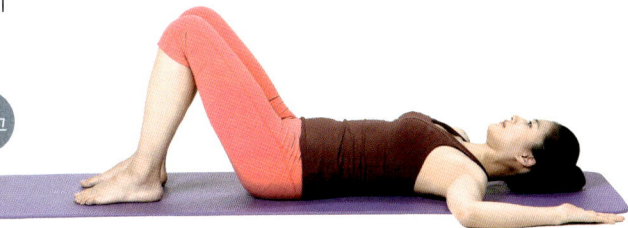

소도구 응용 폼롤러

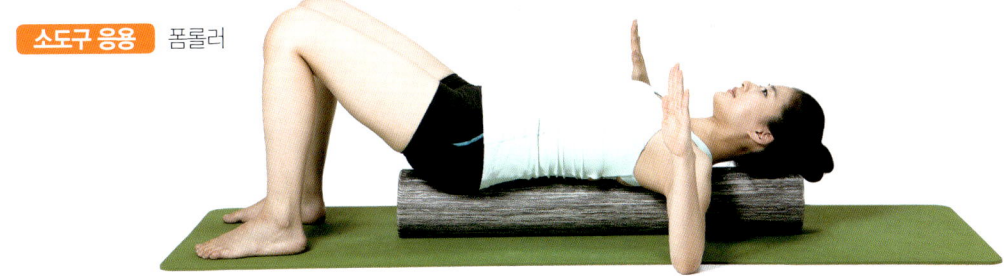

1. 준비운동 및 이완 동작 ▶ 릴리스 워크

22 무지개 Rainbow

| 효과 | 어깨 및 등 상부 이완, 어깨 가동범위 증가

시작자세 >>> 옆으로 누워 두 다리는 직각으로 굽히고 두 팔은 가슴 앞으로 뻗는다.

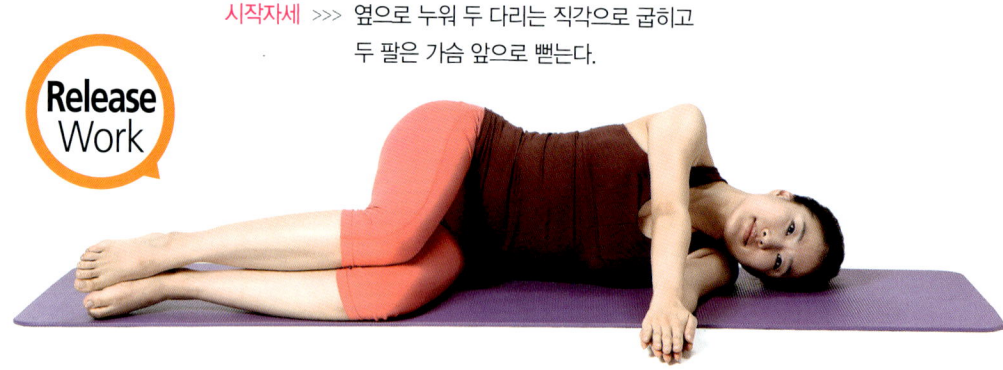

Step 1 위쪽 견갑골을 최대한 앞으로 밀어준다.

내쉬고

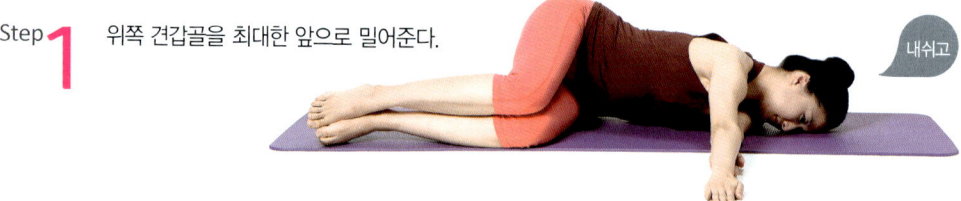

Step 2 팔은 천장 방향을 거쳐 반대쪽 바닥에 닿는다는 생각으로 가슴을 열어준다.
이때 골반이 따라가지 않도록 고정시키며 시선은 손끝을 따라간다.

골반 고정 →

마시고

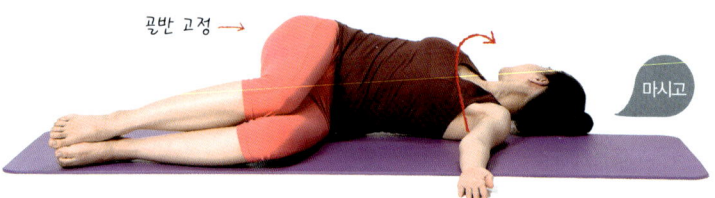

Step 3 두 팔이 최대한 길어진 상태를 유지하며
열린 팔을 상체와 함께 시작자세로 돌아온다.
* 반복횟수 : 6~10회

내쉬고

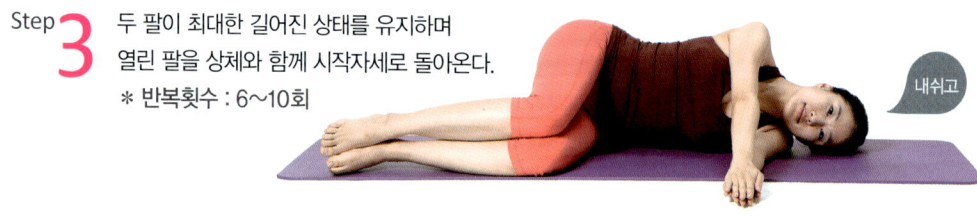

1. 준비운동 및 이완 동작 ▶ 릴리스 워크

23 바람개비 Pinwheel

| 효과 | 어깨 및 등 상부 이완, 어깨 가동범위 증가

시작자세 >>> 옆으로 누워 두 다리는 직각으로 굽히고 두 팔은 가슴 앞으로 뻗는다.

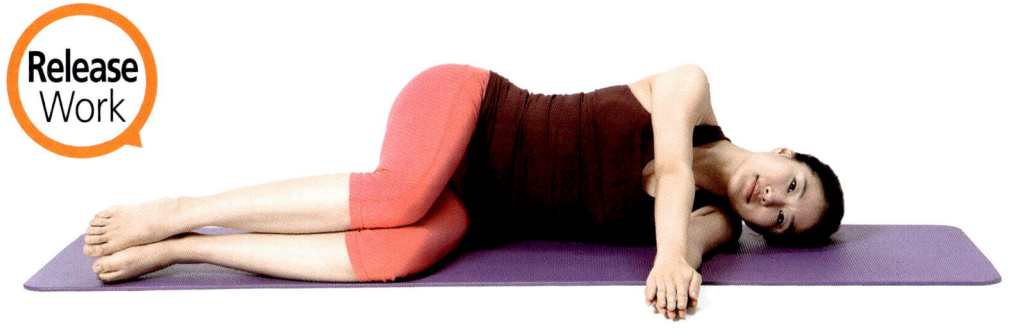

Step 1 위쪽 견갑골을 최대한 앞으로 밀어준다.

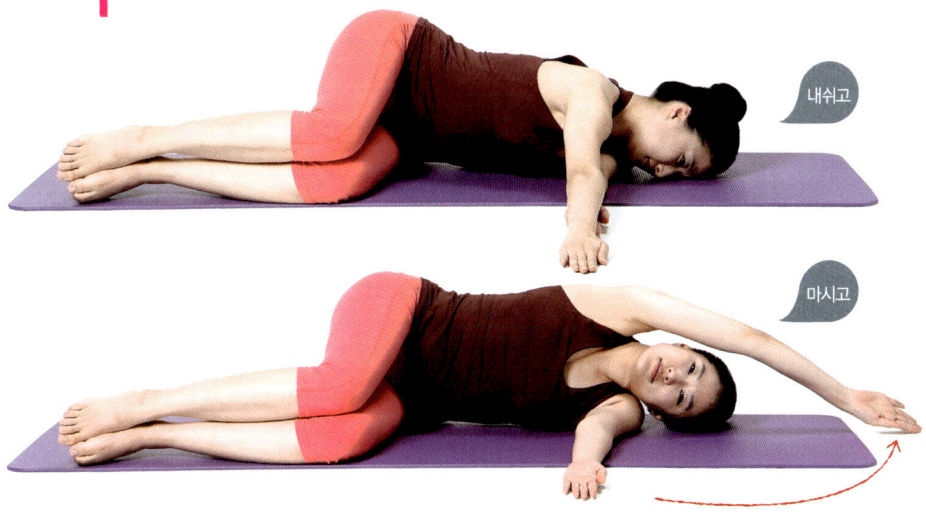

Step 2 손이 바닥을 스치며 머리 위로 반원을 그린다.

Step 3 나머지 반원을 엉덩이 쪽으로 내려 시작자세로 돌아온다.
＊ 반복횟수 : 6~10회

24 머리 시계 Skull Clock

1. 준비운동 및 이완 동작 ▶ 릴리스 워크

| 효과 | 목 근육 이완 및 가동범위 증가

시작자세 >>> 두 다리를 골반 넓이로 벌리고 바르게 눕는다.
얼굴은 정면을 향한다. 앉거나 서서 시작할 수도 있다.

Step 1 호흡은 부드럽게 하며 머리를 12시와 6시 방향으로 움직인다. (세 번 반복)

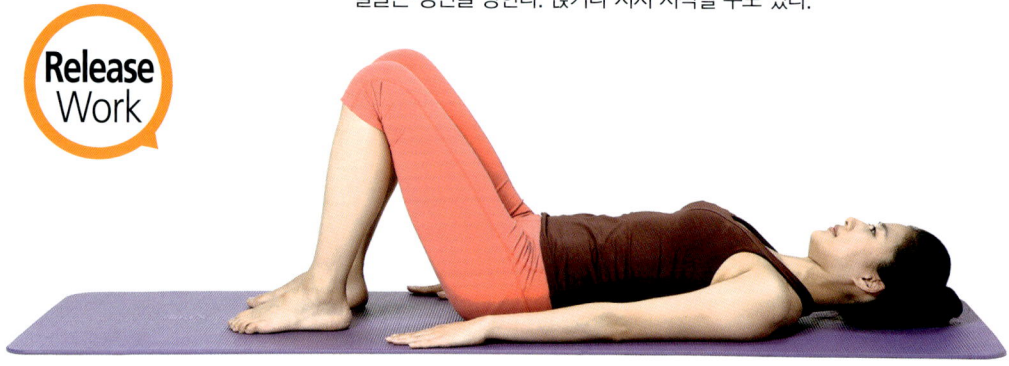

Step 2 호흡을 부드럽게 하며 머리를 3시와 9시 방향으로 움직인다. (세 번 반복)

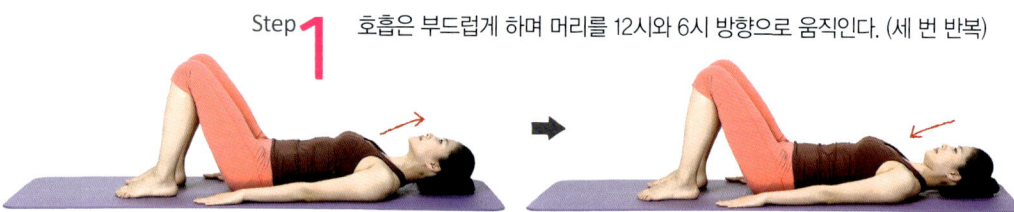

Step 3 호흡을 부드럽게 하며 시계가 돌아가는 것을 생각하며 코로 작은 원을 그린다.
반대 방향으로도 원을 그린다. (세 번 반복)

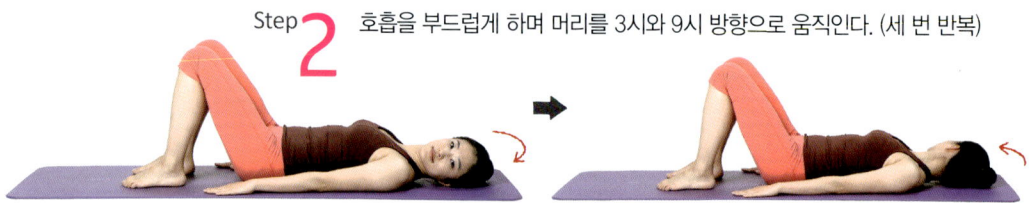

1. 준비운동 및 이완 동작 ▶ 릴리스 워크

25 골반 시계 Pelvic Clock

| 효과 | 요추 이완 및 가동범위 증가

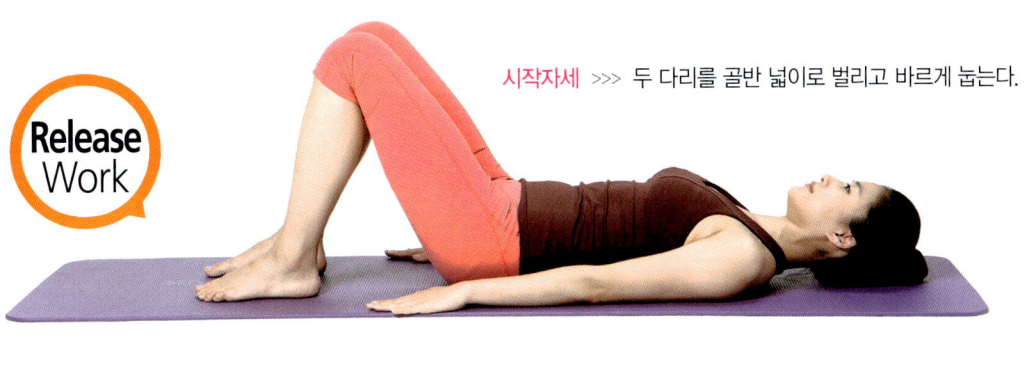

시작자세 >>> 두 다리를 골반 넓이로 벌리고 바르게 눕는다.

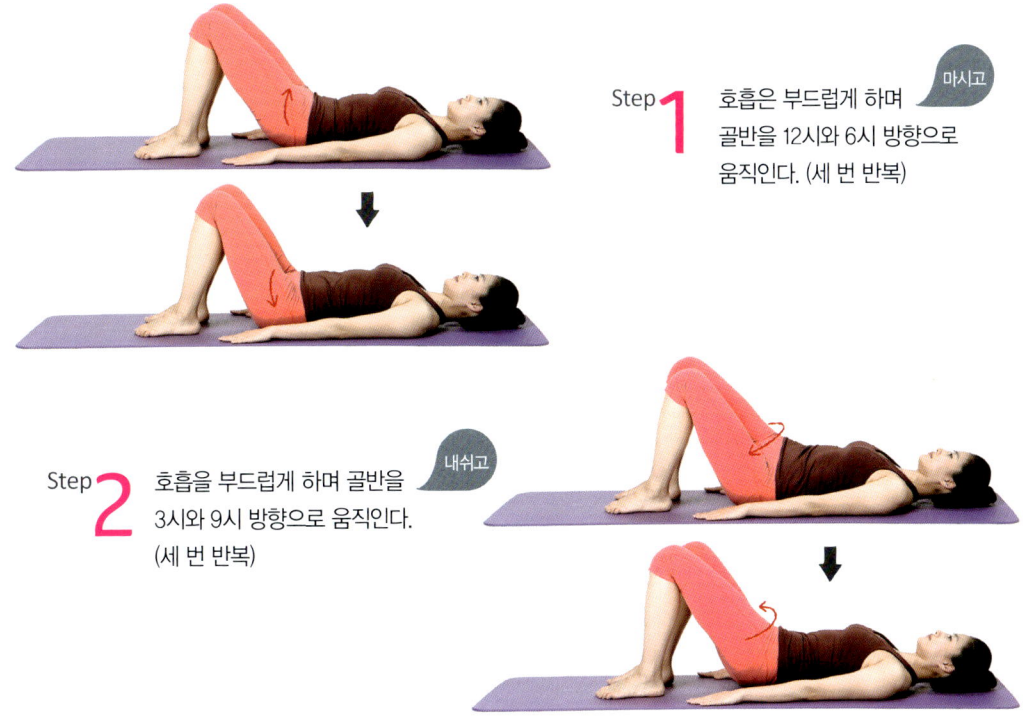

Step 1 호흡은 부드럽게 하며 골반을 12시와 6시 방향으로 움직인다. (세 번 반복) — 마시고

Step 2 호흡을 부드럽게 하며 골반을 3시와 9시 방향으로 움직인다. (세 번 반복) — 내쉬고

Step 3 호흡을 부드럽게 하며 시계가 돌아가는 것을 상상하며 골반으로 작은 원을 그린다. 이때 등은 중립 상태를 유지한다. 반대 방향으로도 원을 그린다. (세 번 반복)

26 무릎 흔들기 Knee Stirs

1. 준비운동 및 이완 동작 ▶ 릴리스 워크

| 효과 | 고관절 및 등 하부 이완

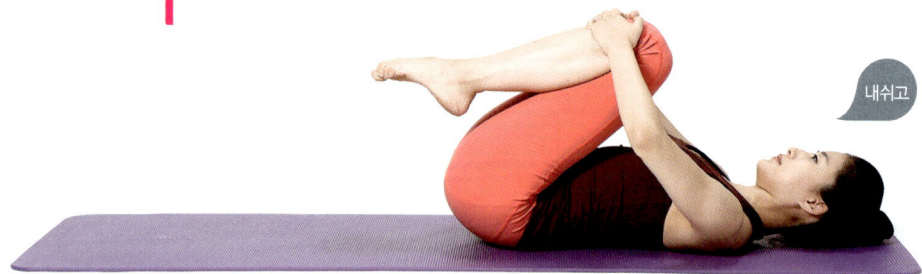

시작자세 >>> 두 다리를 90°로 들어 올려 두 손은 무릎 위에 올린다.

Step 1 꼬리뼈가 바닥에서 뜨지 않도록 무릎을 가슴 쪽으로 당긴다.

내쉬고

Step 2 고관절로 원을 그리듯 돌려준다. 따뜻한 수프를 젖는 스푼이라고 생각한다.
* 반복횟수 : 6~10회

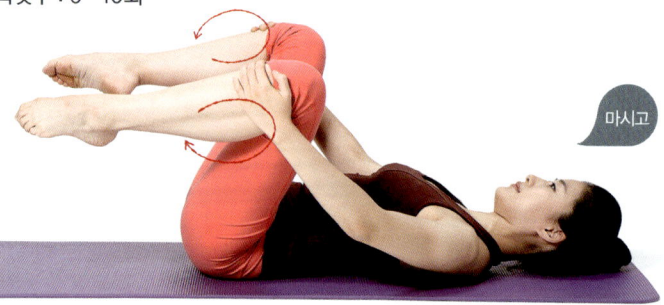

마시고

1. 준비운동 및 이완 동작 ▶ 릴리스 워크

27 무릎 접기 Knee Folds

| 효과 | 고관절 및 등 하부 이완

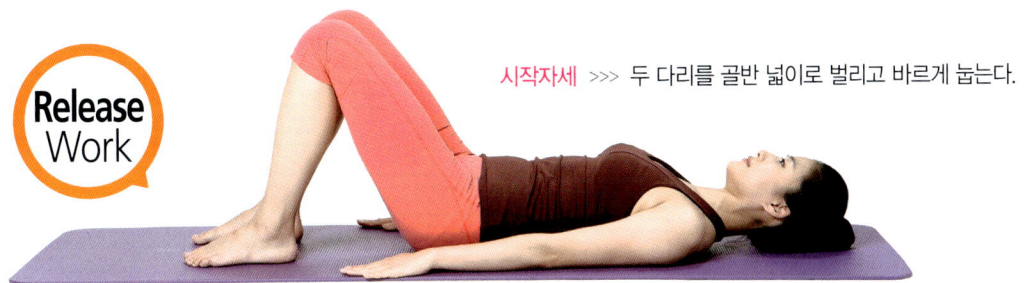

시작자세 >>> 두 다리를 골반 넓이로 벌리고 바르게 눕는다.

Step 1 한쪽 무릎을 바깥쪽으로 열고 부드럽게 무릎을 편다.

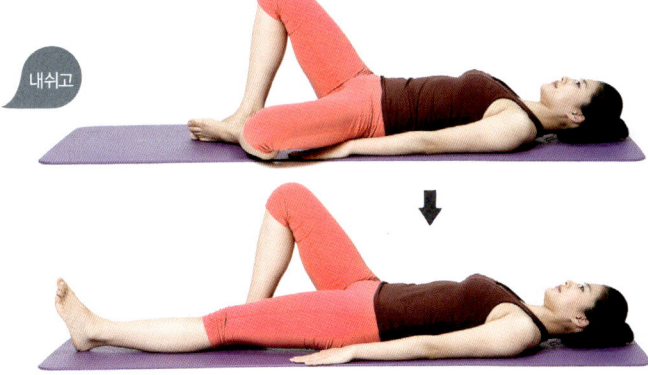

내쉬고

Step 2 시작자세로 돌아온다. 양쪽을 같이할 수도 있다.
고관절의 긴장이 강한 경우 무릎을 펴는 동작을 먼저 한다.
* 반복횟수 : 6~10회

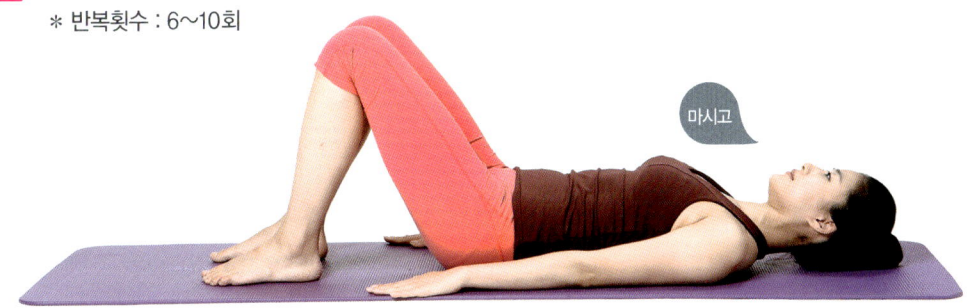

마시고

1. 준비운동 및 이완 동작 ▶ 릴리스 워크

28 손가락 벌리기 Isolation

| 효과 | 손바닥 근육 이완

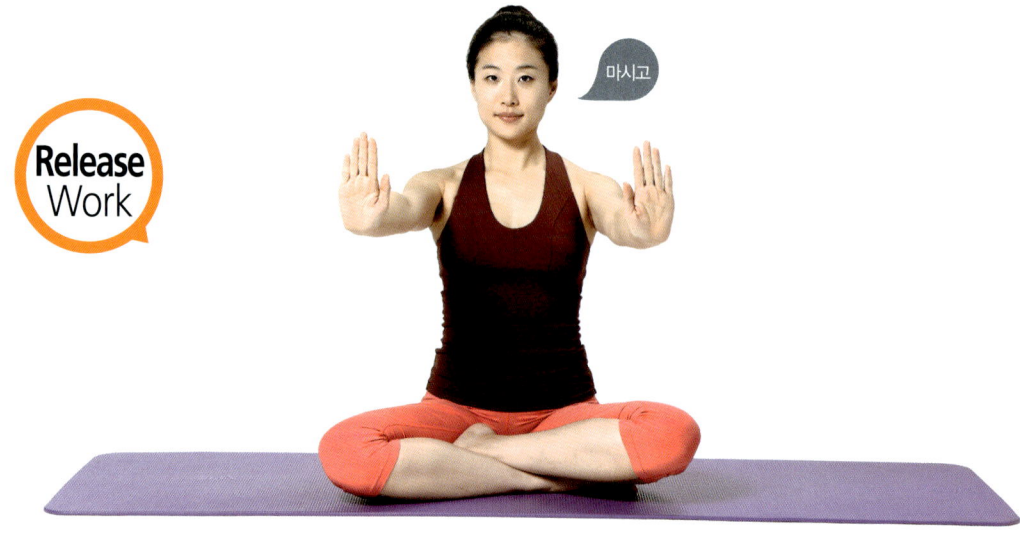

시작자세 >>> 두 팔을 앞으로 곧게 뻗는다. 손가락을 모아 천장을 향하게 한다.

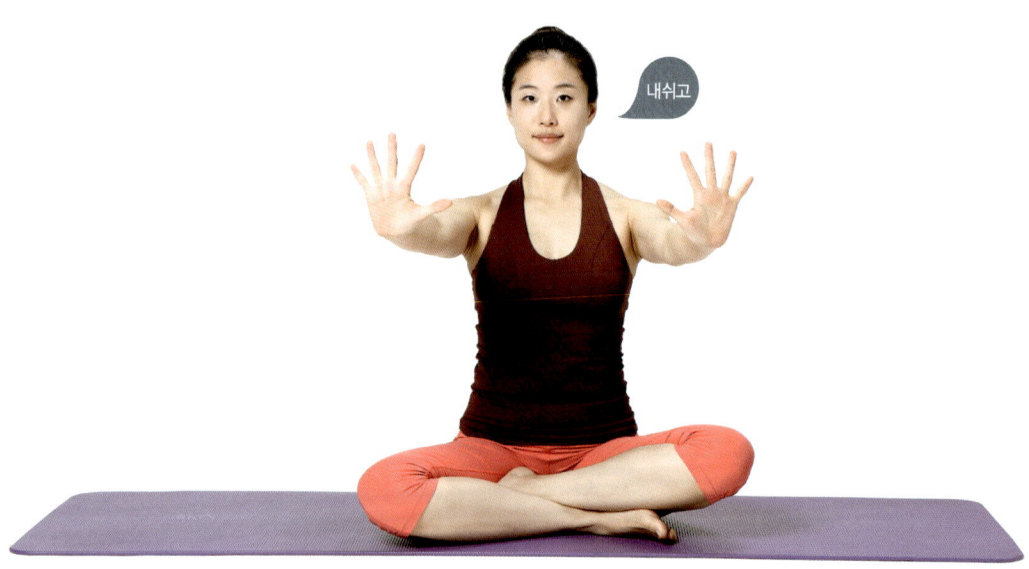

Step 1 손가락을 모두 벌린다.
＊반복횟수 : 6~10회

1. 준비운동 및 이완 동작 ▶ 릴리스 워크

29 손목 이완 Hand Lateral Flexion

| 효과 | 손바닥 및 손목 근육 이완

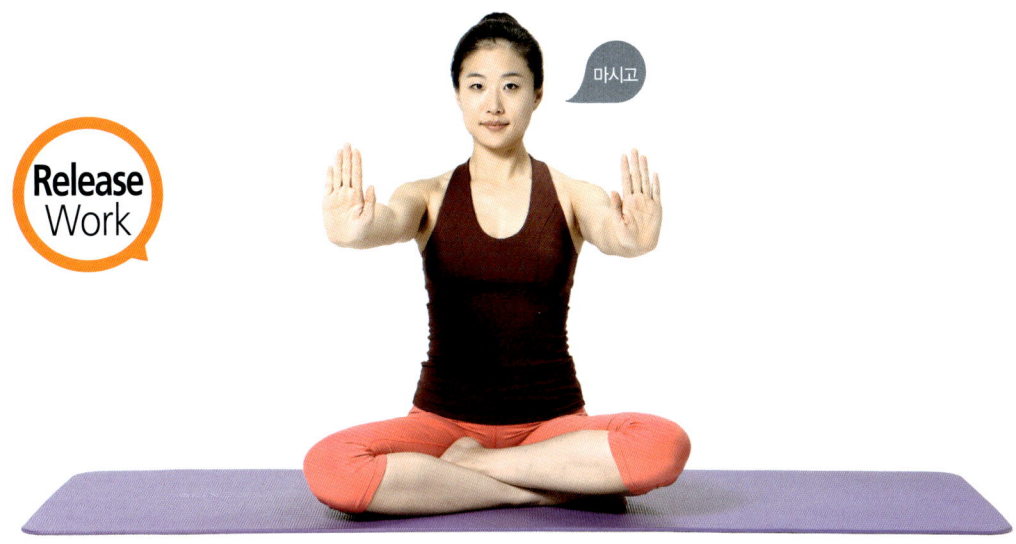

시작자세 >>> 두 팔을 앞으로 곧게 뻗는다. 손가락이 천장을 향하게 한다.

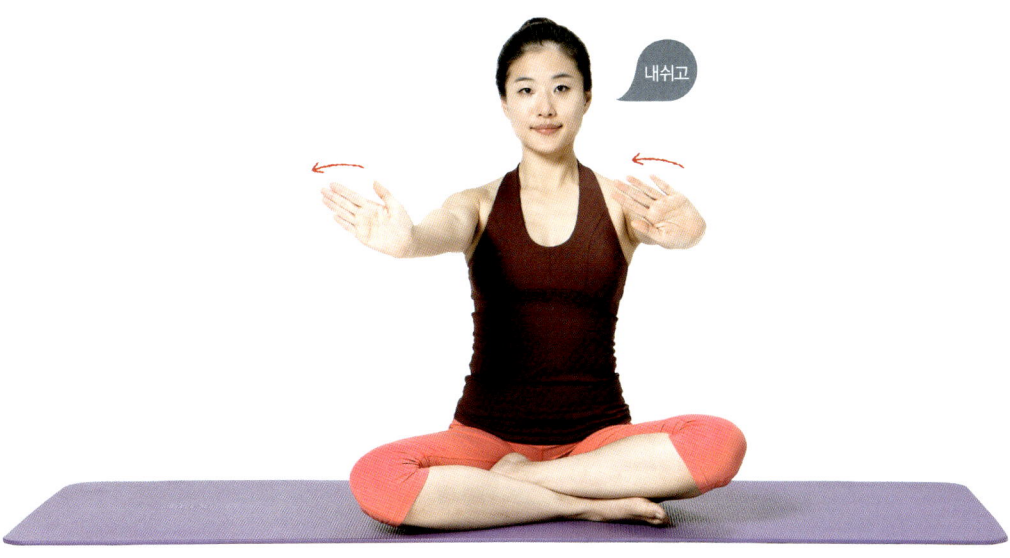

Step 1 손목을 옆으로 기울인다. 양손을 서로 반대 방향으로 기울여도 된다.
＊ 반복횟수 : 6～10회

1. 준비운동 및 이완 동작 ▶ 릴리스 워크

30 서큘레이션 & 플라밍고 Circulation & Flamingo

| 효과 | 손바닥 근육 이완, 어깨 및 등 상부 이완

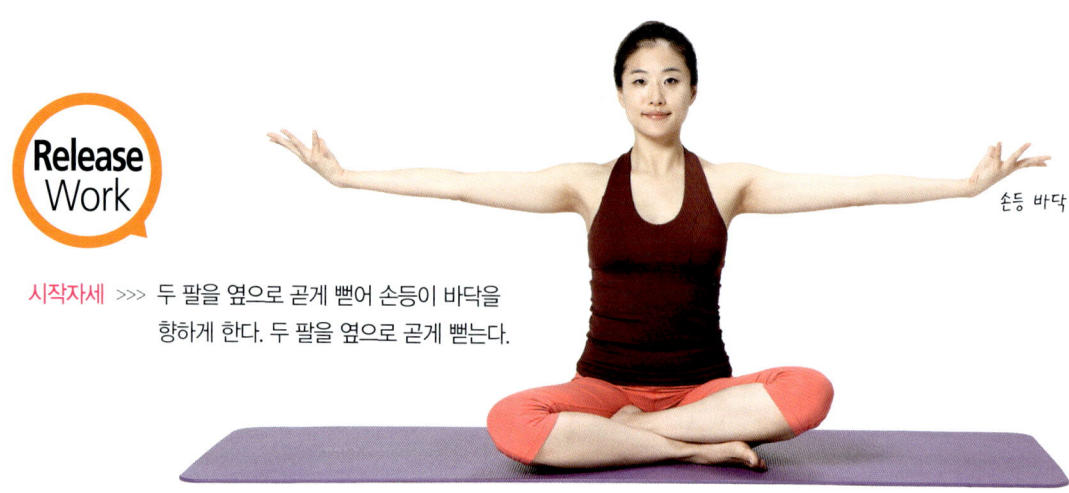

Release Work

시작자세 >>> 두 팔을 옆으로 곧게 뻗어 손등이 바닥을 향하게 한다. 두 팔을 옆으로 곧게 뻗는다.

손등 바닥

Step 1 서큘레이션 : 호흡을 내쉬며 손가락을 쭉 펴고 손목으로 원을 그린다. 몸 안쪽 방향과 바깥쪽 방향을 번갈아가며 원을 그린다.

Step 2 플라밍고 : 손목으로 원을 그리며 점차적으로 팔을 천장으로 올린다. 호흡을 편안하게 들이마시고 내쉬며 팔을 천장으로 들어 올렸다 내리기를 반복한다. 플라밍고 춤을 추듯 팔을 움직인다.
 * 반복횟수 : 6~10회

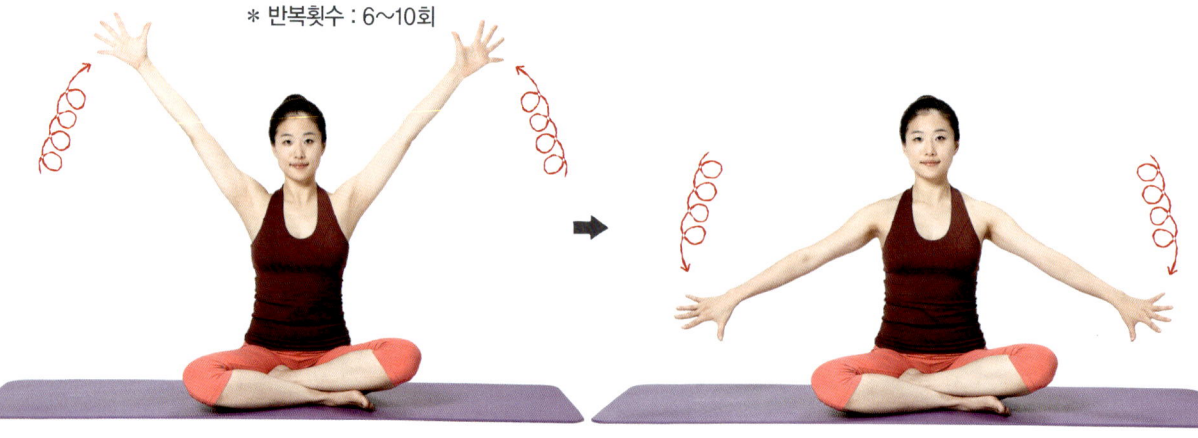

1. 준비운동 및 이완 동작 ▶ 릴리스 워크

31 고양이 자세 Cat

| 효과 | 척추 가동성 증가

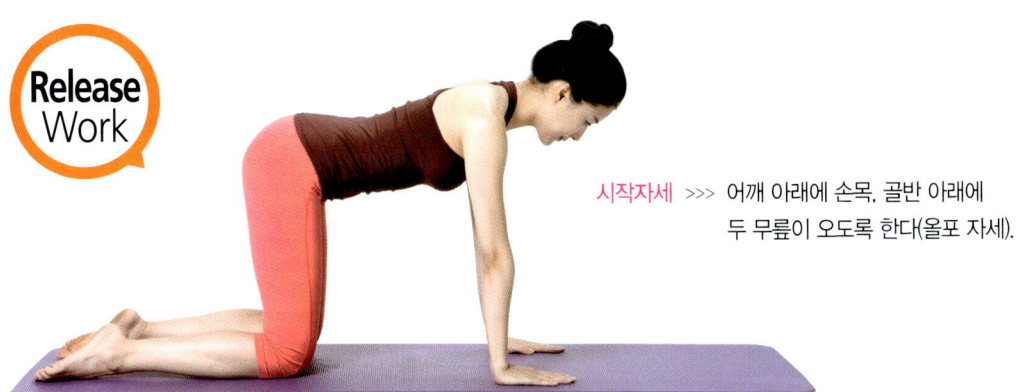

시작자세 >>> 어깨 아래에 손목, 골반 아래에 두 무릎이 오도록 한다(올포 자세).

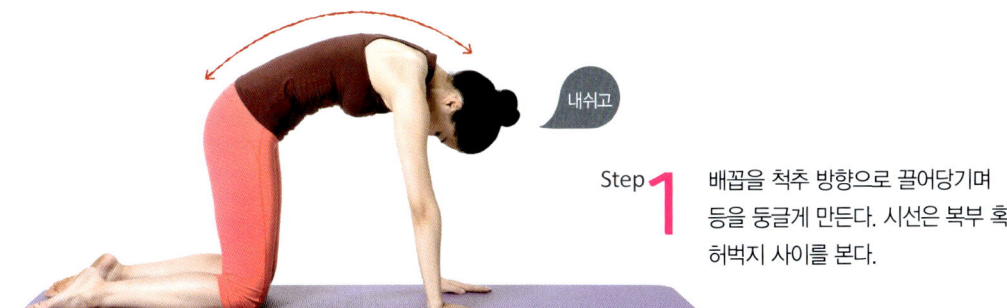

내쉬고

Step 1 배꼽을 척추 방향으로 끌어당기며 등을 둥글게 만든다. 시선은 복부 혹은 허벅지 사이를 본다.

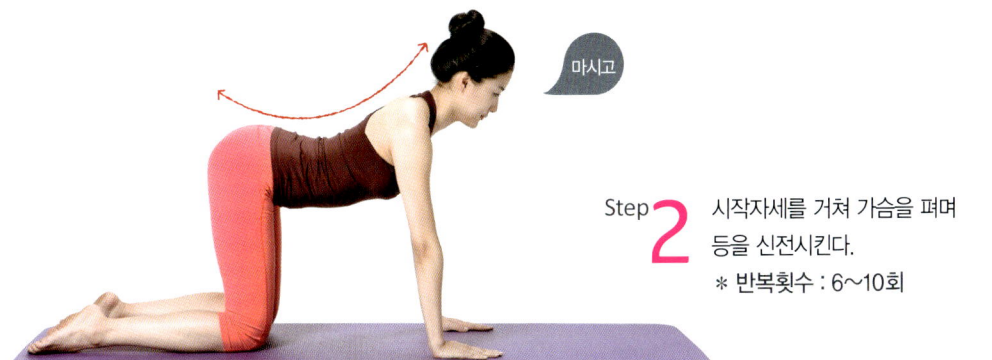

마시고

Step 2 시작자세를 거쳐 가슴을 펴며 등을 신전시킨다.
 * 반복횟수 : 6~10회

1. 준비운동 및 이완 동작 ▶ 릴리스 워크

32 꼬리 흔들기 Tail Wag

| 효과 | 척추 가동성 증가

시작자세 >>> 어깨 아래에 손목, 골반 아래에 두 무릎이 오도록 한다.
한쪽 다리의 무릎을 굽혀 발을 들어 올린다.

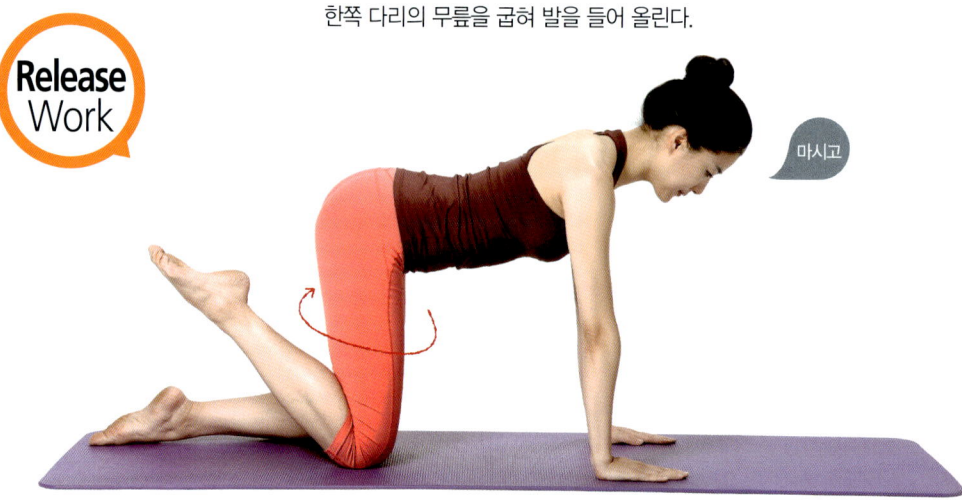

Step 1 발을 좌우로 움직일 때 시선은 발끝을 따라간다.
발이 꼬리라고 상상하며 움직인다.
* 반복횟수 : 10회

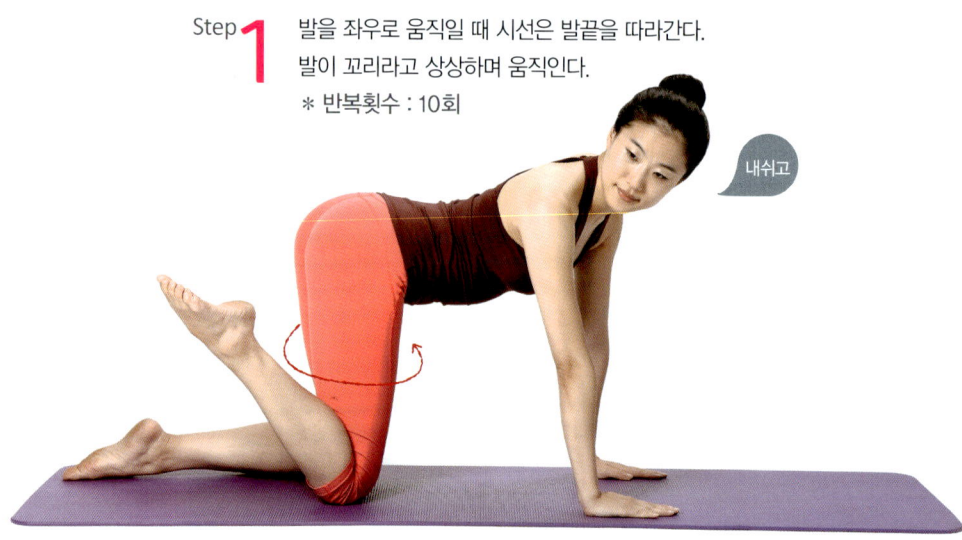

Stretch >>>
스트레칭

신체 부위별 적절한 스트레칭을 통해 근육의 긴장을 해소한다.

1. 준비운동 및 이완 동작 ▶ 스트레칭

33 손바닥 스트레칭 Finger Extension

| 효과 | 손바닥 및 손목 근육 스트레칭

시작자세 >>> 두 팔을 앞으로 곧게 뻗는다. 한 손으로 반대쪽 손을 잡는다.

스트레칭 하기

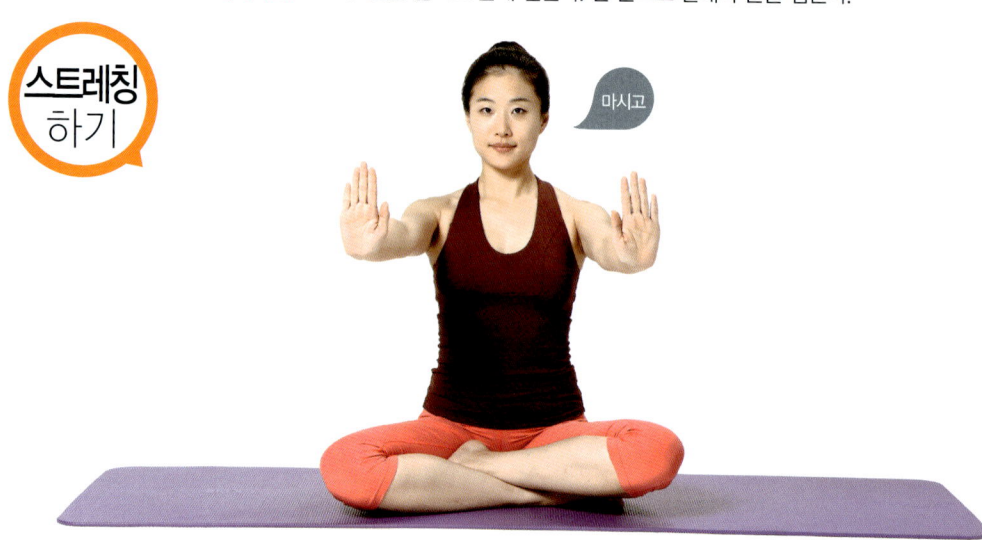

마시고

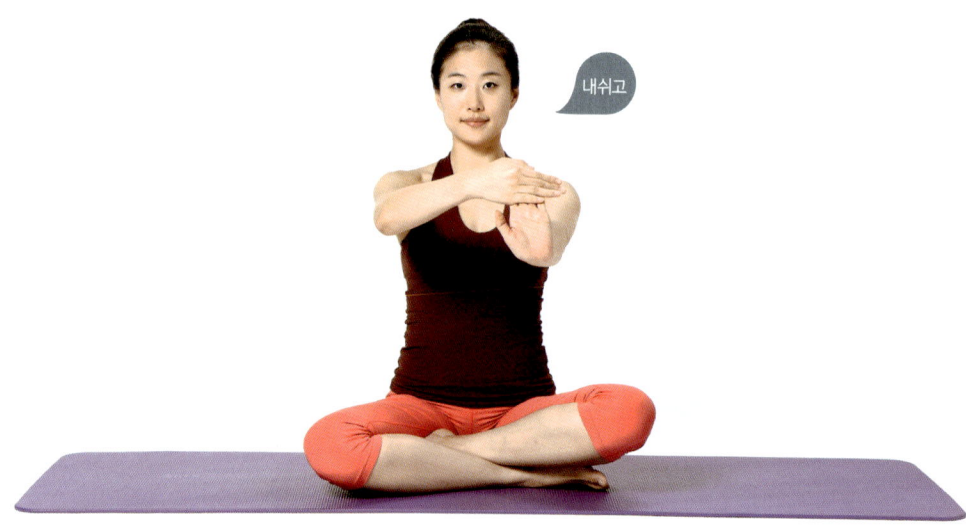

내쉬고

Step 1 손가락이 천장을 향하도록 손목을 꺾어 몸쪽으로 당긴다.
* 반복횟수 : 당겼다 풀어주기 10회 반복

1. 준비운동 및 이완 동작 ▶ 스트레칭

34 3가지 가슴근육 스트레칭 3Way Pec Stretch

| 효과 | 가슴 · 어깨 · 등 상부 스트레칭

시작자세 >>> 어깨 아래에 손목, 골반 아래에 두 무릎이 오도록 한다.

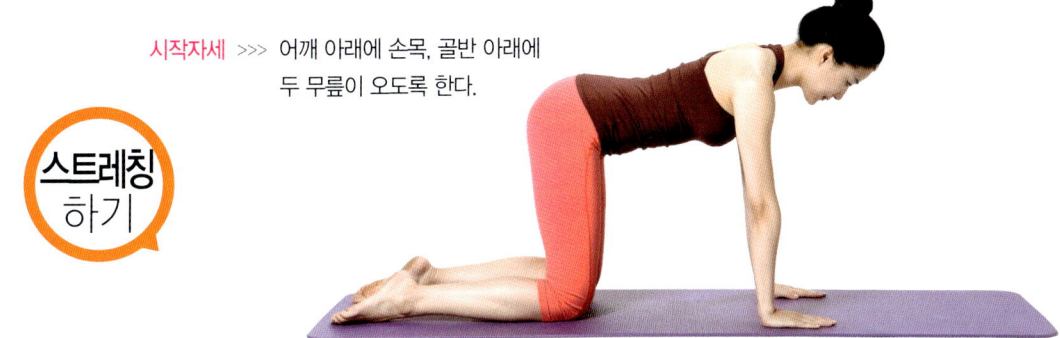

Lat Stretch
Step 1 오른팔은 팔꿈치를 굽히고 왼팔은 앞으로 밀며 상체를 숙인다.

마시고

Back Stretch
Step 2 오른팔은 팔꿈치를 구부리고 왼팔은 옆으로 밀며 상체를 숙인다.

내쉬고

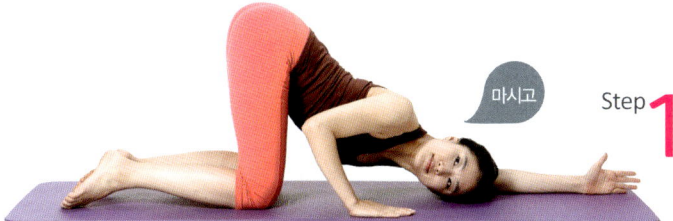
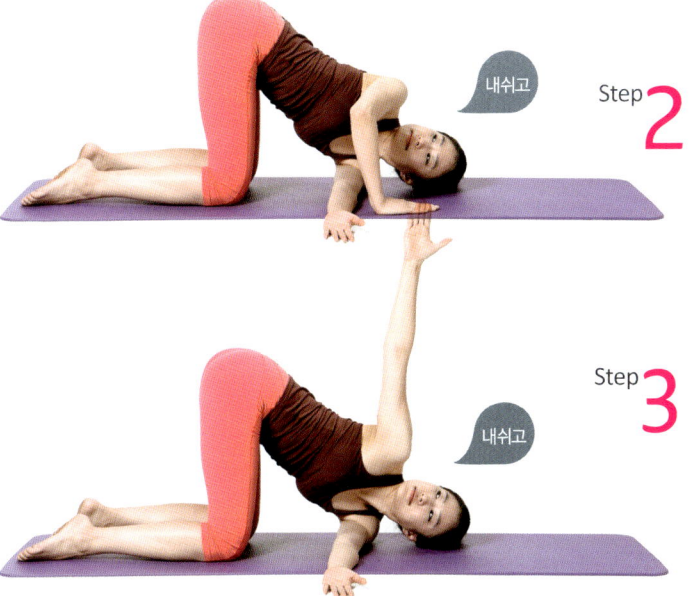

Pec Stretch
Step 3 위 자세에서 교차시킨 팔은 최대한 길게 뻗고 반대쪽 팔은 천장으로 뻗어준다. 최대한 가슴을 열고 팔이 길어진다고 생각한다. 모든 동작에서 골반 위치는 움직이지 않도록 고정한다.

＊ 한 자세에서 30초 이상 기다린다.

내쉬고

35 3가지 힙 스트레칭 3Way Hip Stretch

| 효과 | 고관절 및 다리 근육 스트레칭

스트레칭 하기

시작자세 >>> 두 무릎을 세우고 앉은 자세 (Kneeling Position)에서 한쪽 다리를 앞으로 직각이 되도록 세운다.

Step 1 Flexor Stretch
앞쪽 다리로 체중을 옮겨 지탱하는 다리의 골반 앞쪽이 충분히 스트레칭 되도록 밀어준다.

Step 2 Psoas
시작자세에서 골반이 틀어지지 않도록 주의하며 배꼽은 등 쪽으로 끌어당기고 힙 앞쪽을 정면으로 살짝 밀어준다.

Step 3 Hamstring
세운 무릎을 앞으로 곧게 펴고 발가락을 천장 방향으로 들어 올린다. 두 손은 바닥을 짚으며 상체를 앞으로 숙인다.

1. 준비운동 및 이완 동작 ▶ 스트레칭

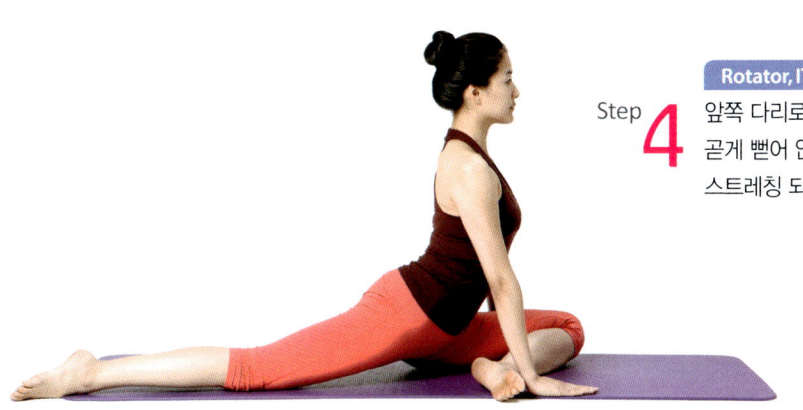

Rotator, IT Band & Rectus Stretch

Step 4 앞쪽 다리로 체중을 옮기고 뒤쪽 다리를 곧게 뻗어 앉는다. 골반 앞쪽이 충분히 스트레칭 되도록 한다.

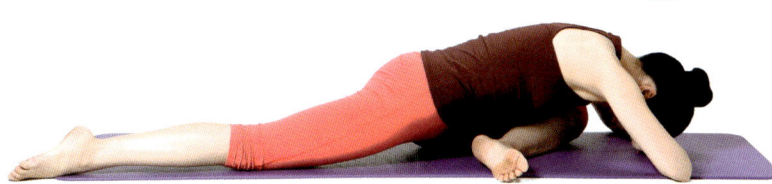

Rotator & IT Band Stretch

Step 5 척추를 최대한 길게 뻗어 상체를 앞으로 숙인다.

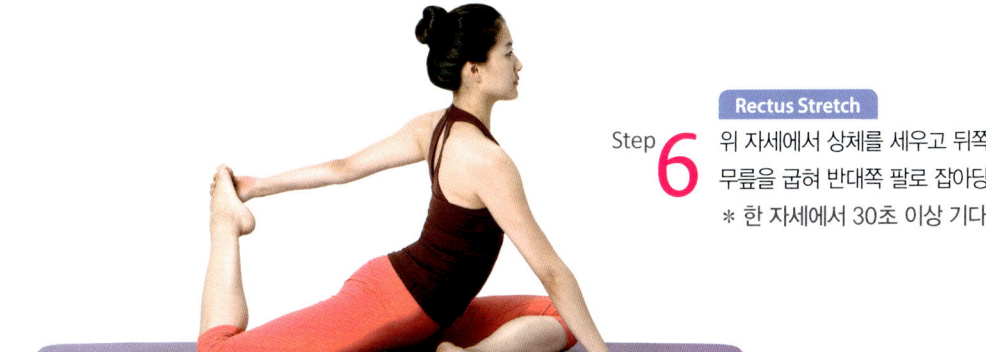

Rectus Stretch

Step 6 위 자세에서 상체를 세우고 뒤쪽 다리의 무릎을 굽혀 반대쪽 팔로 잡아당긴다.
＊ 한 자세에서 30초 이상 기다린다.

36. 무릎 가슴쪽으로 당기기 & 숫자 4 만들기 — Knee to Chest & Figure 4

1. 준비운동 및 이완 동작 ▶ 스트레칭

| 효과 | 등 하부 및 이상근 스트레칭

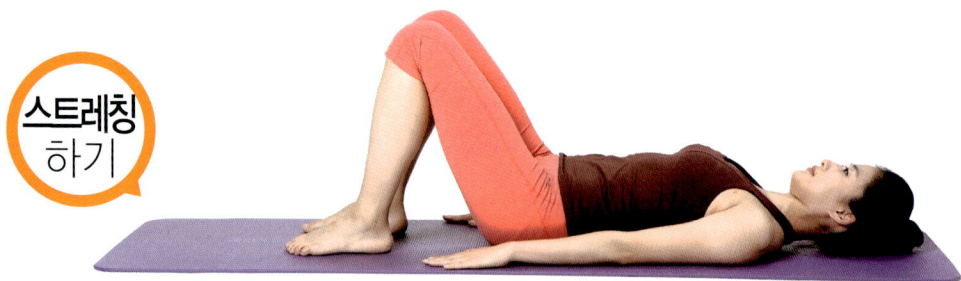

시작자세 >>> 두 다리를 골반 넓이로 벌리고 바르게 눕는다.

Step 1 — Knee to Chest
두 손은 무릎을 잡고 가슴 쪽으로 끌어당긴다.

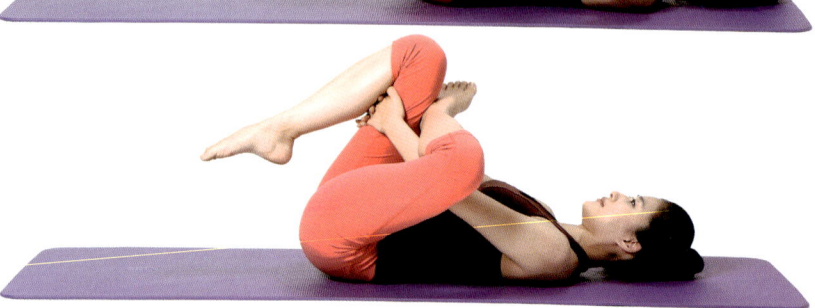

Step 2 — Figure 4
한쪽 다리의 발목을 반대쪽 다리의 무릎 위에 올려 무릎을 옆으로 눕힌다고 생각하며 밀어준다. 두 손은 세워진 다리의 허벅지를 잡고 가슴 쪽으로 당긴다.
* 한 자세에서 30초 이상 기다린다.

37 몸통 비틀기 Torso Twist

1. 준비운동 및 이완 동작 ▶ 스트레칭

| 효과 | 척추 스트레칭

시작자세 >>> 두 다리를 모으고 바르게 눕는다.

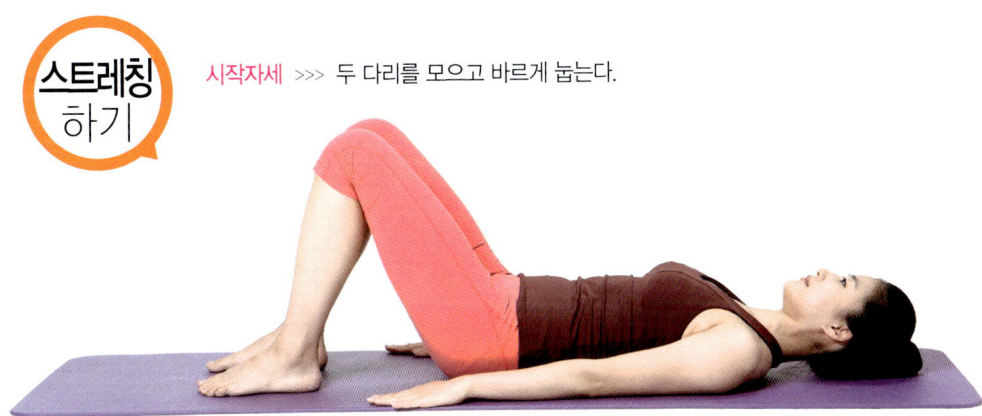

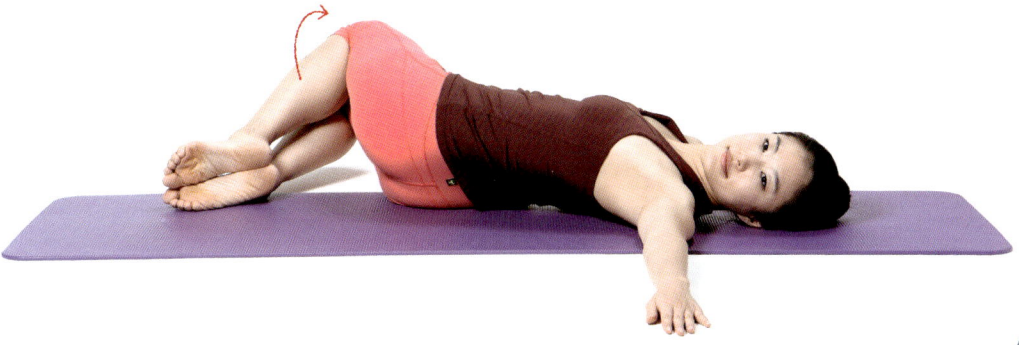

Step 1 양팔을 옆으로 벌려 어깨가 바닥에 고정된 상태를 유지하고 두 무릎을 한쪽 측면으로 눕혀준다. 이때 시선은 반대쪽 방향을 향한다. (내쉬고)

Step 2 등, 허리, 엉덩이 순서로 바닥에 붙인다고 생각하며 시작자세로 돌아온다. (마시고)
* 한 자세에서 30초 이상 기다린다.

38 나비자세 Butterfly Stretch

1. 준비운동 및 이완 동작 ▶ 스트레칭

| 효과 | 고관절 및 등 하부 스트레칭

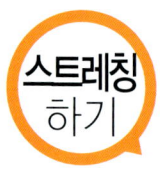

시작자세 >>> 두 발바닥을 서로 붙이고 앉아 무릎은 옆으로 눕힌다.
두 손으로 발목을 잡는다.

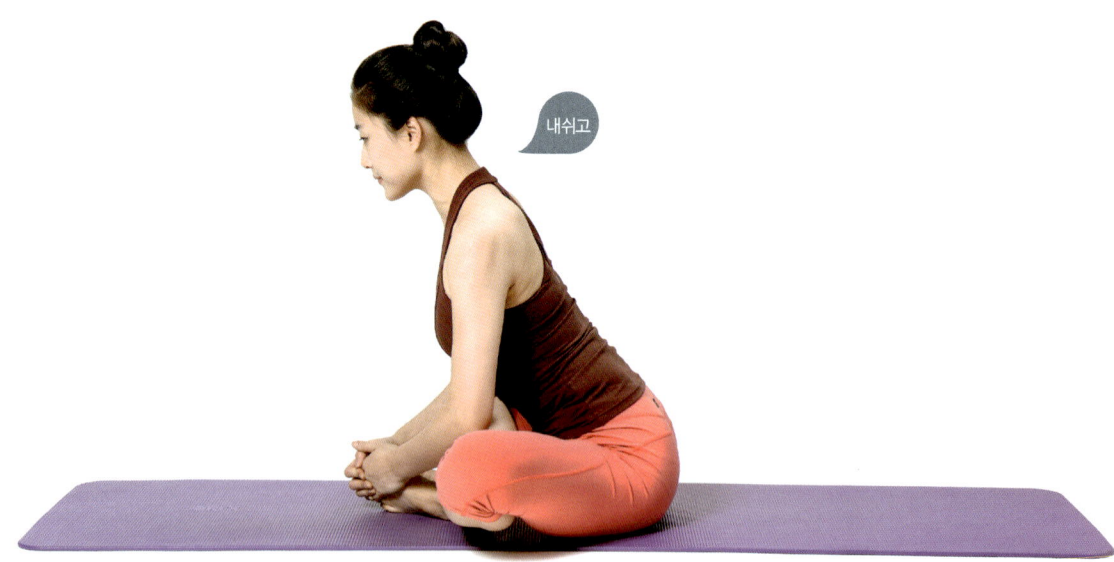

Step 1 척추를 최대한 늘인다는 느낌으로 상체를 다리 쪽으로 숙인다.
＊ 한 자세에서 30초 이상 기다린다.

39 다리 1/2 벌리기 Half Straddle

1. 준비운동 및 이완 동작 ▶ 스트레칭

| 효과 | 햄스트링 및 다리 내전근 스트레칭

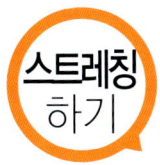

시작자세 >>> 바르게 앉아 한쪽 무릎은 굽힌 상태에서 옆으로 눕히고 반대쪽 무릎은 앞으로 뻗는다.

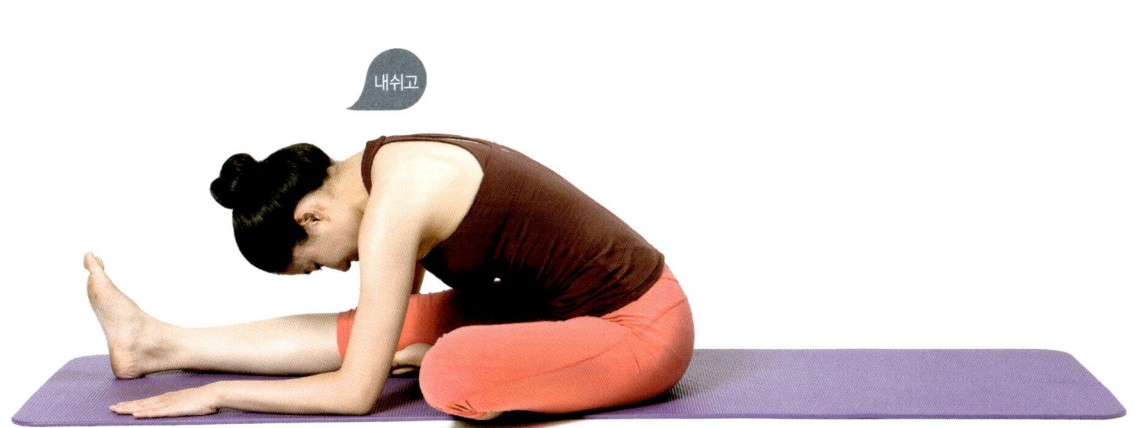

Step 1 상체를 앞으로 숙인다.
＊ 한 자세에서 30초 이상 기다린다.

1. 준비운동 및 이완 동작 ▶ 스트레칭

40 다리 벌리기 Full Straddle

| 효과 | 햄스트링 및 다리 내전근 스트레칭

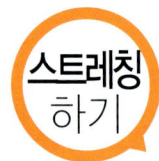

시작자세 >>> 바르게 앉아 두 다리의 무릎을 펴고 옆으로 최대한 벌린다.

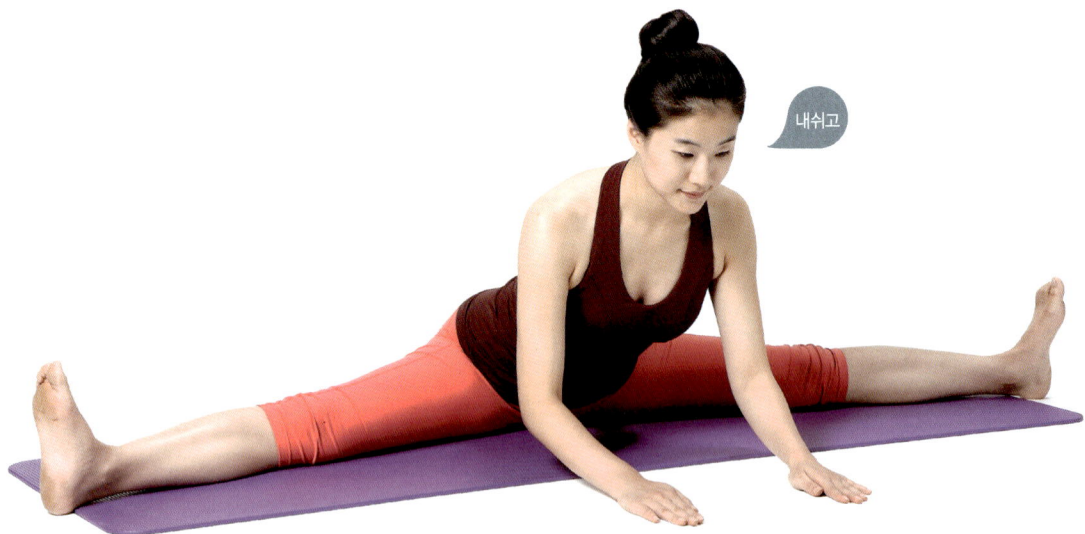

Step 1 척추를 곧게 세운 상태에서 상체를 최대한 숙인다.
＊ 한 자세에서 30초 이상 기다린다.

1. 준비운동 및 이완 동작 ▶ 스트레칭

41 락킹 Rocking Position

| 효과 | 가슴과 등 근육 스트레칭

스트레칭 하기

시작자세 >>> 바닥을 보고 엎드려 두 손으로 발등을 잡는다.

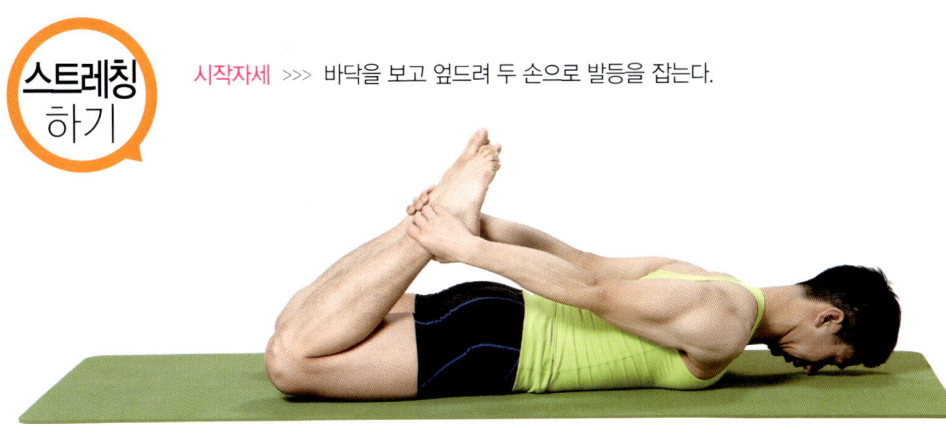

Step 1 상체를 세워 몸을 활처럼 꺾는다.
이때 호흡을 편안하게 하며 상체를 앞뒤로 움직인다.
＊ 한 자세에서 10초 이상 기다린다.

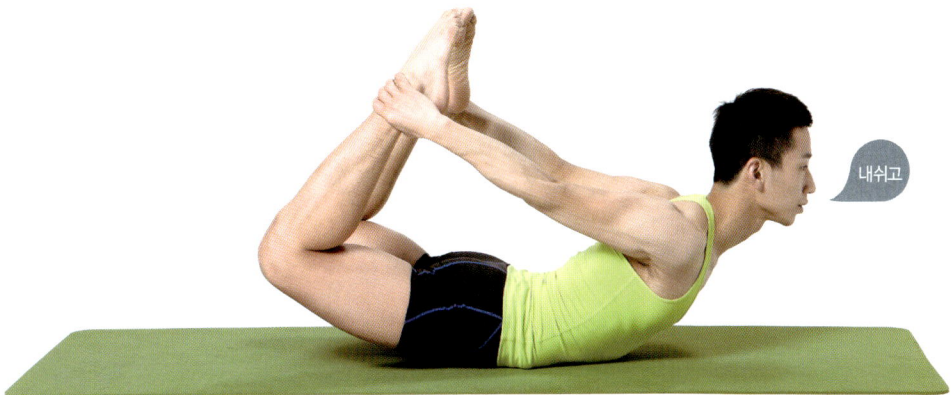

내쉬고

상체를 움직일 때 머리를 사용하지 말고 복부와 다리를 사용한다.

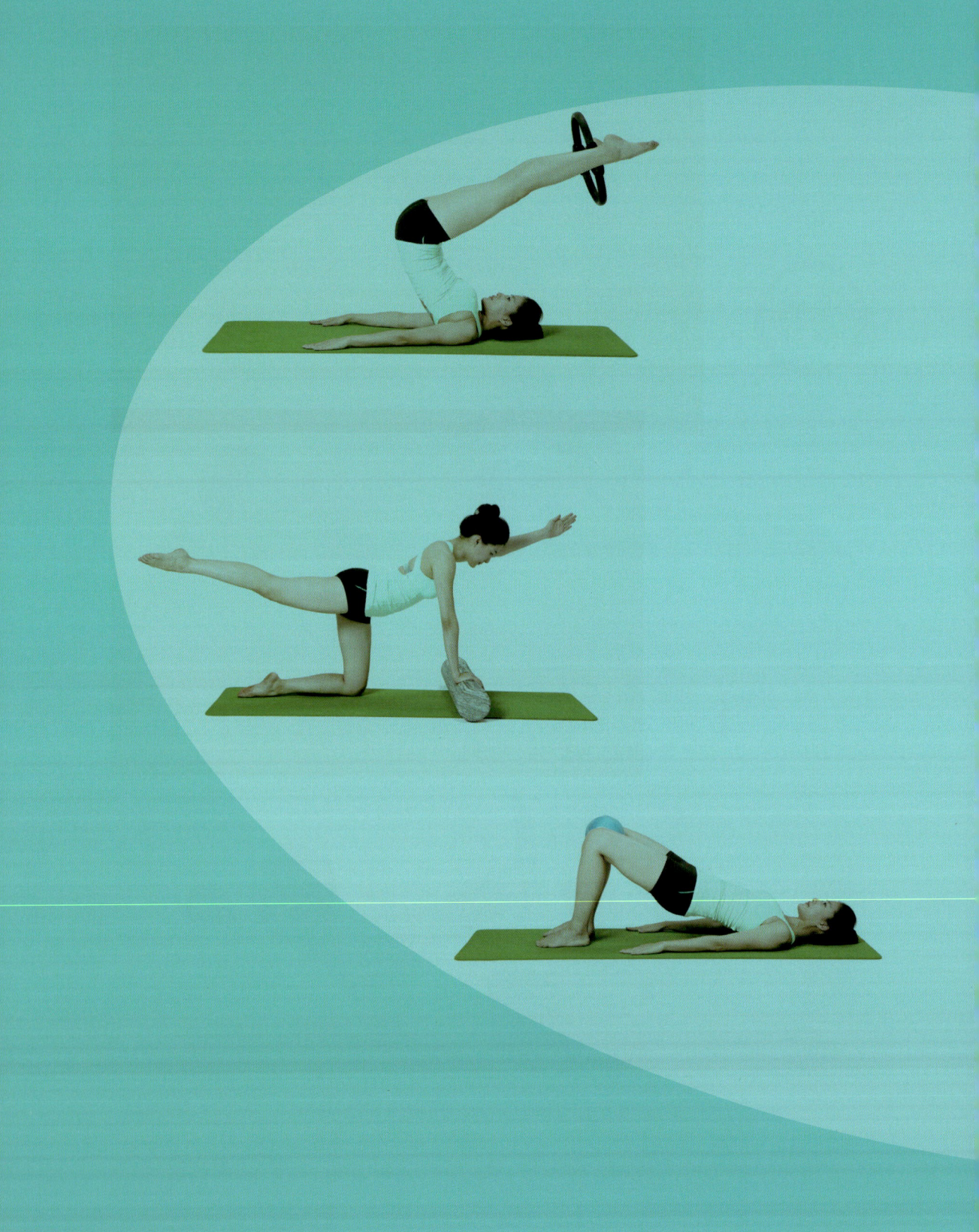

2 강화 동작
Strengthening work

이완 운동을 통해 충분히 근육을 풀어주고 가동범위를 넓게 해준 상태에서 강화 동작을 한다. 자세별로 강화 동작을 익히고 기구에서 효과적이며 기능적인 움직임을 트레이닝하면서 전체적인 신체의 균형과 강화를 학습한다.

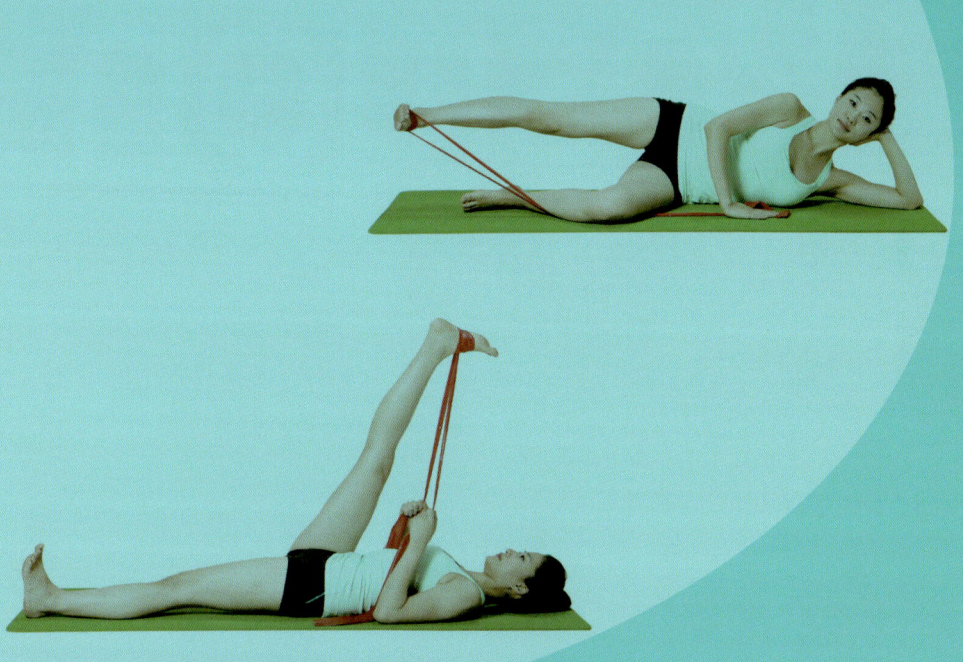

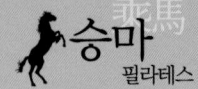

Supine Position >>>
누운 자세

바르게 누운 자세 혹은 슈파인 자세에서 익히는 동작들은 중립을 지켜 정확히 구현한다.
전신의 근육을 결합하며 바른 자세를 인지하는데 효과적이다.

2. 강화 동작 ▶ 슈파인 포지션

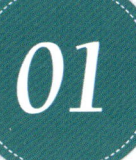 서클을 이용한 심복부 마사지 Deep Abs with Circle

| 효과 | 심복부 및 허벅지 안쪽 근육 강화

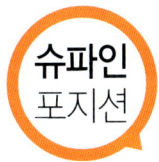 **시작자세** >>> 서클을 허벅지 안쪽에 끼우고 천장을 보고 바르게 눕는다.

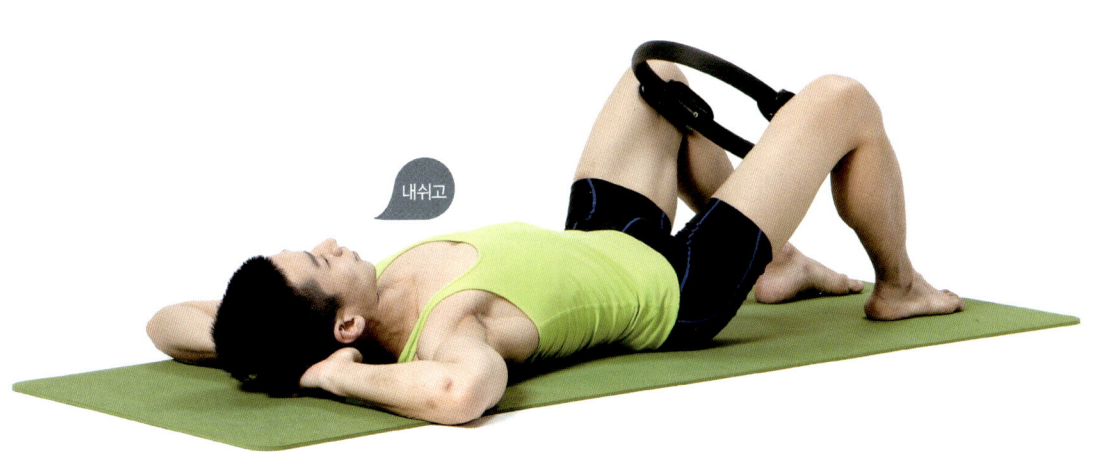

내쉬고

Step 1 허벅지 안쪽 힘을 사용하여 서클을 조아준다.
＊ 반복횟수 : 8회

02 발뒤꿈치 미끄러뜨리기 Heel Slides

2. 강화 동작 ▶ 슈파인 포지션

| 효과 | 복부 강화, 골반 안정화

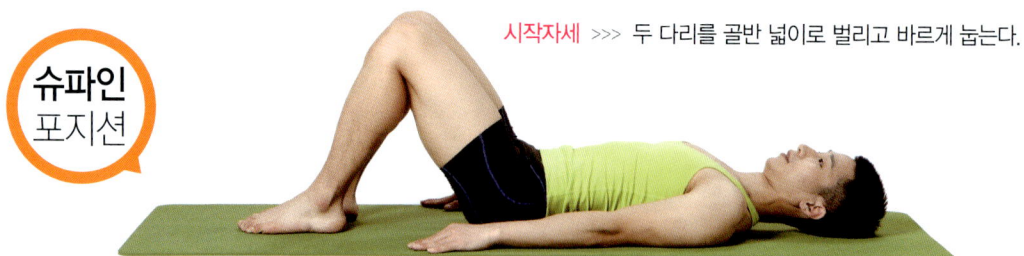

시작자세 >>> 두 다리를 골반 넓이로 벌리고 바르게 눕는다.

슈파인 포지션

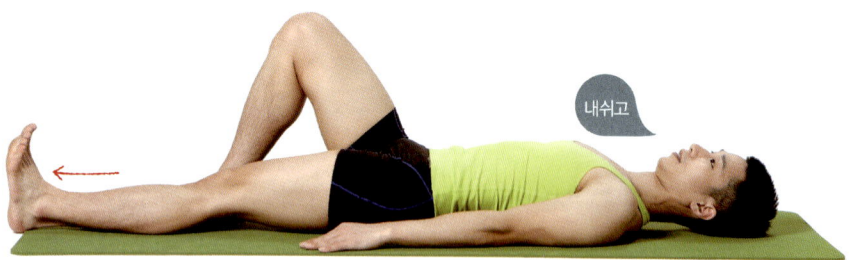

Step 1 복부를 수축하면서 한쪽 다리의 뒤꿈치가 바닥을 쓸며 무릎을 편다. 이때 골반의 안정화를 지키면서 동작을 한다.

내쉬고

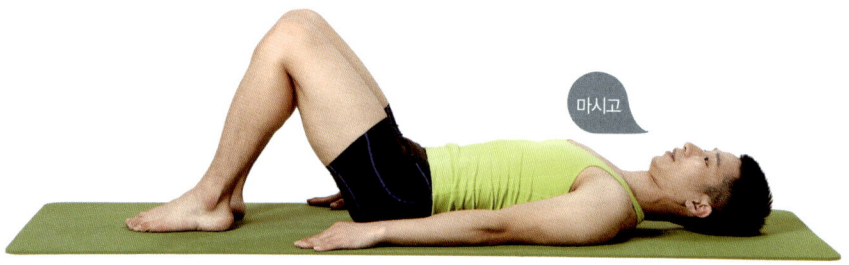

Step 2 시작자세로 돌아온다.
* 반복횟수 : 8~10회 반복 후 반대쪽 실시

마시고

03 행진하기 Marching

2. 강화 동작 ▶ 슈파인 포지션

| 효과 | 복부 강화, 골반 안정화

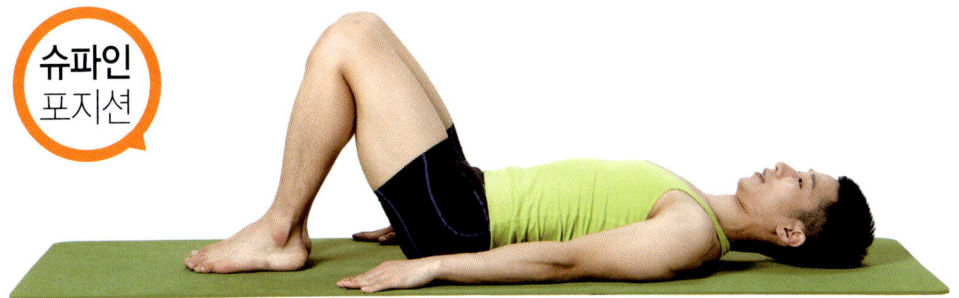

슈파인 포지션

시작자세 >>> 두 다리를 골반 넓이로 벌리고 바르게 눕는다.

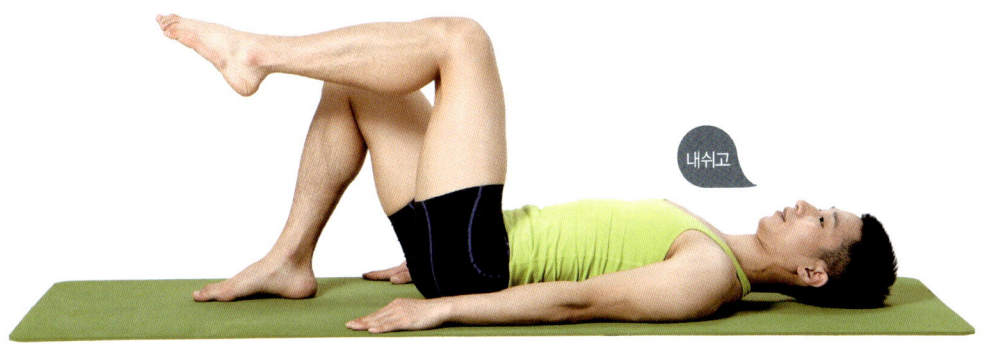

내쉬고

Step 1 복부에 힘을 주고 골반의 흔들림 없이 무릎을 구부려 한쪽 다리를 들어 올린다.

Step 2 시작자세로 돌아온다. 반대쪽도 반복한다. 마시고
＊반복횟수 : 8회

2. 강화 동작 ▶ 슈파인 포지션

04 발끝 찍기 Toe Tap

| 효과 | 복부 강화, 골반 안정화

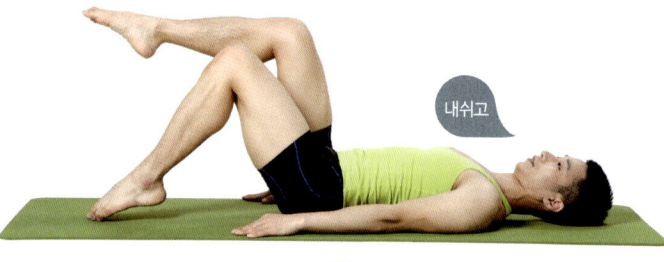

슈파인 포지션

시작자세 >>> 양쪽 무릎을 90°로 굽혀 들어준다.

Step 1 복부에 힘을 주고 골반의 흔들림 없이 한쪽 다리의 발끝을 바닥으로 내린다.

내쉬고

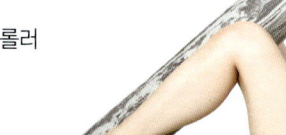

Step 2 그대로 유지한다. 마시고

Step 3 제자리로 돌아오면서 반대쪽 다리 발끝을 바닥으로 내린다. 내쉬고
＊ 반복횟수 : 6~8회

소도구 응용 폼롤러

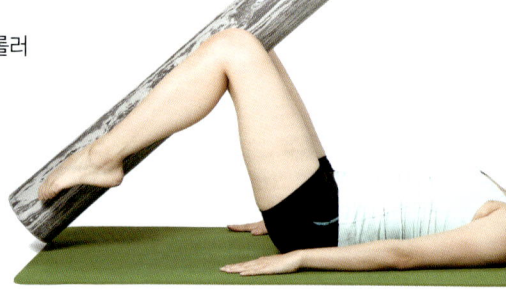

2. 강화 동작 ▶ 슈파인 포지션

05 골반 안정화 Pelvic Stabilization

| 효과 | 복부 강화, 골반 안정화

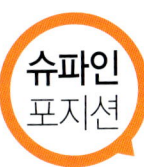
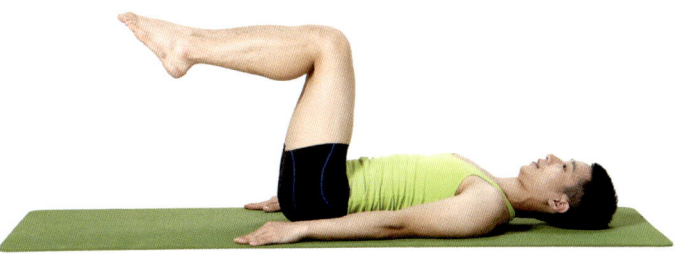

시작자세 >>> 양쪽 무릎을 90°로 굽혀 들어준다.

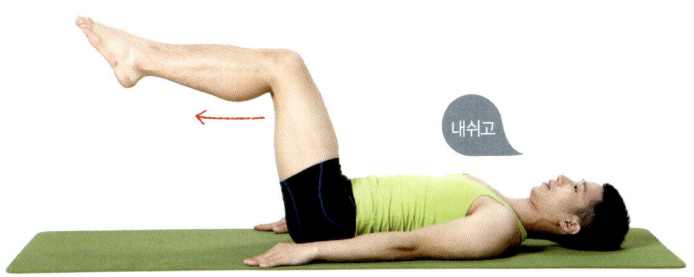

내쉬고

Step 1 복부에 힘을 주고 골반의 안정화를 지키면서 허벅지를 골반에서부터 멀어지도록 밀어낸다.

Step 2 시작자세로 돌아온다.
마시고
* 반복횟수 : 8회

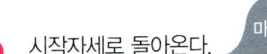 폼롤러

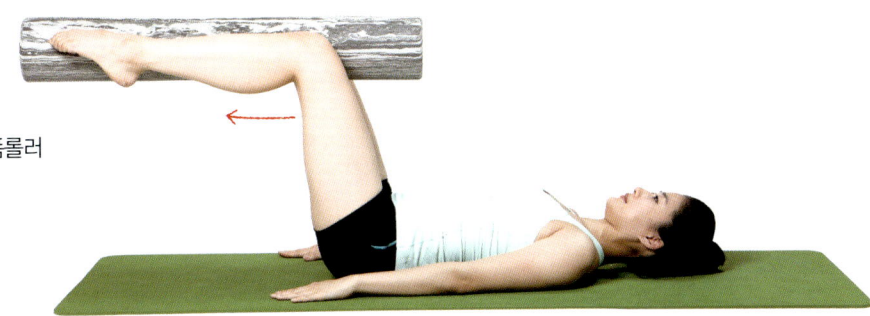

2. 강화 동작 ▶ 슈파인 포지션

06 꼬리뼈 들기 Coccyx Curls

| 효과 | 복부 강화, 골반 안정화, 척추 유연성 향상

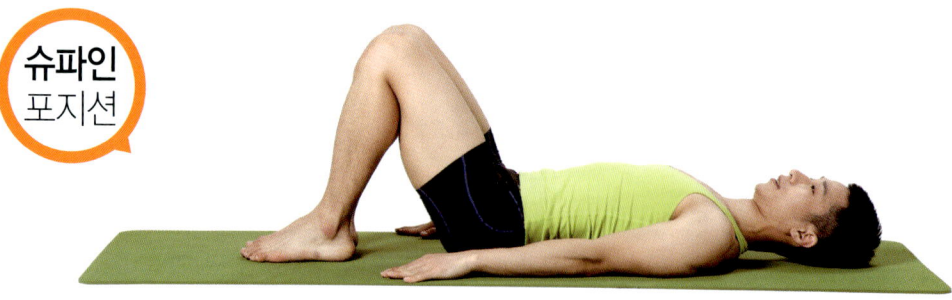

슈파인 포지션

시작자세 >>> 두 다리를 골반 넓이로 벌리고 바르게 눕는다.

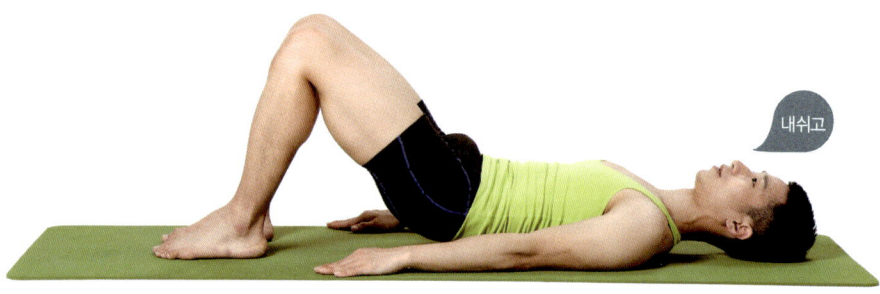

내쉬고

Step 1 배꼽을 척추 쪽으로 당기면서 꼬리뼈를 살짝 들어 올린다.

Step 2 시작자세로 돌아온다. 마시고
＊ 반복횟수 : 8회

소도구 응용 폼롤러 / 볼

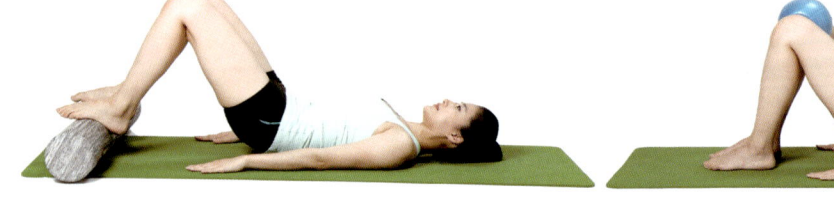

07 브리지(타이프라이터, 힙 딥, 숫자8)

2. 강화 동작 ▶ 슈파인 포지션

Bridge(Typewriter, Hip Dips, Figure 8)

| 효과 | 척추 유연성 향상, 척추신근 강화, 햄스트링과 둔부 강화

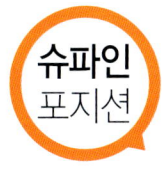

시작자세 >>> 두 다리를 골반 넓이로 벌리고 바르게 눕는다.

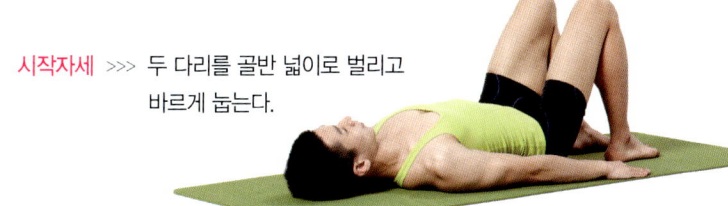

Step 1 배꼽을 척추 쪽으로 당기면서 꼬리뼈부터 견갑골 아래까지 척추를 하나씩 들어 올린다. (내쉬고)

Step 2 척추를 하나씩 내리면서 시작자세로 돌아온다. (마시고)
* 반복횟수 : 6회

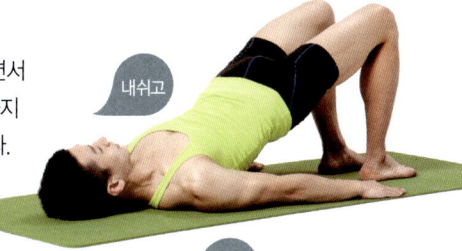

Typewriter | Hip Dips | Figure 8

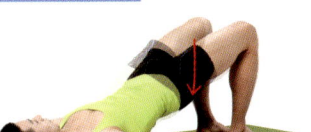

소도구 응용 폼롤러 / 볼

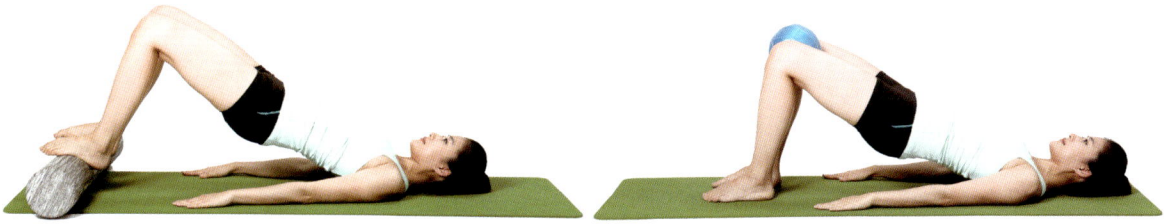

08 싱글 레그 서클 Single Leg Circle

2. 강화 동작 ▶ 슈파인 포지션

| 효과 | 골반 안정화, 고관절 유연성 향상

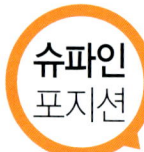

시작자세 >>> 바르게 누운 자세에서 손을 골반 옆에 둔다. 한쪽 다리는 매트 방향으로 곧게 뻗어 발목을 플렉스하고, 반대쪽 다리는 천장 방향으로 곧게 뻗어 포인트한다.

Step 1 천장으로 올린 다리는 몸 바깥 쪽으로 반원을 그린다. 이때 반대쪽 엉덩이가 바닥에서 떨어지지 않도록 한다.

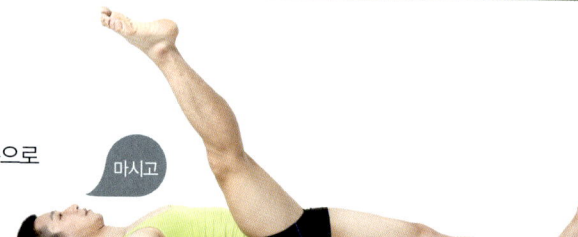

마시고

Step 2 복부를 수축하면서 반원을 그리며 시작자세로 돌아온다.
* 반복횟수 : 6회

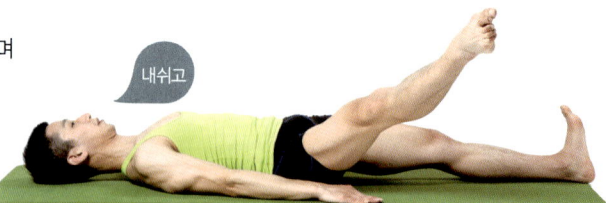

내쉬고

소도구 응용 밴드

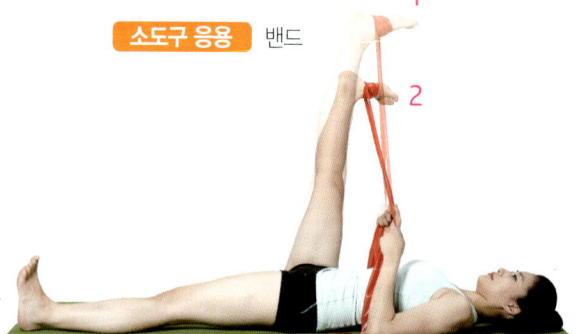
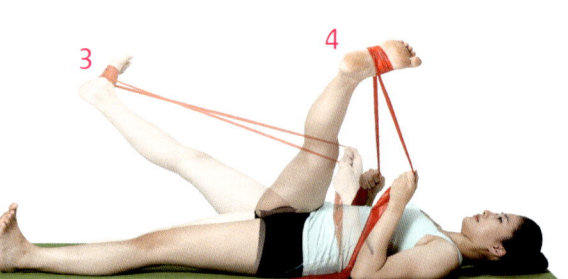

2. 강화 동작 ▶ 슈파인 포지션

09 상복부 일으키기 Upper Abs Curl Ups

| 효과 | 복부 및 경추 굴근 강화

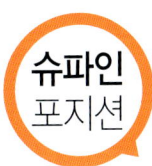
슈파인 포지션

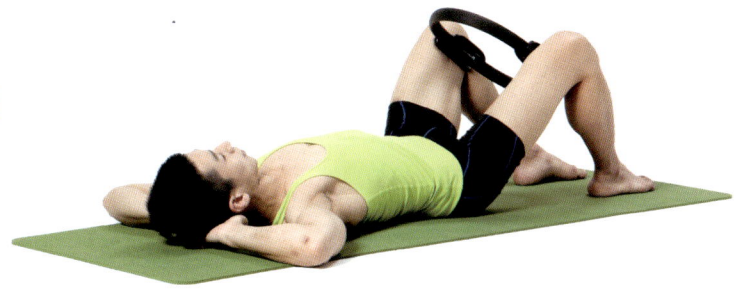

시작자세 >>> 두 손은 머리 뒤에 깍지를 끼고 두 다리를 골반 넓이로 벌려 바르게 눕는다.

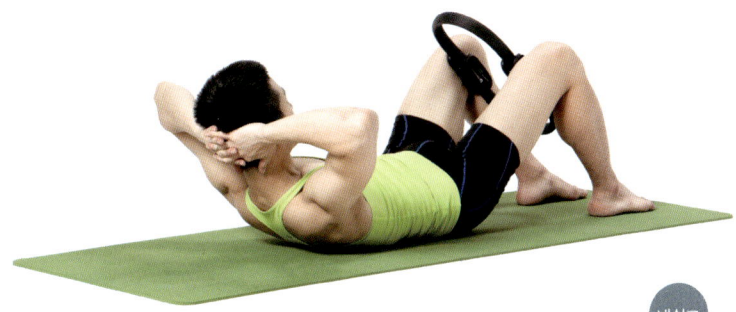

내쉬고

Step 1 복부를 수축하고 척추를 길게 늘이면서 견갑골 아래까지 상체를 일으킨다.

마시고

Step 2 시작자세로 돌아온다.
＊ 반복횟수 : 10회

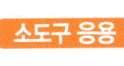
소도구 응용   볼

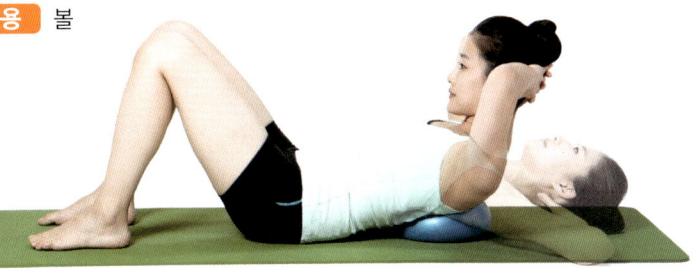

10 헌드레드 Hundred

2. 강화 동작 ▶ 슈파인 포지션

| 효과 | 복부 및 경추 굴근 강화

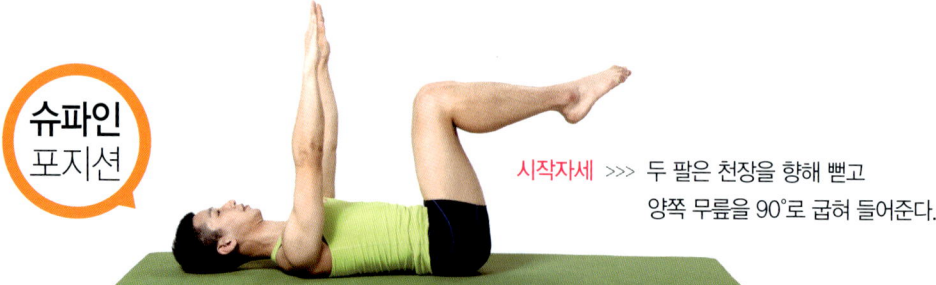

슈파인 포지션

시작자세 >>> 두 팔은 천장을 향해 뻗고 양쪽 무릎을 90°로 굽혀 들어준다.

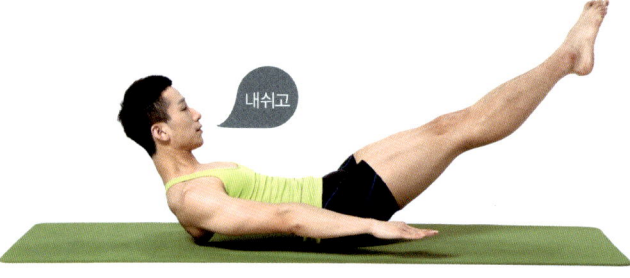

내쉬고

Step 1 두 팔을 골반 옆으로 내리고 동시에 상체를 견갑골 아래까지 일으켜 세운다.
이때 두 다리는 허리가 바닥에서 떨어지지 않을 만큼 아래로 내린다.

Step 2 호흡을 짧게 5회 마시면서 두 팔은 바닥을 향해 펌프질한다.
이때 어깨부터 손끝까지 일직선을 유지한다. 마시고

Step 3 호흡을 짧게 5회 내쉬면서
두 팔은 바닥을 향해 펌프질한다. 내쉬고
* 반복횟수 : 10회

Tip 호흡을 5회 짧게 하기가 힘들다면 2~3회만 해도 무방하다.

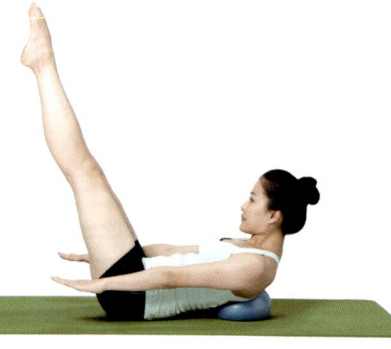
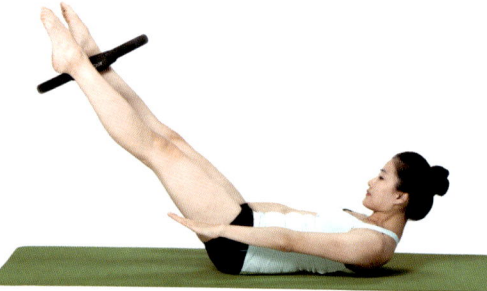

소도구 응용 볼 / 서클

2. 강화 동작 ▶ 슈파인 포지션

11 롤 업 Roll Ups

| 효과 | 복부 강화, 척추 유연성 향상

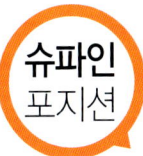

시작자세 >>> 바르게 누워 양팔을 머리 위로 놓는다.
두 다리는 골반 넓이로 벌리고 무릎을 편다. 이때 발목은 플렉스를 한다.

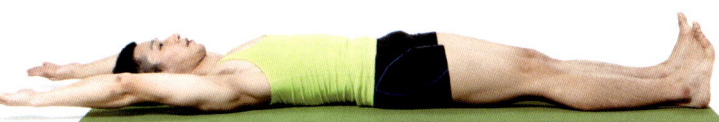

Step 1 두 팔을 천장 방향으로 올리며 복부 힘으로 상체를 들어 올린다.

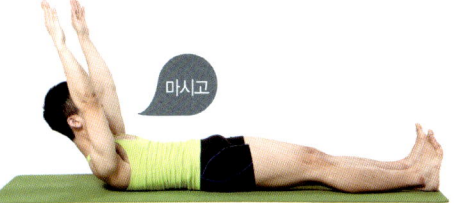

Step 2 복부에 힘을 주고 둔부를 조여서 상체와 하체가 평행이 되도록 양팔을 앞으로 뻗는다.

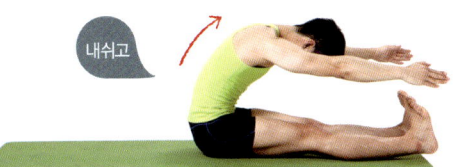

Step 3 척추를 둥글게 유지한다.

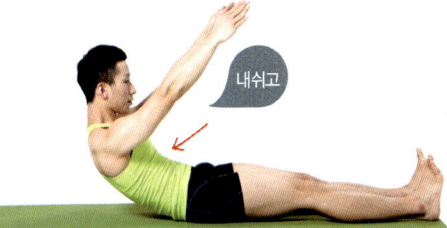

Step 4 배꼽을 척추 쪽으로 당기면서 척추를 분절시키며 시작자세로 돌아온다.
＊ 반복횟수 : 6회

소도구 응용 밴드

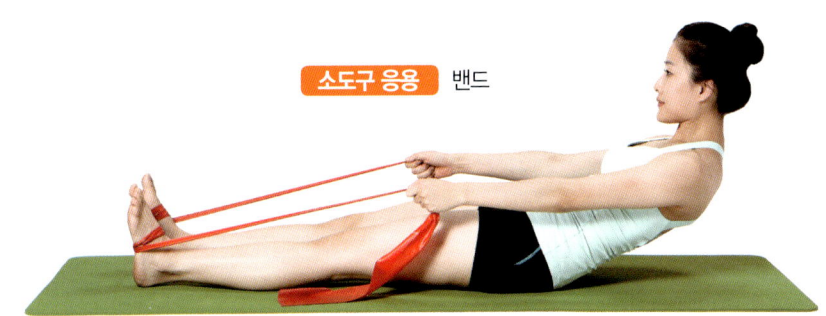

2. 강화 동작 ▶ 슈파인 포지션

12 싱글 레그 스트레칭 Single Leg Stretch

| 효과 | 복부 및 힙 굴근 강화

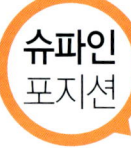
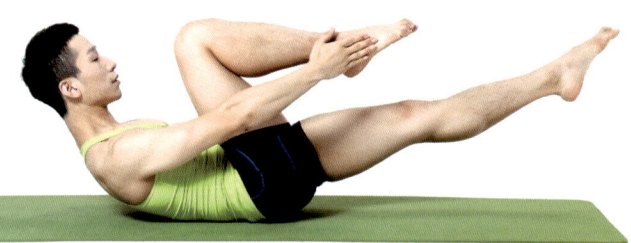

시작자세 >>> 상체를 견갑골 아래까지 일으켜 세우고 오른쪽 무릎은 가슴 쪽으로 향하고 왼쪽 다리는 사선 방향으로 길게 뻗는다.
이때 오른손은 오른쪽 발목을 잡고 왼손은 오른쪽 무릎을 잡는다.

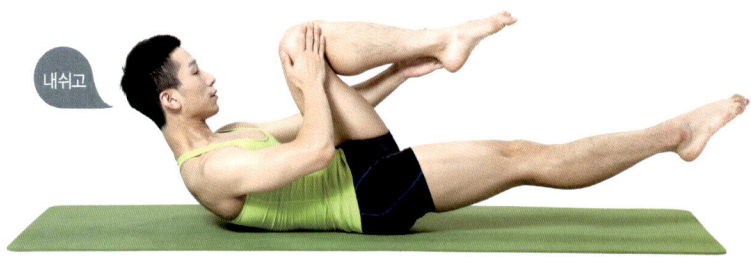

Step 1 왼쪽 다리를 가슴 쪽으로 향하게 하고 왼손은 왼쪽 발목을 잡고 오른손은 왼쪽 무릎을 잡는다.

Step 2 시작자세로 돌아온다.
＊ 반복횟수 : 20회

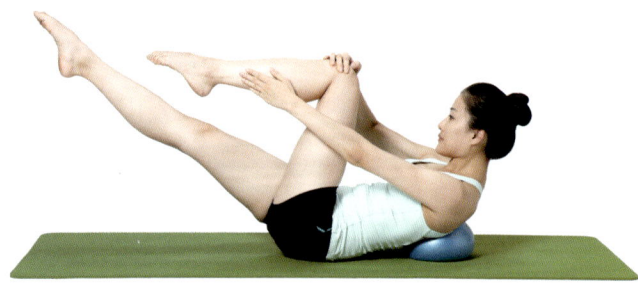

소도구 응용 | 볼

2. 강화 동작 ▶ 슈파인 포지션

13 더블 레그 스트레칭 Double Leg Stretch

| 효과 | 복부 및 힙 굴근 강화

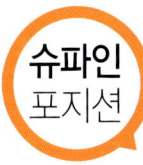
슈파인 포지션

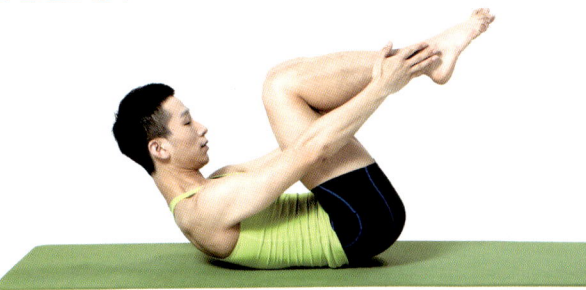

시작자세 >>> 상체를 견갑골 아래까지 일으켜 세우고 두 무릎은 가슴 쪽으로 향하고 두 손은 무릎과 발목 사이를 잡는다. 이때 팔꿈치는 옆으로 넓게 유지한다.

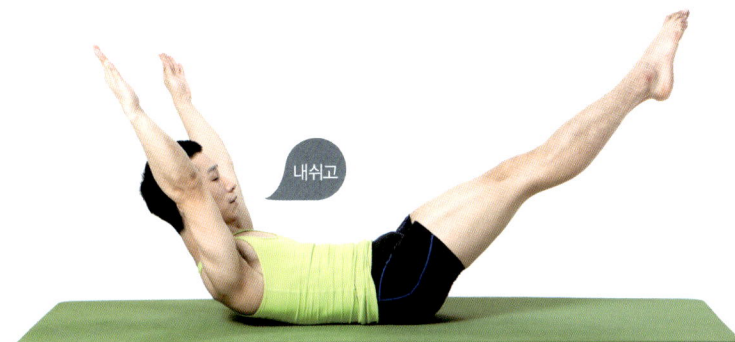

내쉬고

Step 1 두 팔은 머리 위로, 다리는 사선 방향을 향해 길게 뻗는다.
이때 복부를 수축시켜 허리는 바닥에 고정시킨다.

Step 2 시작자세로 돌아온다. 마시고
* 반복횟수 : 8회

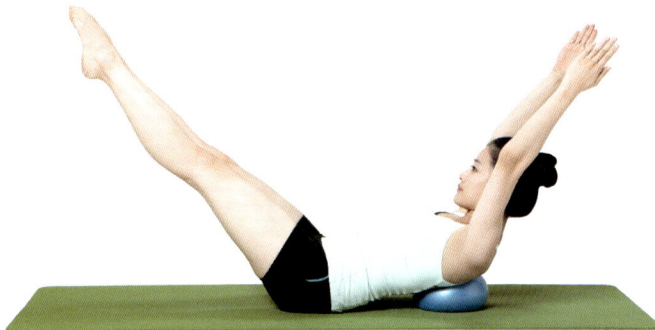

소도구 응용 볼

14 싱글 스트레이트 레그 스트레칭 — Single Straight Leg Stretch

2. 강화 동작 ▶ 슈파인 포지션

| 효과 | 복부 강화, 햄스트링 유연성 향상

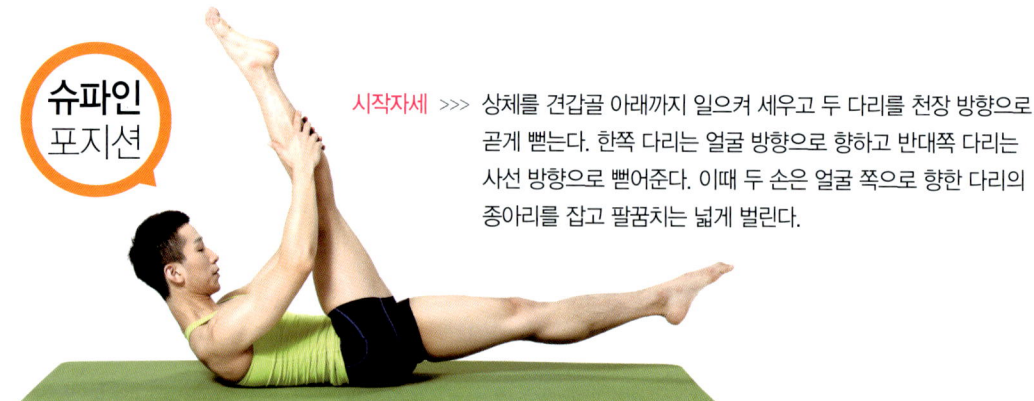

슈파인 포지션

시작자세 >>> 상체를 견갑골 아래까지 일으켜 세우고 두 다리를 천장 방향으로 곧게 뻗는다. 한쪽 다리는 얼굴 방향으로 향하고 반대쪽 다리는 사선 방향으로 뻗어준다. 이때 두 손은 얼굴 쪽으로 향한 다리의 종아리를 잡고 팔꿈치는 넓게 벌린다.

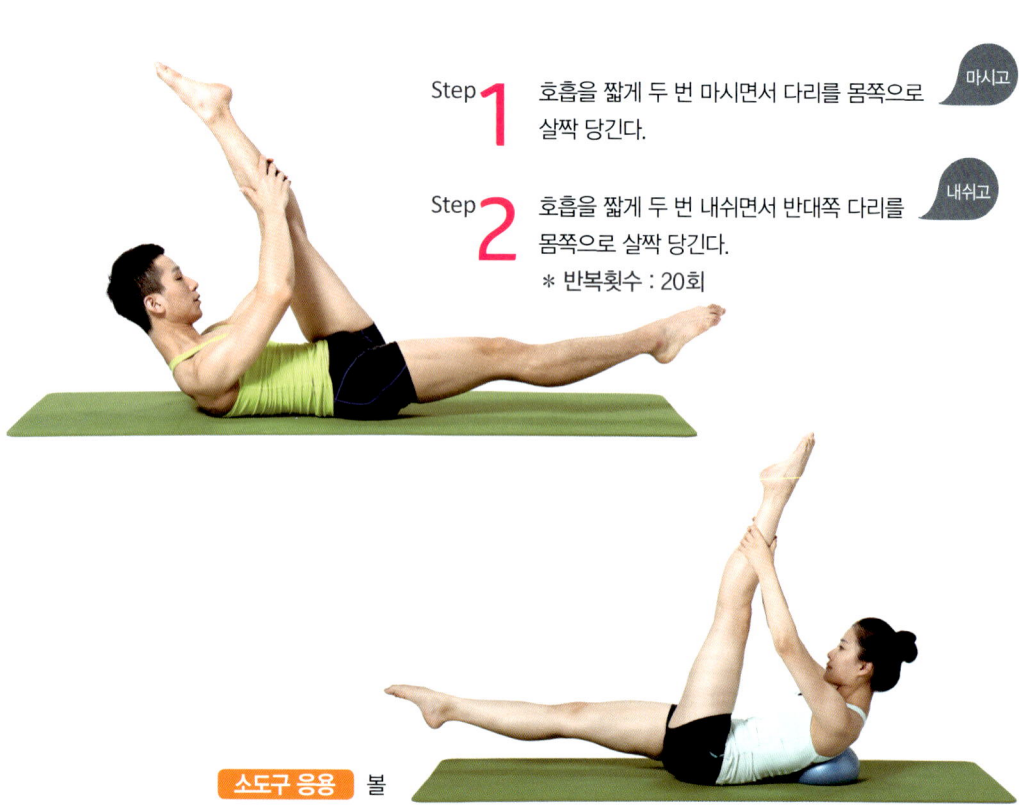

Step 1 호흡을 짧게 두 번 마시면서 다리를 몸쪽으로 살짝 당긴다. — 마시고

Step 2 호흡을 짧게 두 번 내쉬면서 반대쪽 다리를 몸쪽으로 살짝 당긴다. — 내쉬고
* 반복횟수 : 20회

소도구 응용 | 볼

15 더블 스트레이트 레그 스트레칭 Double Straight Leg Stretch

2. 강화 동작 ▶ 슈파인 포지션

| 효과 | 복부 강화

슈파인 포지션

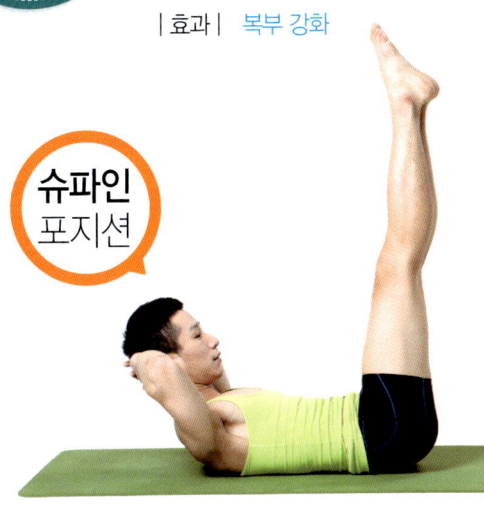

시작자세 >>> 두 손은 머리 뒤에 깍지를 끼고 두 다리는 천장으로 뻗는다.

Step 1 복부를 수축하여 다리를 바닥에 가깝게 최대한 낮춘다.

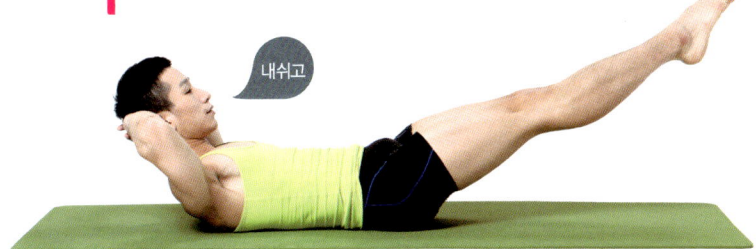

내쉬고

Step 2 시작자세로 돌아온다.
＊반복횟수 : 10회

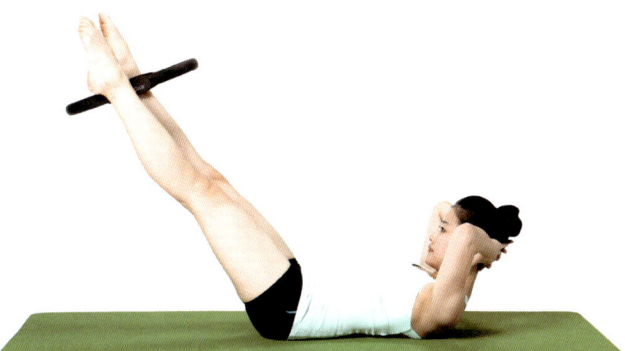

소도구 응용 서클

2. 강화 동작 ▶ 슈파인 포지션

16 크리스 크로스 Criss Cross

| 효과 | 복부 및 복사근 강화

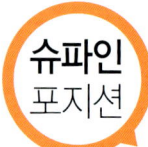
슈파인 포지션

시작자세 >>> 두 손은 머리 뒤에 깍지를 끼고 양쪽 무릎을 90°로 굽혀 들어준다.

내쉬고

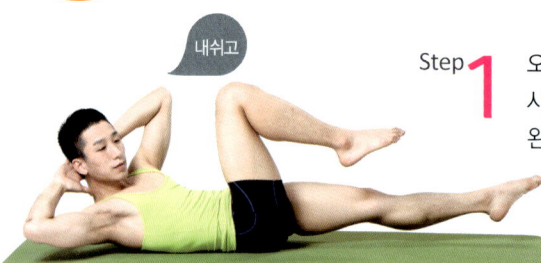

Step 1 오른쪽 무릎은 가슴으로 향하고 왼쪽 다리는 사선 방향으로 뻗는다. 이때 상체는 오른쪽으로 틀어서 왼쪽 팔꿈치가 오른쪽 무릎을 향하도록 한다.

마시고

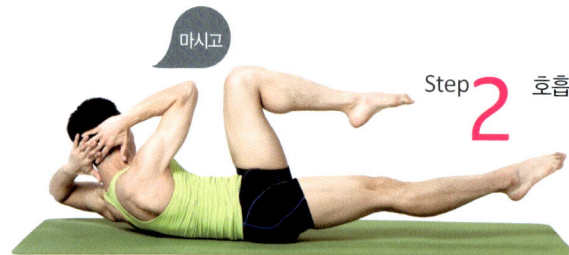

Step 2 호흡을 짧게 마시면서 상체와 다리의 방향을 바꿔준다.

Step 3 호흡을 짧게 내쉬면서 상체와 다리의 방향을 바꿔준다. 내쉬고
* 반복횟수 : 20회

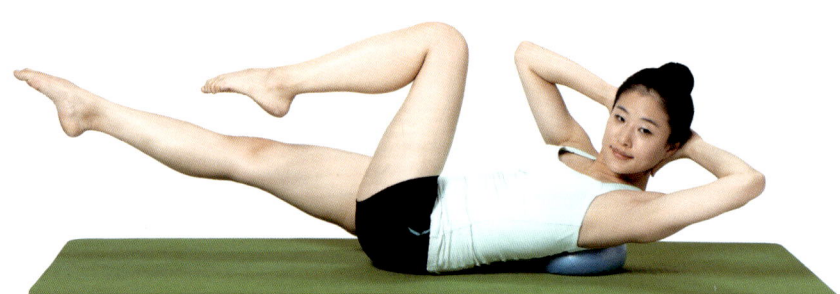

소도구 응용 ▶ 볼

2. 강화 동작 ▶ 슈파인 포지션

17 롤 오버 Roll Over

| 효과 | 복부 및 힙 굴근 강화, 척추 유연성 향상, 척추 분절

슈파인 포지션

시작자세 >>> 바르게 누운 자세에서 다리와 발끝은 천장 방향으로 뻗는다.

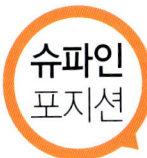

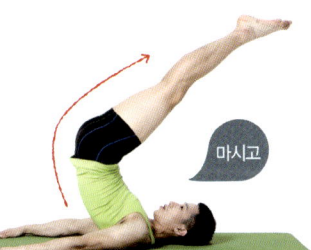

Step 1 복부를 수축하여 다리로 포물선을 그리며 머리 뒤로 넘긴다.

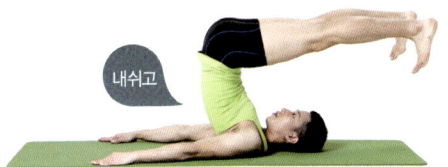

Step 2 다리를 바닥과 수평이 되도록 하고 어깨너비로 열어준다. 이때 팔은 바닥을 밀어 균형을 유지한다.

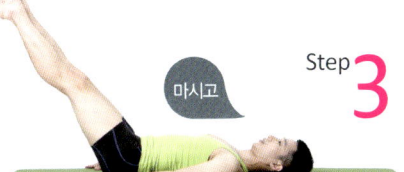

Step 3 다리 넓이를 그대로 유지하며 복부를 수축하여 부드럽게 척추를 말아 내려오며 허리가 매트에서 떨어지지 않는 위치까지 내렸다가 다리를 모아준다. 시작자세로 돌아온다.
* 반복횟수 : 6회

소도구 응용 서클

2. 강화 동작 ▶ 슈파인 포지션

18 싱글 레그 브리지 Single Leg Bridge

| 효과 | 골반 안정화, 척추 유연성 향상

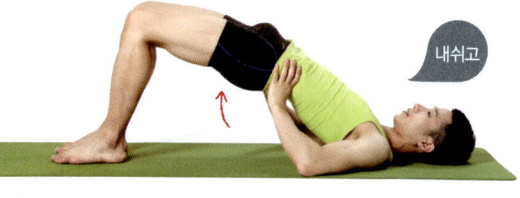

시작자세 >>> 두 다리를 골반 넓이로 벌리고 바르게 눕는다.

슈파인 포지션

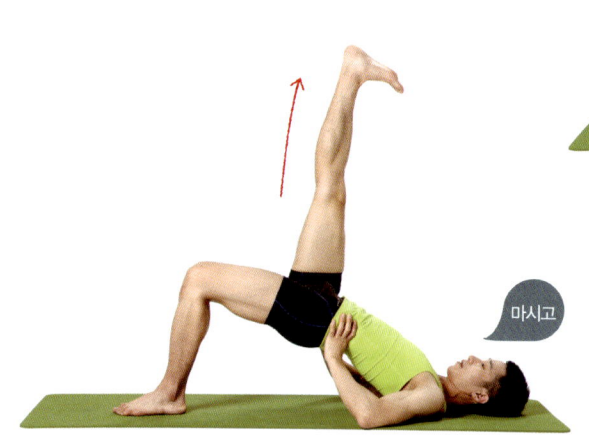

Step 1 배꼽을 척추 쪽으로 당기면서 꼬리뼈부터 견갑골 아래까지 척추를 하나씩 들어 올린다. 이때 두손은 골반을 받쳐준다.

Step 2 한쪽 다리를 천장을 향해 뻗는다. 이때 발은 플렉스하고 골반의 높이는 유지한다.

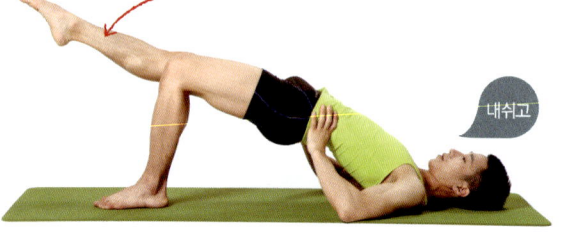

Step 3 뻗은 다리를 반대쪽 무릎 높이까지 내린다. 이때 발은 포인트한다.

Step 4  다시 천장을 향해 다리를 들어 올린다.

Step 5 뻗은 다리를 제자리로 내리고 반대쪽 다리도 반복한다.
* 반복횟수 : 5회

2. 강화 동작 ▶ 슈파인 포지션

19 티저 Teaser

| 효과 | 복부 강화

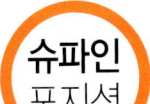

시작자세 >>> 두 팔은 머리 위로 뻗고 양쪽 무릎을 90°로 구부려 들어준다.

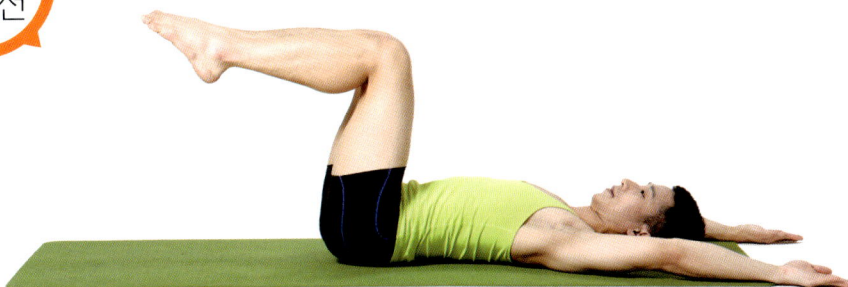

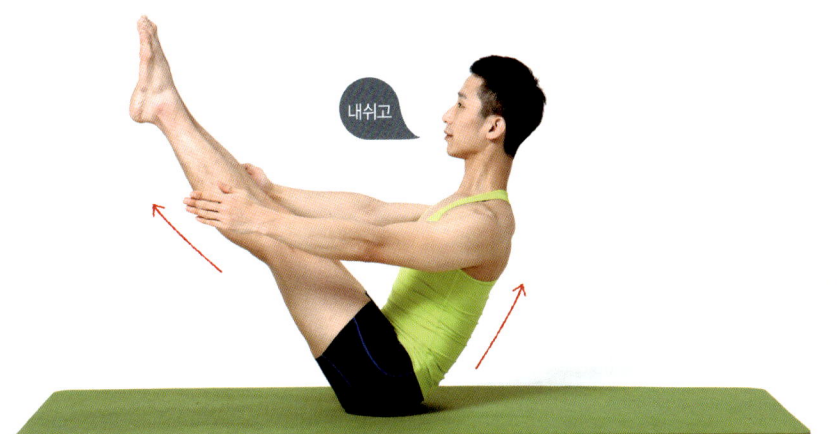

Step 1 팔을 다리 쪽으로 곧게 뻗으면서 동시에 다리는 펴고 균형점 자세까지 등을 말아 올린다. 이때 꼬리뼈부터 머리까지 일직선이 되도록 유지한다.

Step 2 복부를 수축하고 척추를 하나씩 바닥으로 내리면서 시작자세로 돌아온다.
＊ 반복횟수 : 5회

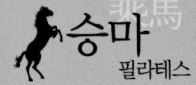

Prone Position >>>

엎드린 자세

엎드린 자세 혹은 프론 자세는 특히 신전 동작을 통해 신체 뒷면의 근육들을 강화시켜 준다.

2. 강화 동작 ▶ 프론 포지션

20 로켓 Rockets

| 효과 | 굽은 등 교정, 흉추 유연성 향상

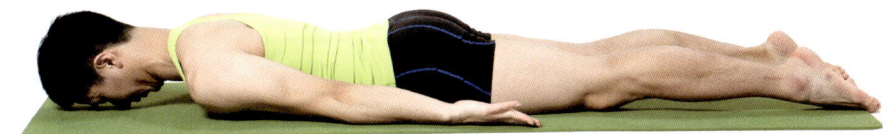

시작자세 >>> 바닥에 엎드려 손바닥이 천장을 향하도록 골반 옆에 둔다.

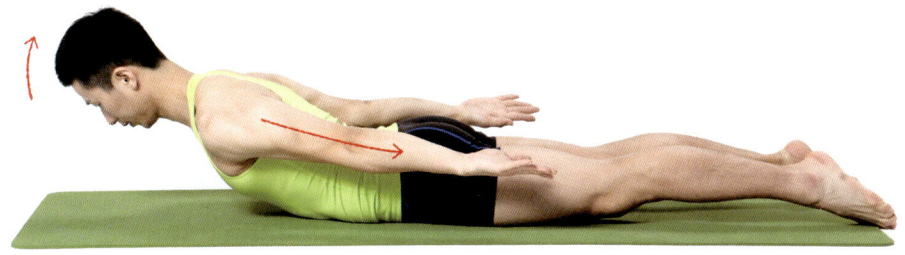

Step 1 복부를 수축하면서 상체를 일으킨다. (내쉬고)
이때 두 팔은 발 방향을 향해 뻗으면서 골반 높이까지 들어 올린다.

Step 2 시작자세로 돌아온다. (마시고)
* 반복횟수 : 8회

2. 강화 동작 ▶ 프론 포지션

21 미니 스완 Mini Swan

| 효과 | 굽은 등 교정, 흉추 유연성 향상

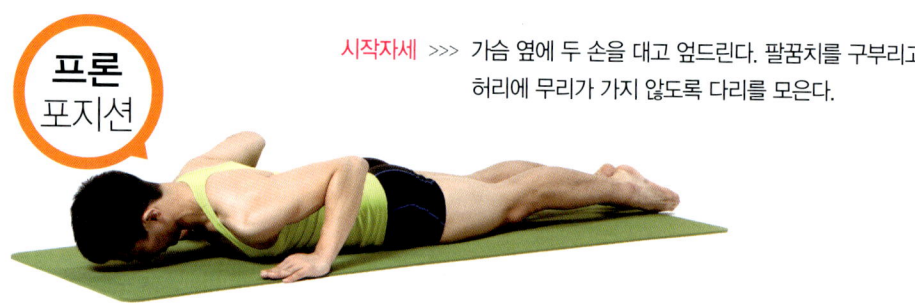

프론 포지션

시작자세 >>> 가슴 옆에 두 손을 대고 엎드린다. 팔꿈치를 구부리고 허리에 무리가 가지 않도록 다리를 모은다.

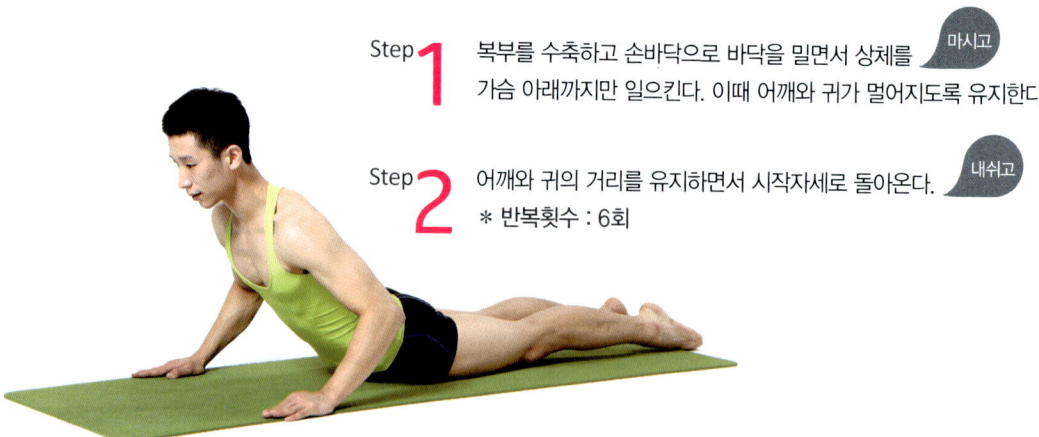

Step 1 복부를 수축하고 손바닥으로 바닥을 밀면서 상체를 가슴 아래까지만 일으킨다. 이때 어깨와 귀가 멀어지도록 유지한다. **마시고**

Step 2 어깨와 귀의 거리를 유지하면서 시작자세로 돌아온다. **내쉬고**
＊ 반복횟수 : 6회

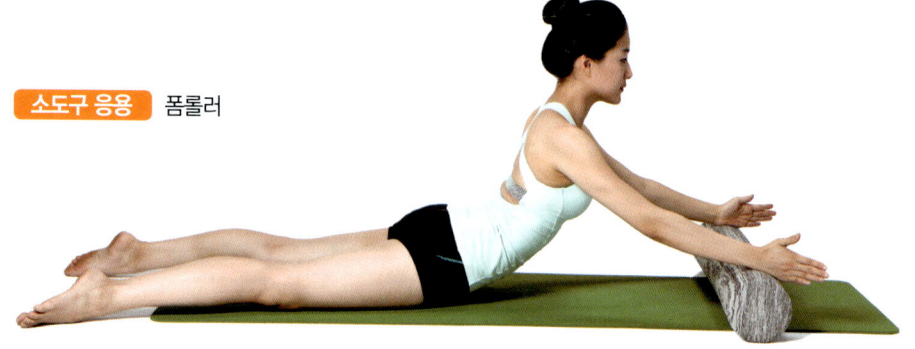

소도구 응용 폼롤러

2. 강화 동작 ▶ 프론 포지션

22 스완 Swan

| 효과 | 굽은 등 교정, 흉추 유연성 향상

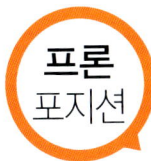

시작자세 >>> 가슴 옆에 두 손을 대고 엎드린다. 팔꿈치를 구부리고 허리에 무리가 되지 않도록 다리를 모은다.

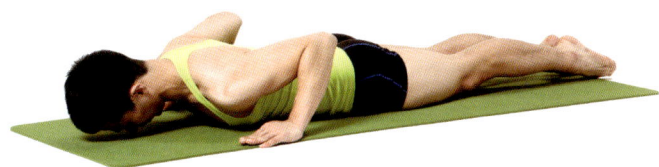

Step 1 손바닥으로 바닥을 밀면서 상체를 일으킨다. 복부를 수축하고 머리는 척추와 일직선이 되도록 유지한다. 이때 어깨와 귀가 멀어지도록 유지한다. *마시고*

Step 2 어깨와 귀의 거리를 유지하면서 시작자세로 돌아온다. *내쉬고*
＊ 반복횟수 : 6회

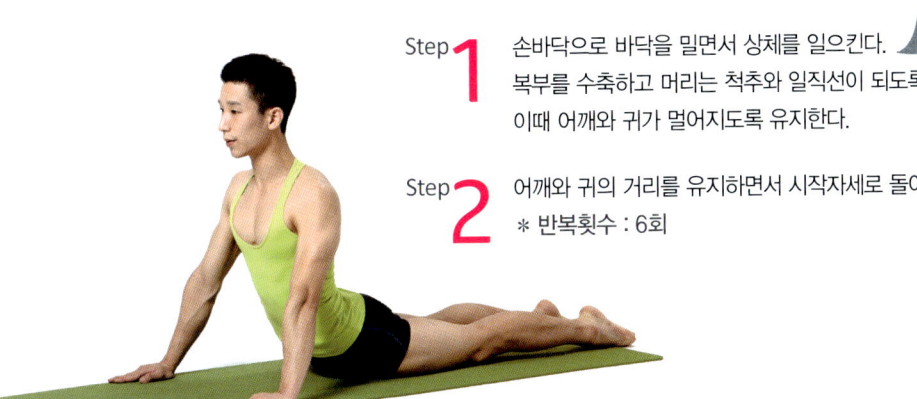

소도구 응용 볼 / 폼롤러

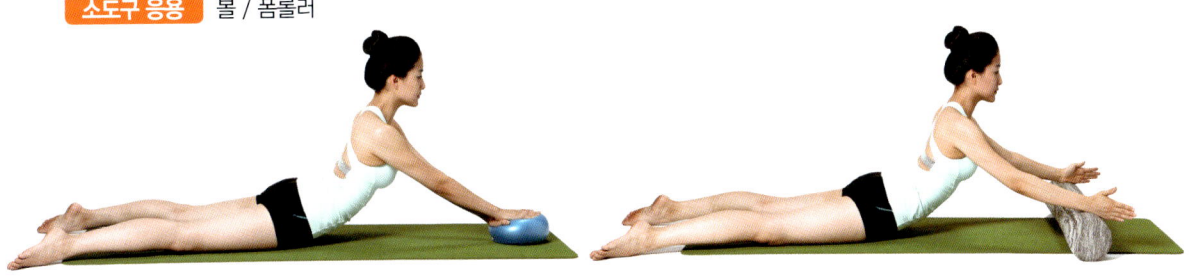

2. 강화 동작 ▶ 프론 포지션

23 스위밍 Swimming

| 효과 | 틀어진 골반 교정, 햄스트링·둔부·힙 신근 강화

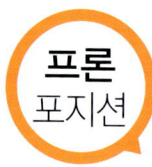

시작자세 >>> 손등 위에 이마를 대고 엎드린다. 두 다리는 골반 넓이로 벌린다.

Step 1 두 팔과 두 다리를 길게 뻗어 들어 올린다. 이때 허리에 무리가 가지 않도록 복부를 수축한다. 마시고

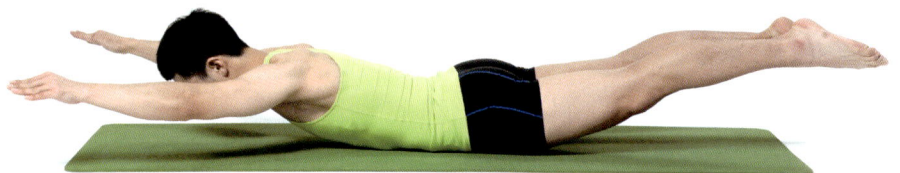

Step 2 호흡을 짧게 두 번 내쉬면서 수영하듯 팔과 다리를 번갈아 들어 올린다. 내쉬고

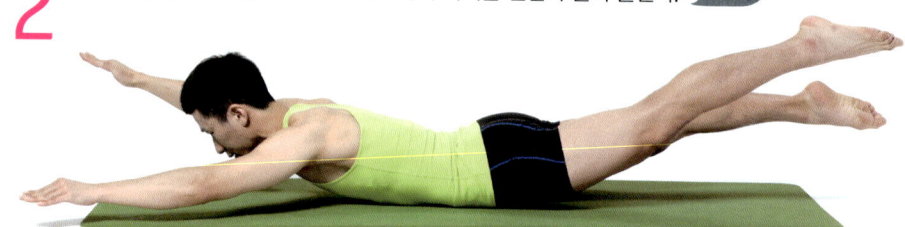

Step 3 호흡을 짧게 두 번 마시면서 수영하듯 팔과 다리를 번갈아 들어 올린다. 마시고
＊ 반복횟수 : 6회

2. 강화 동작 ▶ 프론 포지션

24 싱글 레그 킥 Single Leg Kicks

| 효과 | 굽은 등 교정, 등 신근·햄스트링·둔부 강화, 어깨 안정화

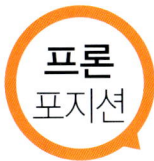

시작자세 >>> 엎드려서 두 손을 모으고 팔꿈치는 바닥에 둔 상태에서 머리와 몸을 들어 올린다. 이때 머리와 척추는 일직선을 유지한다.

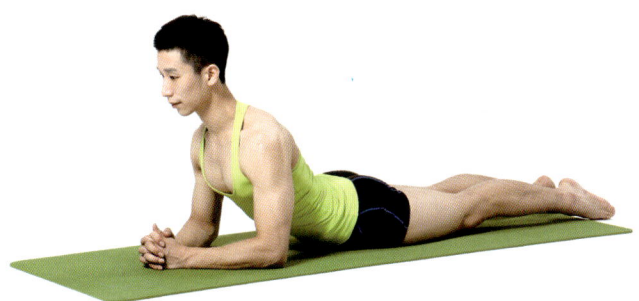

Step 1 호흡을 짧게 두 번 마시면서 왼쪽 무릎을 구부려 뒤꿈치가 엉덩이를 향해 두 번 찬다. 이때 골반이 바닥에서 떨어지지 않도록 한다.

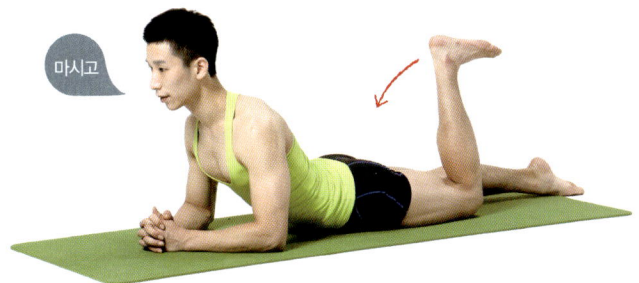

Step 2 왼쪽 다리를 길게 뻗으면서 시작자세로 돌아간다. 반대쪽 다리도 반복한다.
＊ 반복횟수 : 8회

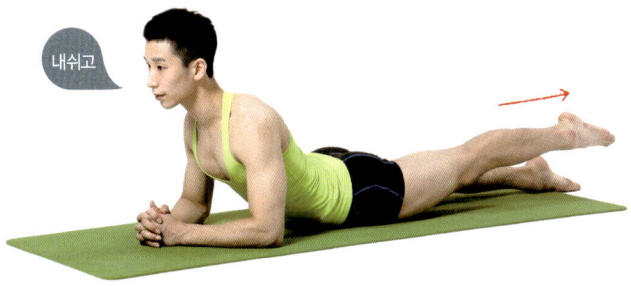

25 더블 레그 킥 Double Leg Kicks

2. 강화 동작 ▶ 프론 포지션

| 효과 | 굽은 등 교정, 등 신근 · 햄스트링 · 둔부 강화, 어깨 안정화

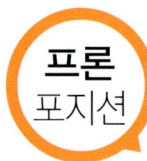
프론 포지션

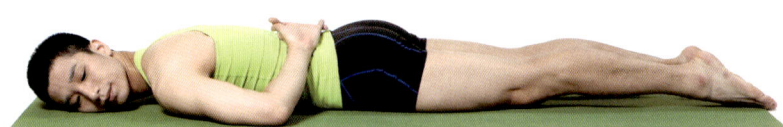

시작자세 >>> 엎드려서 두 손은 허리 뒤에 깍지를 끼고 머리는 한쪽으로 돌려 바닥에 둔다.

Step 1 호흡을 짧게 세 번 마시면서 두 다리의 무릎을 굽혀 뒤꿈치가 엉덩이를 향해 세 번 찬다. 이때 골반이 바닥에서 떨어지지 않도록 한다.

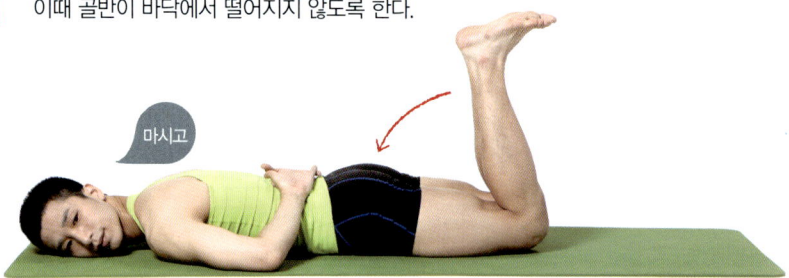

마시고

Step 2 두 다리를 곧게 펴고 깍지 낀 손을 발쪽으로 뻗으면서 등을 신전시킨다. 머리와 척추는 일직선으로 유지한다. 팔과 다리가 시작자세로 돌아가면서 머리는 반대쪽으로 돌려서 바닥에 둔다.
＊반복횟수 : 8회

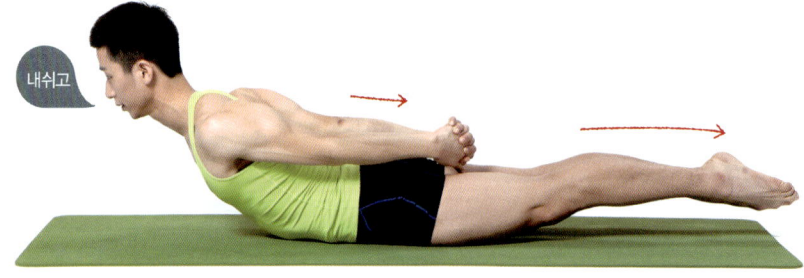

내쉬고

Side
Position >>>
옆으로 누운 자세

옆으로 누운 자세 혹은 사이드 자세는 신체의 측면을 강화시킨다.
어느 쪽이 약한지 쉽게 인지할 수 있는 자세이기도 하다.

26 사이드 레그 리프트 — Side Leg Lifts

2. 강화 동작 ▶ 사이드 포지션

| 효과 | 골반 안정화, 둔부 및 복부 강화

사이드 포지션

시작자세 >>> 옆으로 누워 머리부터 척추를 일직선으로 유지하고 두 다리를 길게 뻗는다. 이때 위쪽에 있는 팔은 가슴 앞에 내려둔다.

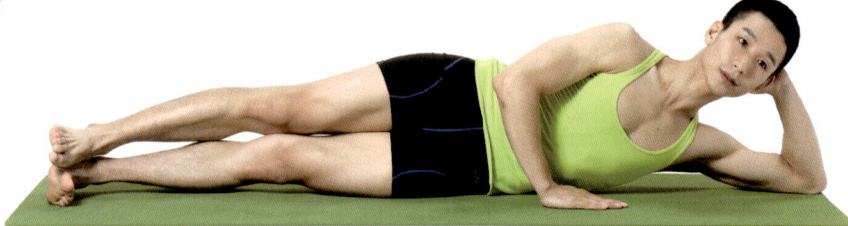

Step 1 위쪽에 있는 다리를 골반에서부터 길게 뻗어 엉덩이 높이까지 들어 올린다. 이때 골반과 허리가 움직이지 않도록 한다. (마시고)

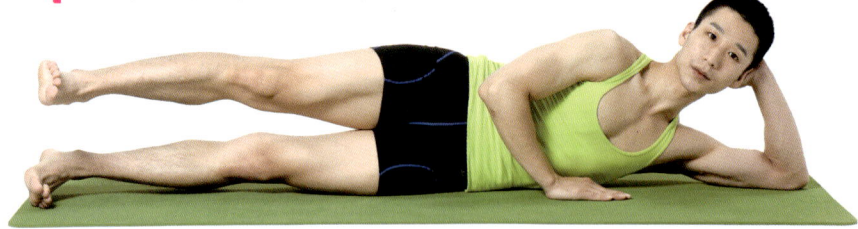

Step 2 위쪽 다리를 아래로 살짝 내려준다. (내쉬고)
* 반복횟수 : 8회 반복 후 반대쪽도 실시

소도구 응용 밴드

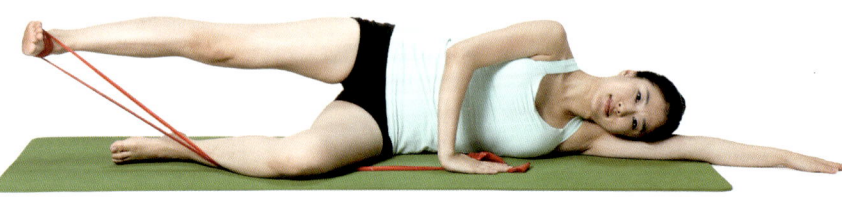

2. 강화 동작 ▶ 사이드 포지션

27 사이드 레그 서클 Side Leg Circles

| 효과 | 복부 및 둔부 강화, 고관절 유연성 강화, 골반 안정화

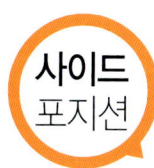

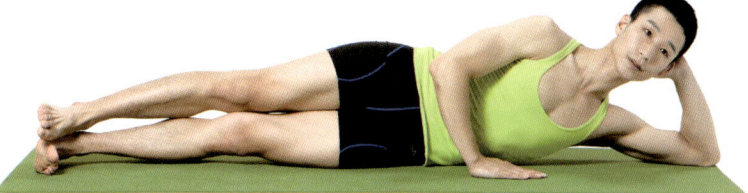

시작자세 >>> 옆으로 누워 머리부터 척추를 일직선으로 유지하고 두 다리를 길게 뻗는다.
이때 위쪽에 있는 팔은 가슴 앞에 내려둔다.

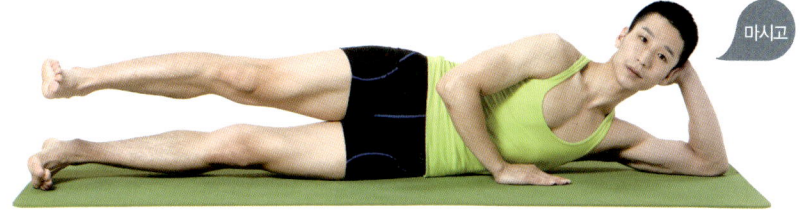

Step 1   위쪽에 있는 다리를 골반에서부터 길게 뻗어 엉덩이 높이까지 들어 올린다.

Step 2   위쪽 다리를 앞으로 뻗는다.
이때 어깨와 상체는 고정시킨다.

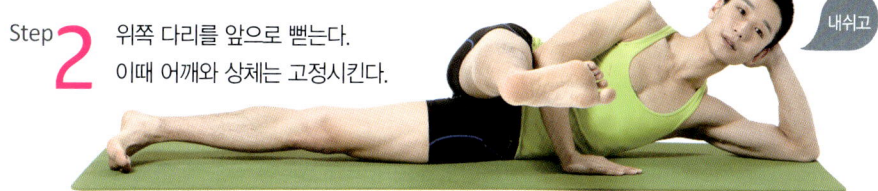

Step 3   다리가 천장을 지나 몸 뒤쪽을 향해 원을 그리면서 시작자세로 돌아온다.
＊ 반복횟수 : 4~10회 반복 후 반대쪽도 실시

2. 강화 동작 ▶ 사이드 포지션

28 사이드 레그 로워 리프트 Side Leg Lower Lifts

| 효과 | 골반 안정화, 복부 및 내전근 강화

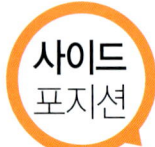
사이드 포지션

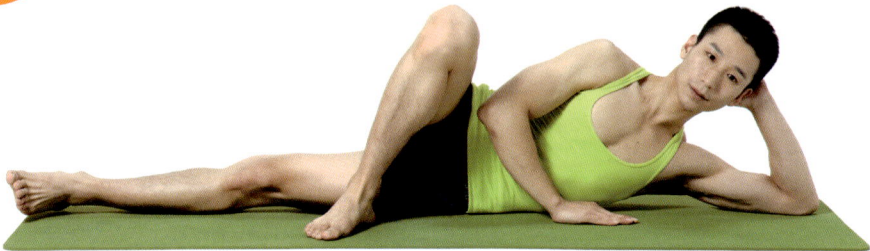

시작자세 >>> 옆으로 누워 머리부터 척추를 일직선으로 유지하고 위쪽 다리는 구부려서 매트에 내려 둔다. 이때 위쪽에 있는 팔은 가슴 앞에 내려둔다.

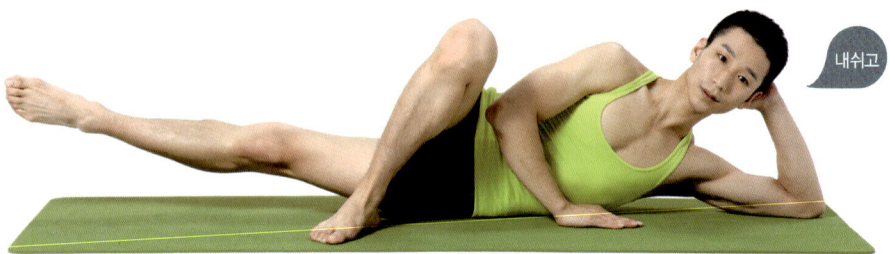

내쉬고

Step 1 아래쪽 다리를 최대한 들어 올린다. 이때 골반과 허리가 움직이지 않도록 한다.

마시고

Step 2 아래쪽 다리를 매트에 닿을 만큼만 내린다.
* 반복횟수 : 10회 반복 후 반대쪽도 실시

29 사이드 레그 로워 비트 Side Leg Lower Beats

2. 강화 동작 ▶ 사이드 포지션

| 효과 | 골반 안정화, 복부 및 내전근 강화

사이드 포지션

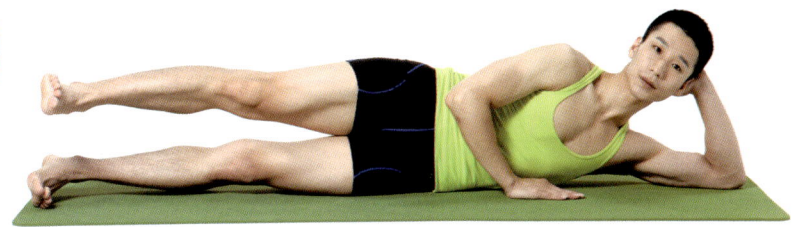

시작자세 >>> 옆으로 누워 머리부터 척추를 일직선으로 유지하고 위쪽 다리는 엉덩이 높이까지 들어 올린다. 이때 위쪽에 있는 팔은 가슴 앞에 내려둔다.

Step 1

아래쪽 다리를 위쪽 다리를 향해 들어 올리면서 허벅지 안쪽을 붙여준다.
이때 위쪽 다리는 고정된 상태를 유지한다.
＊ 반복횟수 : 10회 반복 후 반대쪽도 실시

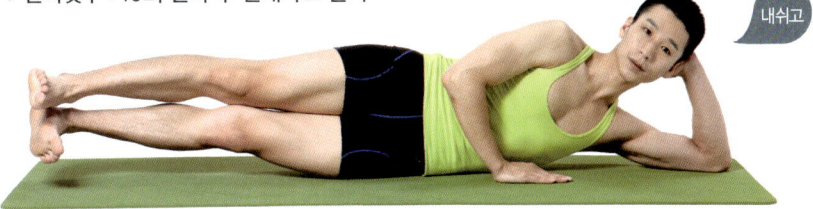

내쉬고

소도구 응용　서클

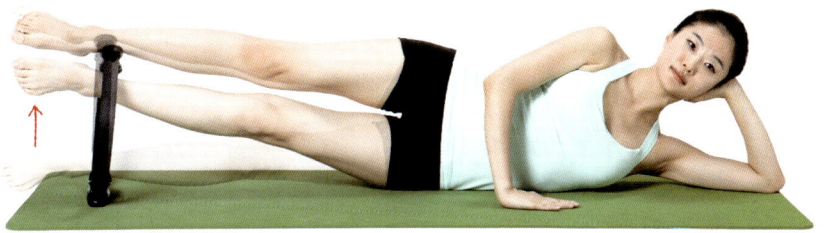

2. 강화 동작 ▶ 사이드 포지션

30 스마일 Smile

| 효과 | 골반 안정화, 복부 및 내전근 강화

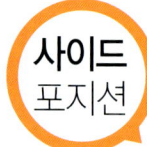
사이드 포지션

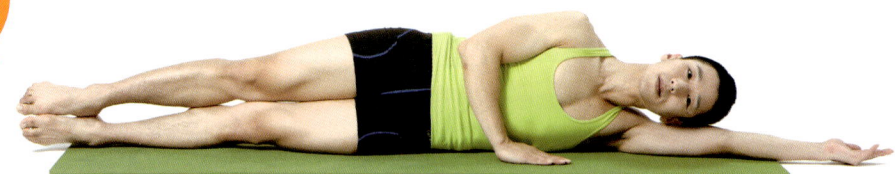

시작자세 >>> 아래쪽 팔을 베고 옆으로 누워 머리부터 척추를 일직선으로 유지하고 두 다리를 길게 뻗는다. 이때 위쪽에 있는 팔은 가슴 앞에 내려둔다.

Step 1 아래쪽 팔과 상체, 두 다리를 천장으로 들어올려 스마일 모양을 만든다. (내쉬고)

Step 2 골반의 흔들림 없이 시작자세로 돌아온다. (마시고)
＊ 반복횟수 : 6회 반복 후 반대쪽도 실시

소도구 응용 볼

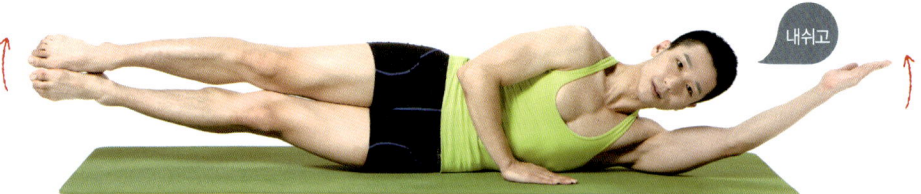

2. 강화 동작 ▶ 사이드 포지션

31 닐링 사이드 킥 Kneeling Side Kicks

| 효과 | 둔부 강화, 어깨 안정화, 몸 측면 강화

사이드 포지션

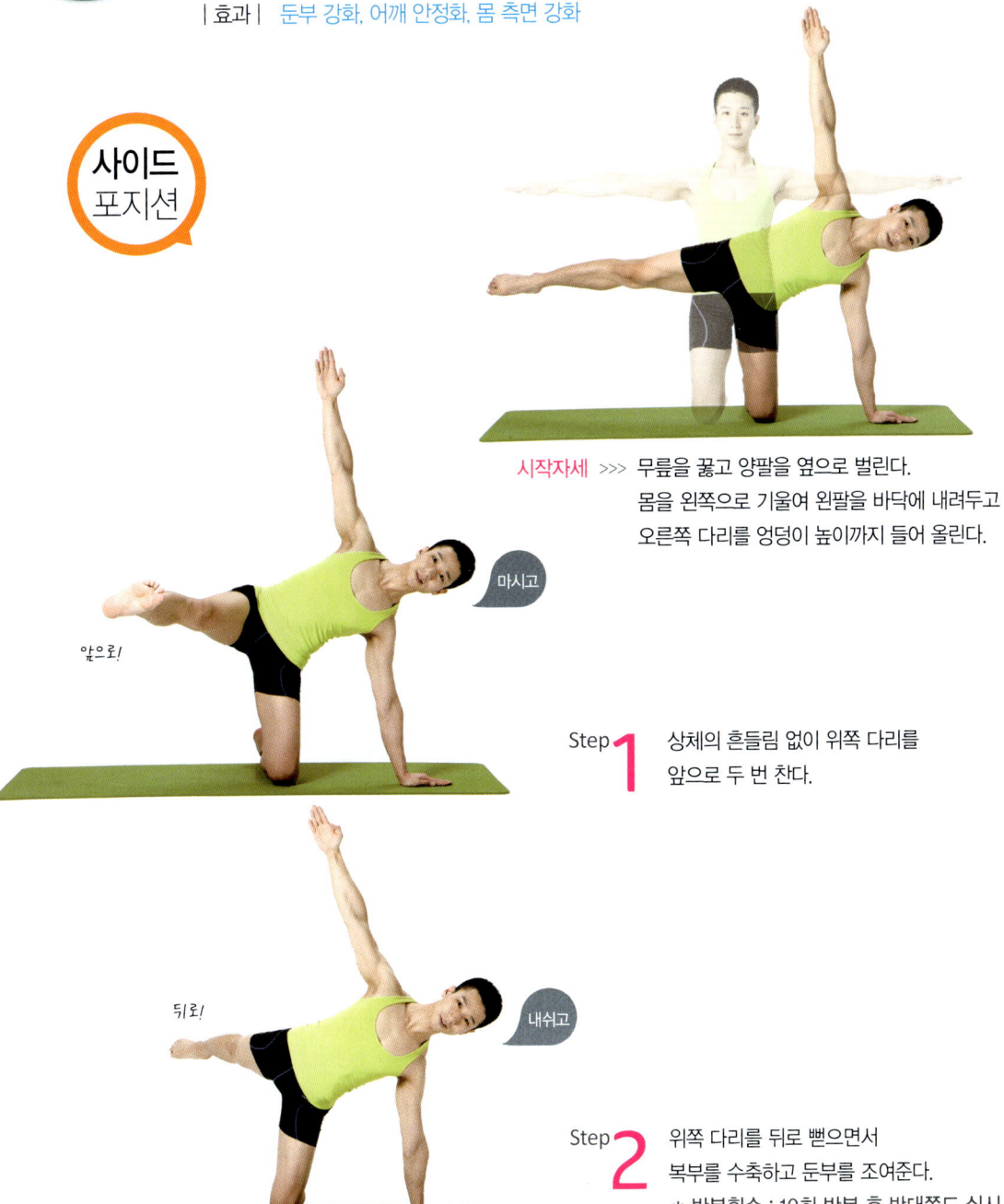

시작자세 >>> 무릎을 꿇고 양팔을 옆으로 벌린다.
몸을 왼쪽으로 기울여 왼팔을 바닥에 내려두고
오른쪽 다리를 엉덩이 높이까지 들어 올린다.

앞으로!

마시고

Step 1 상체의 흔들림 없이 위쪽 다리를
앞으로 두 번 찬다.

뒤로!

내쉬고

Step 2 위쪽 다리를 뒤로 뻗으면서
복부를 수축하고 둔부를 조여준다.
＊반복횟수 : 10회 반복 후 반대쪽도 실시

32 사이드 머메이드 Side Mermaid

2. 강화 동작 ▶ 사이드 포지션

|효과| 몸 측면 강화, 어깨 안정화

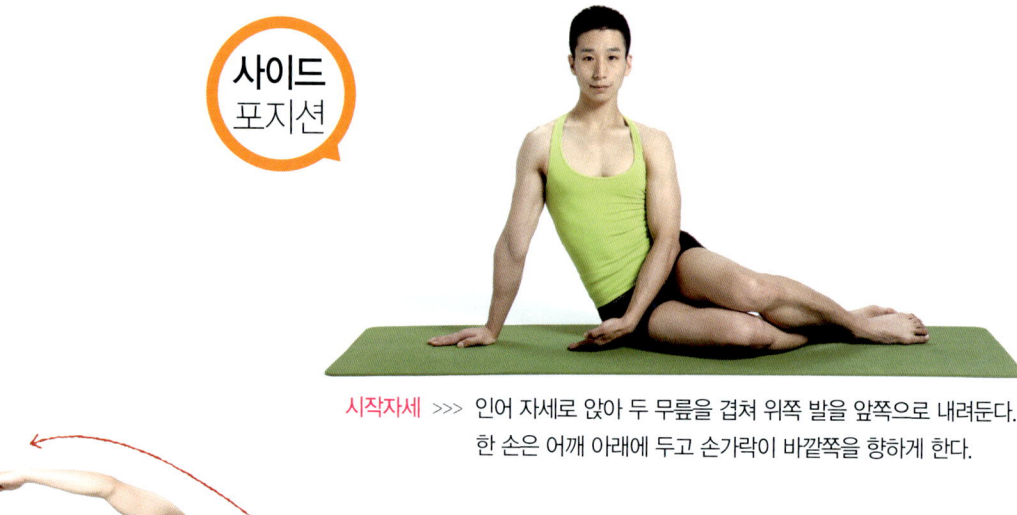

시작자세 >>> 인어 자세로 앉아 두 무릎을 겹쳐 위쪽 발을 앞쪽으로 내려둔다. 한 손은 어깨 아래에 두고 손가락이 바깥쪽을 향하게 한다.

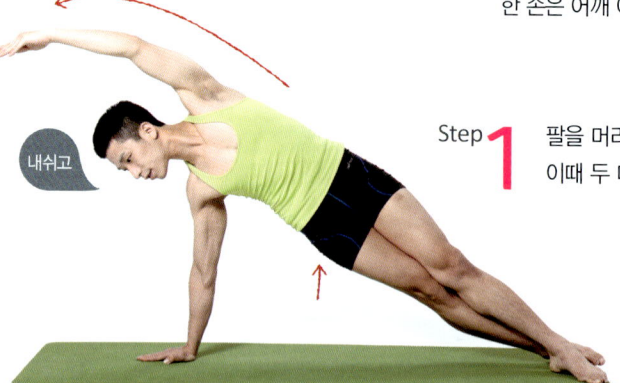

Step 1 팔을 머리 위까지 뻗으면서 몸의 측면을 들어 올린다. 이때 두 다리를 곧게 뻗어준다.

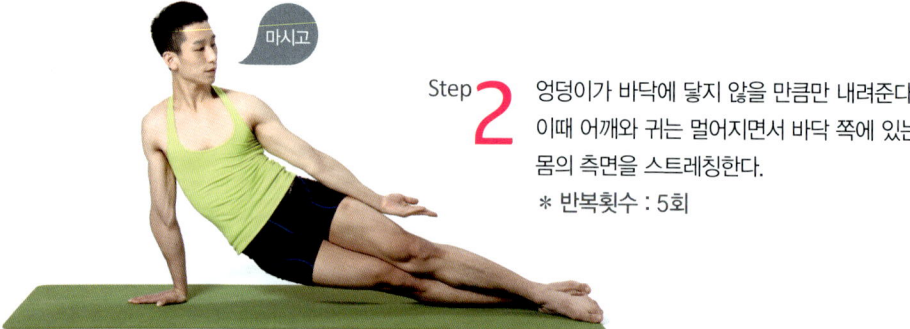

Step 2 엉덩이가 바닥에 닿지 않을 만큼만 내려준다. 이때 어깨와 귀는 멀어지면서 바닥 쪽에 있는 몸의 측면을 스트레칭한다.
* 반복횟수 : 5회

2. 강화 동작 ▶ 사이드 포지션

33 스타 Star

| 효과 | 몸 측면 강화, 어깨 안정화

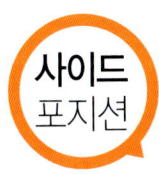
사이드 포지션

시작자세 >>> 인어 자세로 앉아 두 무릎을 겹쳐 위쪽 발을 앞쪽으로 내려둔다. 한 손은 어깨 아래에 두고 손가락이 바깥쪽을 향하게 한다.

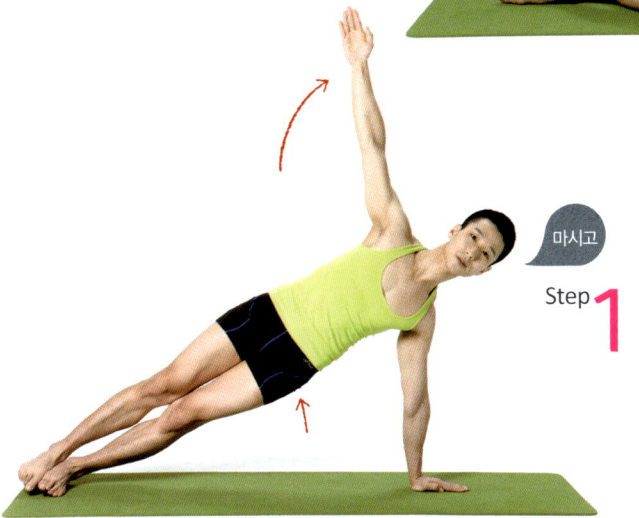

마시고

Step 1 팔을 천장 쪽으로 뻗으면서 몸의 측면을 들어 올린다. 이때 두 다리를 곧게 뻗어준다.

Step 02 몸통의 움직임 없이 위쪽 다리를 천장 쪽으로 들어 올린다.
＊ 반복횟수 : 4회

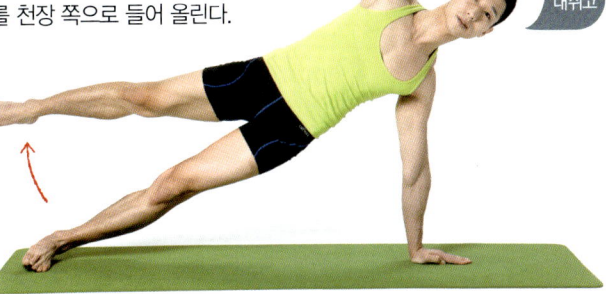

내쉬고

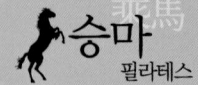

Sitting Position >>>
앉은 자세

앉은 자세에서 앉은 키가 길어진다는 느낌으로 척추를 곧추 세운다.
양쪽 좌골을 누르며 앉는 것이 중요하다. 평소 앉는 습관을 바르게 하도록 한다.

2. 강화 동작 ▶ 시팅 포지션

34 스파인 스트레칭 Spine Stretch

| 효과 | 척추 유연성 강화, 골반 안정화, 어깨 안정화, 햄스트링 스트레칭

시팅 포지션

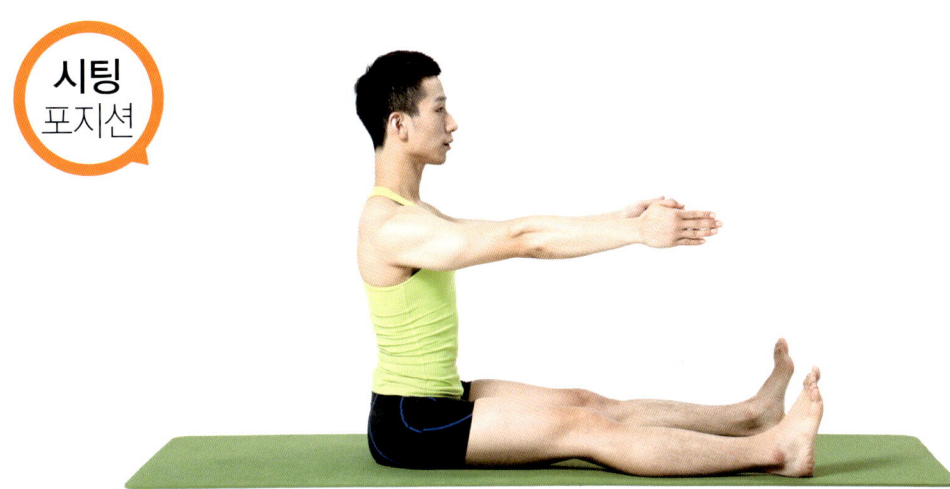

시작자세 >>> 다리를 어깨너비로 벌리고 매트 위에 앉는다.
두 팔은 어깨 높이만큼 들어올려 앞으로 곧게 뻗는다.

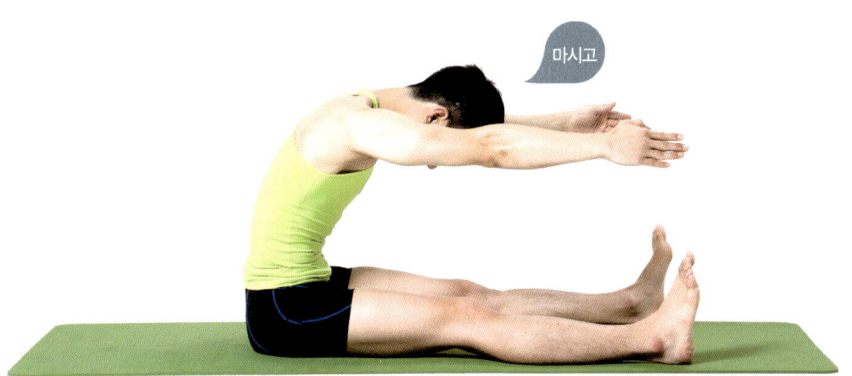

마시고

Step 1 두 팔을 앞으로 뻗고 복부를 수축하여 등 상부를 둥글게 만든다.
이때 시선은 허벅지 사이를 본다.

Step 2 배꼽을 척추 쪽으로 당기면서 꼬리뼈부터 머리까지 척추를 바르게 쌓아 올린다. 내쉬고
＊ 반복횟수 : 6회

2. 강화 동작 ▶ 시팅 포지션

35 사이드 밴드 스트레칭 Side Bend Stretch

| 효과 | 몸 측면 스트레칭 및 강화, 골반 안정화, 어깨 안정화

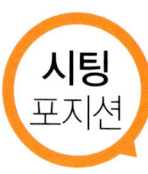

시작자세 >>> 다리를 어깨너비로 벌리고 매트 위에 앉는다.
두 팔은 어깨 높이만큼 들어올려 양옆으로 곧게 뻗는다.

Step 1 복부를 수축하고 한 손이 바닥에 닿을 때까지 옆으로 넘어간다. `마시고`

Step 2 배꼽을 척추 쪽으로 당기면서 골반 위로 척추를 바르게 쌓아 올리며 시작자세로 돌아온다. 반대쪽도 반복한다. `내쉬고`
 * 반복횟수 : 3회

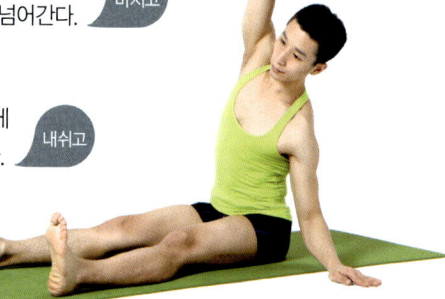

소도구 응용 볼 / 밴드

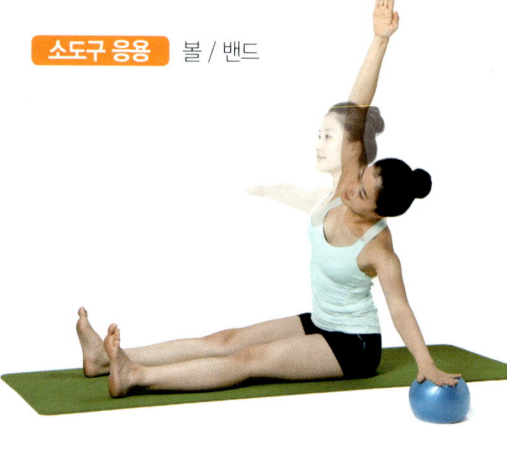
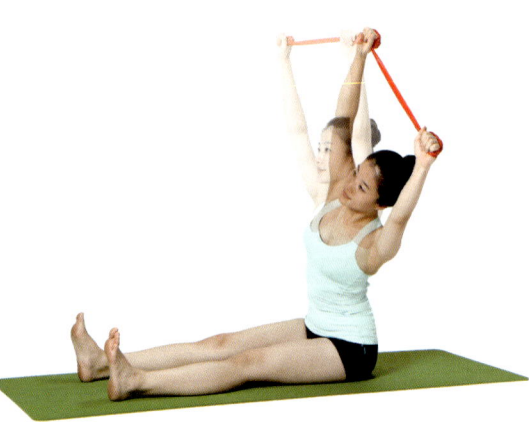

2. 강화 동작 ▶ 시팅 포지션

36 소우 Saw

| 효과 | 척추 유연성 강화, 골반 안정화, 어깨 안정화, 햄스트링 스트레칭

시팅 포지션

시작자세 >>> 다리를 어깨너비로 벌리고 매트 위에 앉는다. 두 팔은 어깨 높이만큼 들어올려 양옆으로 곧게 뻗는다.

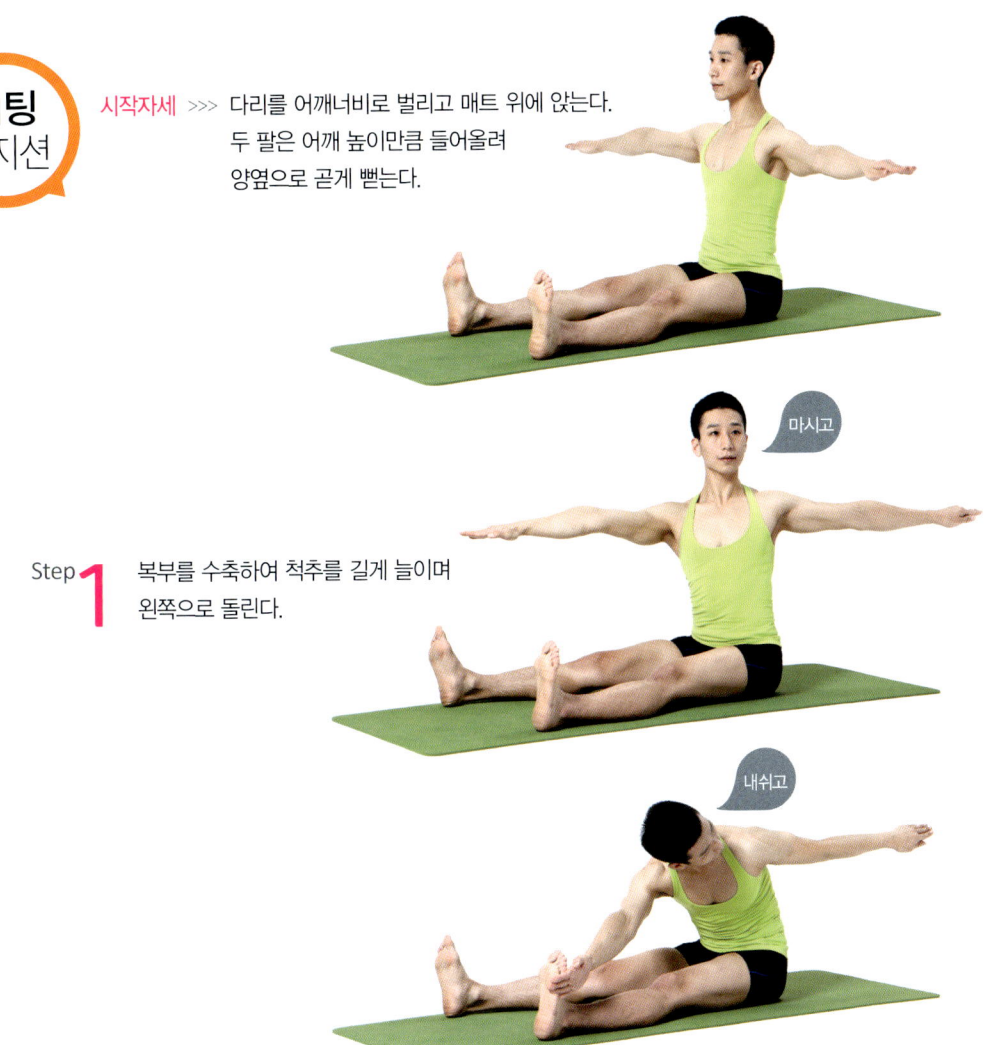

Step 1 복부를 수축하여 척추를 길게 늘이며 왼쪽으로 돌린다. (마시고)

Step 2 배꼽을 척추 쪽으로 당기면서 오른손이 왼쪽 새끼발가락 방향으로 가도록 밀어준다. 이때 등 상부를 둥글게 만든다. (내쉬고)

Step 3 척추를 하나씩 쌓으면서 시작자세로 돌아온다. 반대쪽도 실시한다. (마시고)
＊ 반복횟수 : 3회

2. 강화 동작 ▶ 시팅 포지션

37 롤링 Rolling

| 효과 | 복부 강화, 척추 마사지, 신체 밸런스 유지

시팅 포지션

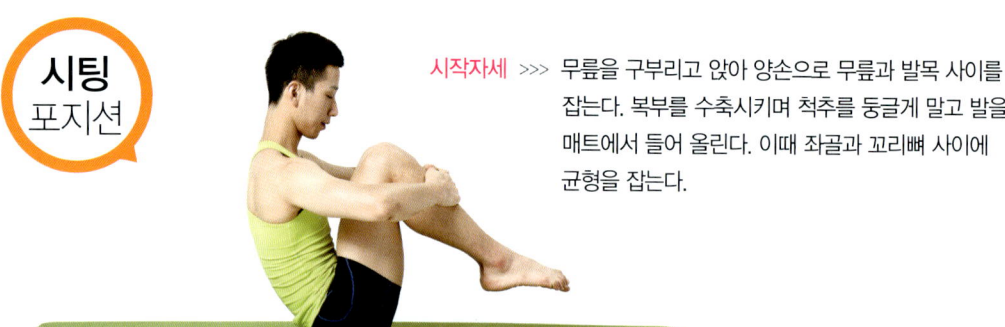

시작자세 >>> 무릎을 구부리고 앉아 양손으로 무릎과 발목 사이를 잡는다. 복부를 수축시키며 척추를 둥글게 말고 발을 매트에서 들어 올린다. 이때 좌골과 꼬리뼈 사이에 균형을 잡는다.

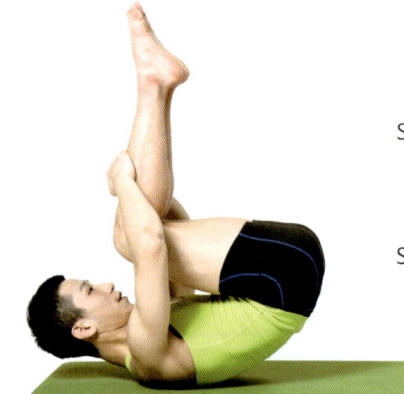

Step 1 배꼽을 척추 쪽으로 당기면서 뒤로 구른다. 마시고
이때 머리가 바닥에 닿지 않도록 시선은 허벅지를 본다.

Step 2 시작자세로 돌아온다. 내쉬고
＊ 반복횟수 : 8회

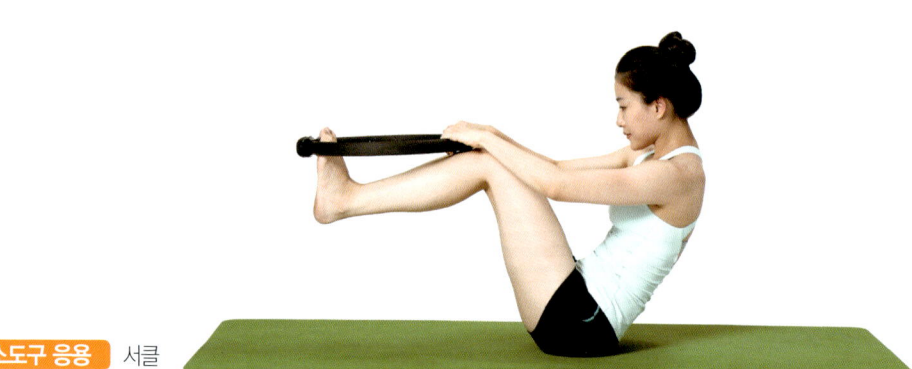

소도구 응용 서클

38 오픈 레그 로커 Open Leg Rocker

2. 강화 동작 ▶ 시팅 포지션

| 효과 | 복부 및 힙굴근 강화, 신체 밸런스 유지

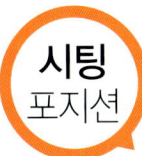

시작자세 >>> 무릎을 구부리고 앉아 양손으로 발목을 잡는다.
이때 발끝은 모으고 무릎은 약간 벌린다.

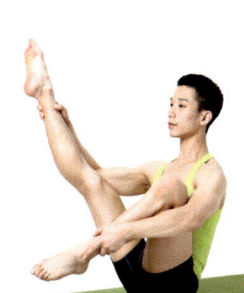

Step 1 한쪽 다리를 천장 방향으로 곧게 편다. 마시고

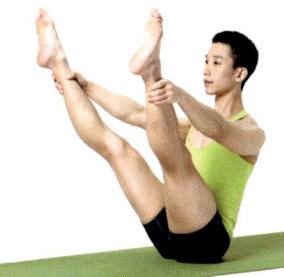

Step 2 반대쪽 다리를 천장 방향으로 곧게 펴서 V자를 만든다. 내쉬고

Step 3 배꼽을 척추 쪽으로 당기면서 골반을 세우고 척추를 길게 늘인다. 마시고

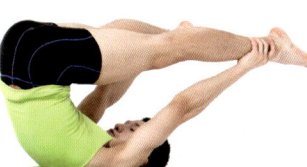

Step 4 배꼽을 척추 쪽으로 당기면서 척추를 둥글게 말고 뒤로 구른다.
이때 머리가 바닥에 닿지 않도록 시선은 허벅지를 본다. 내쉬고

Step 5 자세를 유지하며 호흡을 빠르게 마신다. 마시고

Step 6 복부를 수축시키며 앞으로 구른다.
이때 골반을 세우고 척추를 길게 늘인다. 내쉬고
  * 반복횟수 : 8회

2. 강화 동작 ▶ 시팅 포지션

39 힙 서클 Hip Circle

| 효과 | 틀어진 골반 교정, 복부 강화

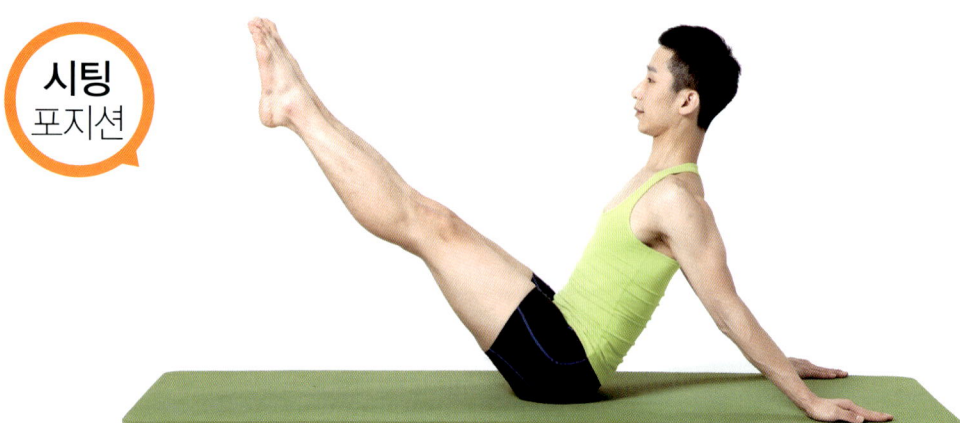

시작자세 >>> 양팔은 엉덩이 뒤로 뻗어 몸을 지탱하고 두 다리는 모아서 사선 방향으로 길게 뻗는다.

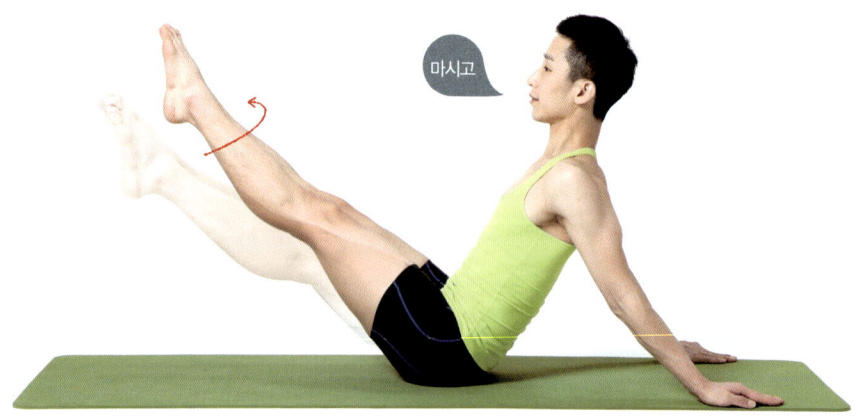

Step 1 복부를 수축하며 척추를 길게 늘이고 다리로 반원을 그린다.

Step 2 배꼽을 척추 쪽으로 당기면서 나머지 반원을 그리며 시작자세로 돌아온다. 이때 골반과 상체는 고정시킨다.
  * 반복횟수 : 4회 반복 후 반대 방향 실시

All Four Position

기는 자세

기는 자세 혹은 올포 자세에서의 중립도 매우 중요하다.
골반과 허리의 위치 및 팔, 어깨, 다리의 정렬도 지킨다.
어깨를 넓게 펴고 척추분절을 하는 데 도움이 되는 동작들을 배운다.

2. 강화 동작 ▶ 올 포 포지션

40 흉골 떨어뜨리기 Sternum Drop

| 효과 | 굽은 등 강화, 견갑골 안정화

올 포 포지션

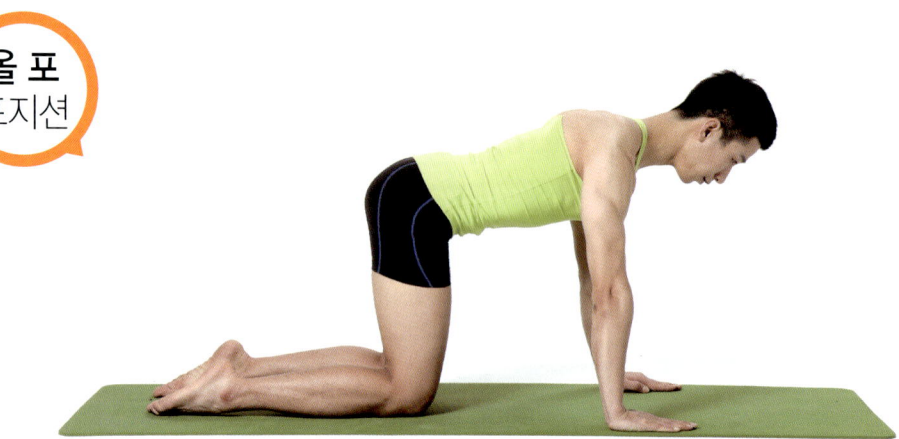

시작자세 >>> 어깨 아래에 손목, 골반 아래에 두 무릎이 오도록 한다.

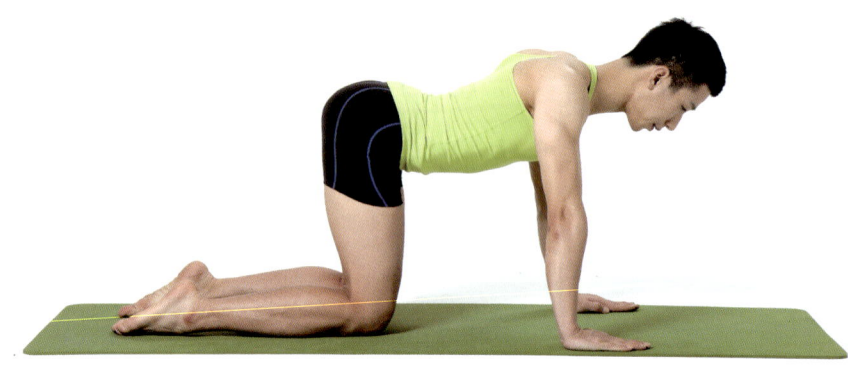

Step **1** 팔꿈치를 편 상태에서 흉골을 바닥 쪽으로 내린다. 마시고

Step **2** 두 손으로 바닥을 누르면서 흉골을 천장 방향으로 들어 올린다.
이때 양쪽 견갑골을 최대한 편평하게 유지한다.
＊ 반복횟수 : 8회

내쉬고

2. 강화 동작 ▶ 올 포 포지션

41 요추 골반 안정화 Opposite Arm Leg Reach

| 효과 | 견갑골 안정화, 요추 골반 안정화

올 포 포지션

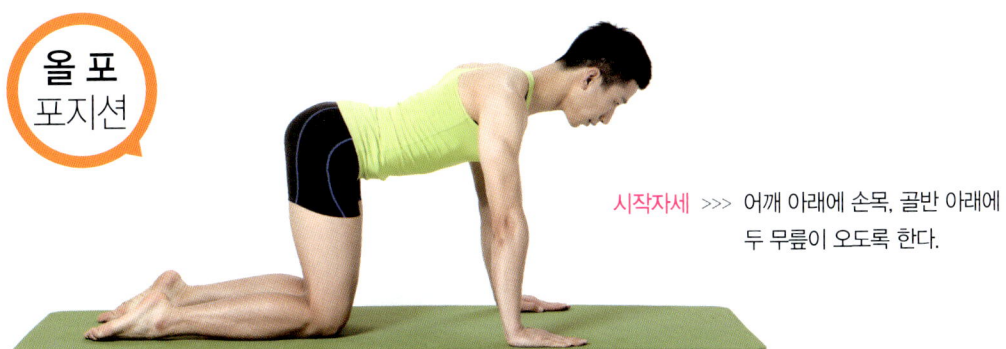

시작자세 >>> 어깨 아래에 손목, 골반 아래에 두 무릎이 오도록 한다.

Step 1 복부를 수축하면서 왼팔과 오른쪽 다리를 바닥과 평행이 되도록 들어 올린다. 이때 어깨와 골반은 고정시킨 상태에서 움직인다. 내쉬고

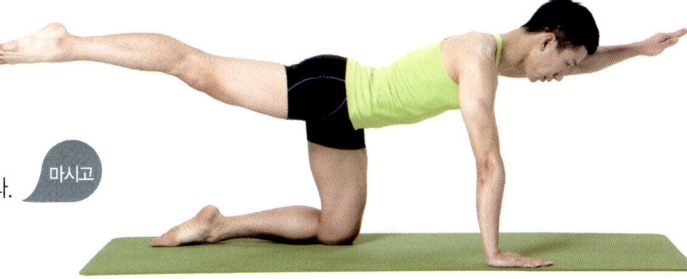

Step 2 시작자세로 돌아온다. 반대쪽도 실행한다.
＊ 반복횟수 : 8회

소도구 응용 폼롤러

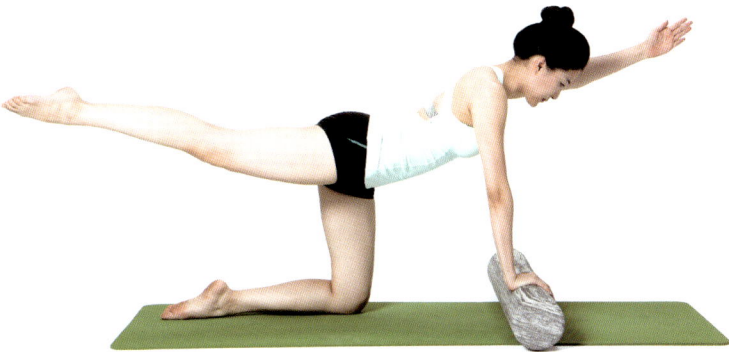

42 플랭크자세 Plank position

2. 강화 동작 ▶ 올 포 포지션

|효과| 굽은 등 교정, 견갑골 안정화, 어깨와 복부 강화

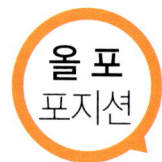

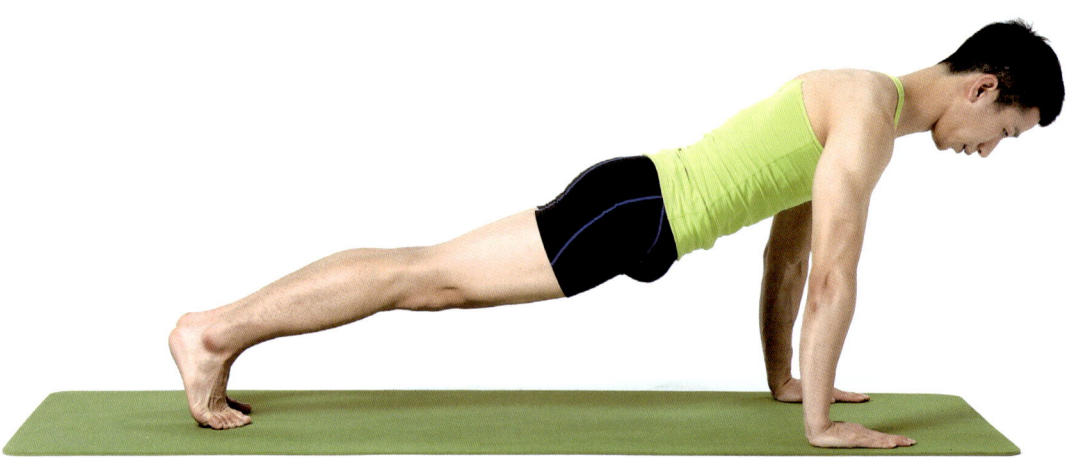

시작자세 >>> 어깨 아래에 손목을 두고 두 다리를 뒤로 뻗어 머리부터 발뒤꿈치까지 일직선을 유지한다.

＊ 30초 유지한다. 팔꿈치를 굽혀 바닥에 대고 할 수 있다.

2. 강화 동작 ▶ 올 포 포지션

43 푸시업 Push Ups

| 효과 | 굽은 등 교정, 견갑골 안정화, 어깨와 복부 강화

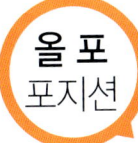
올 포 포지션

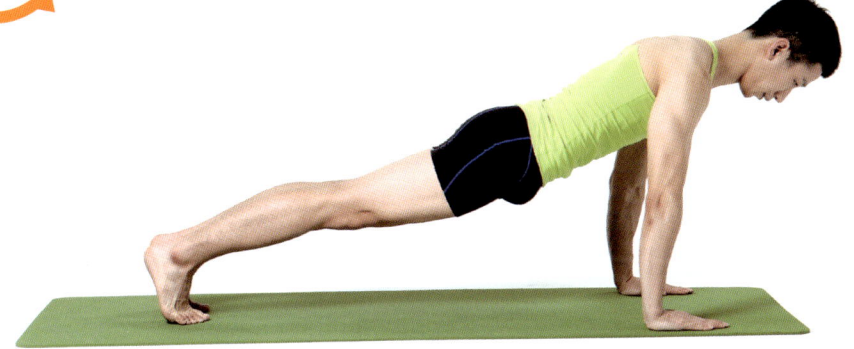

시작자세 >>> 어깨 아래에 손목을 두고 두 다리를 뒤로 뻗어 머리부터 발뒤꿈치까지 일직선을 유지한다.

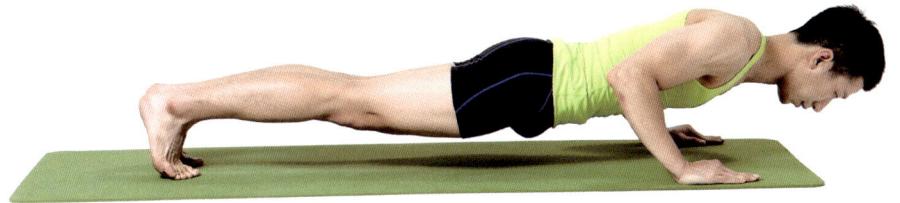

Step 1 상체를 일직선으로 유지하면서 팔꿈치를 구부린다. 마시고

Step 2 복부를 수축하고 팔꿈치를 펴면서 시작자세로 돌아온다. 내쉬고
* 반복횟수 : 4~10회

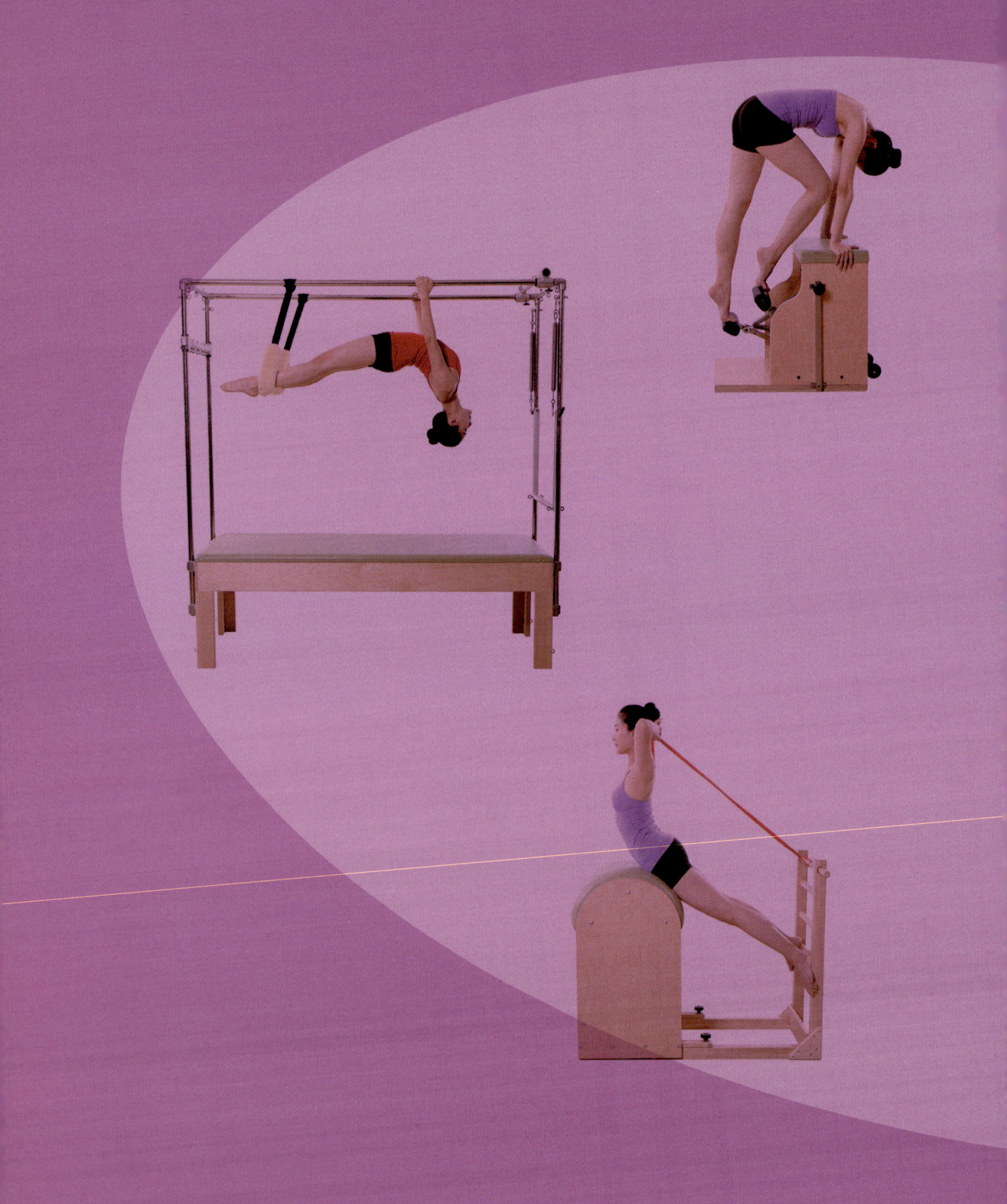

3 기구 응용 동작
Equipment Exercise

기구 필라테스는 자신의 신체를 온전히 사용하여 스프링으로 저항도를 조절하며 안전하게 운동할 수 있다. 신체의 밸런스를 지키며 전신을 강화할 수 있는 동작들을 배운다.

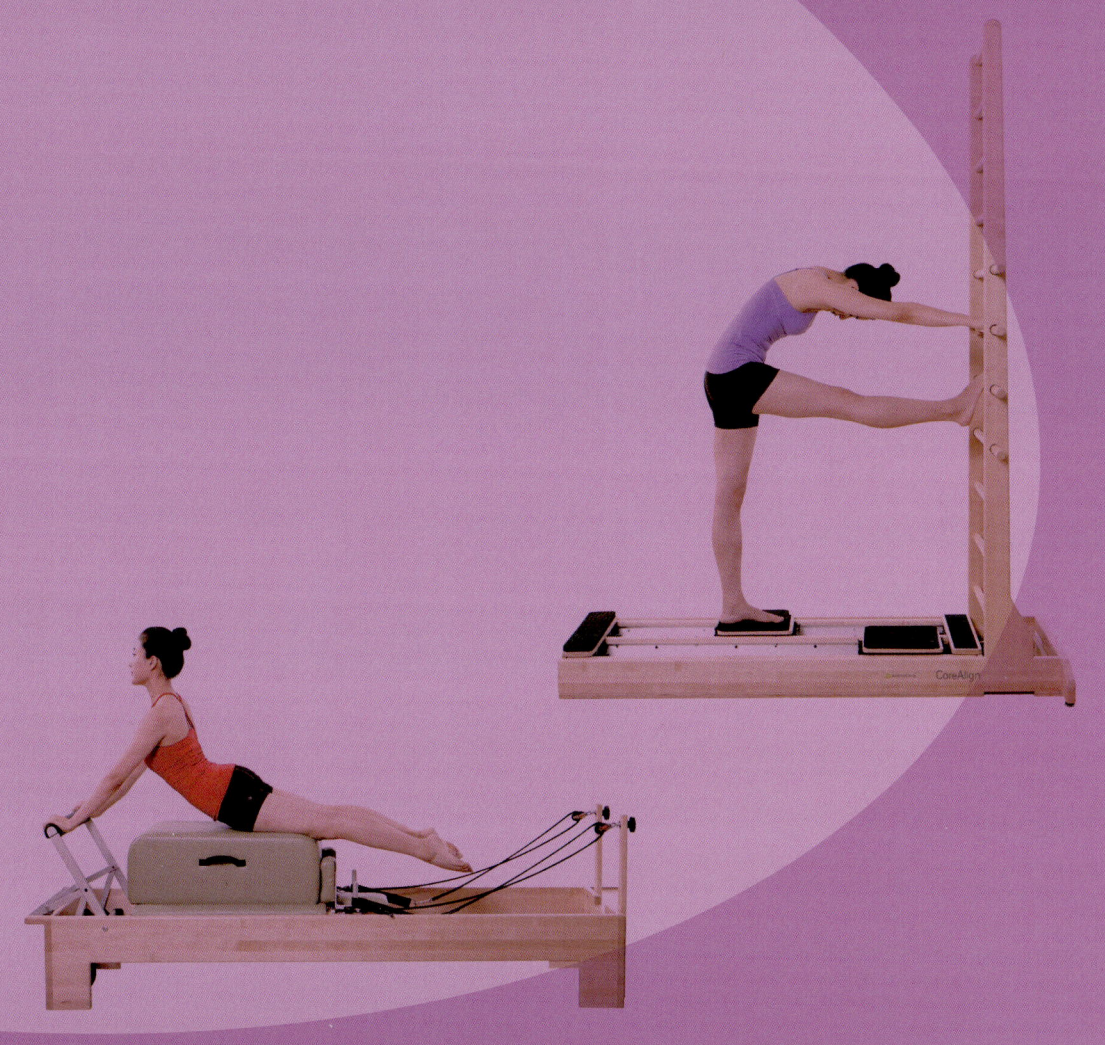

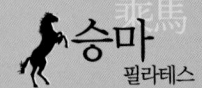

Trapeze Table >>>
트라페즈 테이블

조셉이 환자의 침대 스프링을 사용해 만든 기구의 시초는 캐딜락이다.
캐딜락이라고도 불리는 이 트라페즈 테이블은 특히 유연성이 부족한 사람에게
매우 유용한 기구이다.

01 목 이완 Neck Release

| 효과 | 목 근육 이완

Setting

바	Vertical Middle
스프링	SY

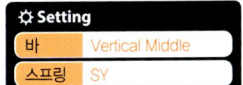

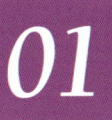

트라페즈 테이블

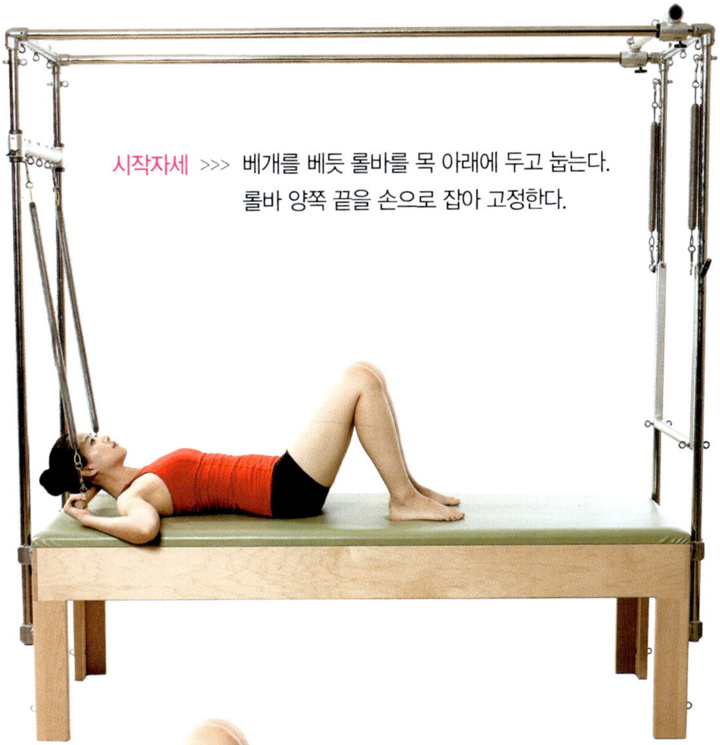

시작자세 >>> 베개를 베듯 롤바를 목 아래에 두고 눕는다.
롤바 양쪽 끝을 손으로 잡아 고정한다.

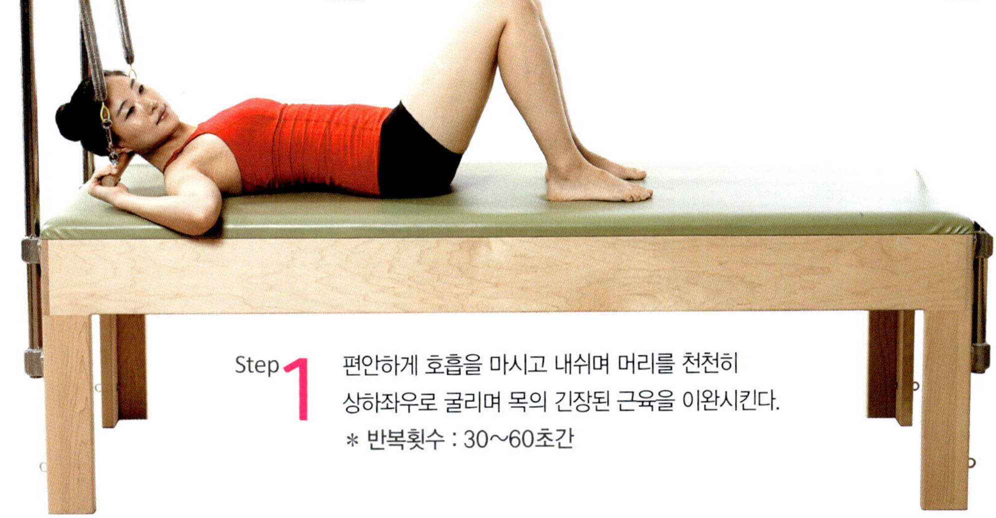

Step 1 편안하게 호흡을 마시고 내쉬며 머리를 천천히 상하좌우로 굴리며 목의 긴장된 근육을 이완시킨다.

＊ 반복횟수 : 30~60초간

02 햄스트링 스트레칭 Hamstring Stretch

| 효과 | 햄스트링 스트레칭

Setting

바	푸시스루 바
스프링	1LY-1LP

트라페즈 테이블

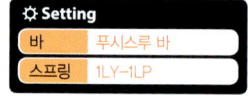

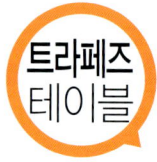

시작자세 >>> 천장을 보고 바르게 눕는다. 두 발을 골반 넓이로 벌려 오른발 발가락이 푸시스루 바에 닿도록 올린다.

Step 1 무릎과 발가락의 라인을 일직선으로 맞춘다고 생각하며 무릎을 굽힌다. 마시고

Step 2 배꼽을 척추 쪽으로 당기면서 푸시스루 바를 천장으로 밀면서 무릎을 편다. 이때 발목에 긴장을 풀고 발뒤꿈치가 천장으로 올라간다는 느낌으로 다리를 뻗어준다. 내쉬고

* 반복횟수 : 4회

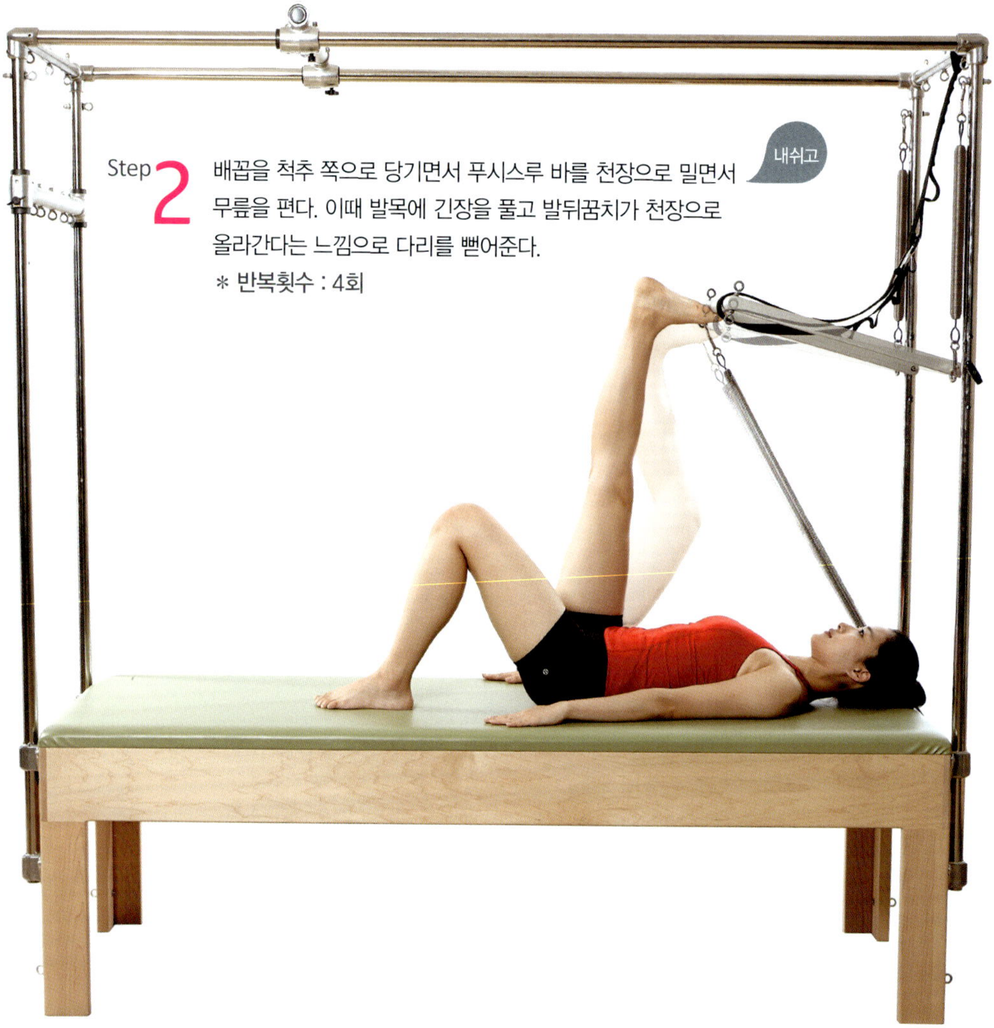

3. 기구 응용 동작 ▶ 트라페즈 테이블

03 숫자 4 만들기 Figure 4

| 효과 | 햄스트링 및 이상근 스트레칭

Setting
- 바: 푸시스루 바
- 스프링: 1LY-1LP

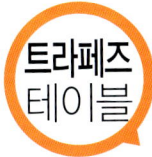

시작자세 >>> 햄스트링 스트레칭 자세에서 왼쪽 다리의 발목을 오른쪽 무릎 위에 올려 숫자 4 모양을 만든다.

Step 1 꼬리뼈가 바닥에서 떨어지지 않는 범위 내에서 오른쪽 무릎을 굽힌다. 이때 왼쪽 다리의 무릎을 바깥쪽으로 밀어낸다고 생각한다. *내쉬고*

Step 2 다시 시작자세로 돌아간다. *마시고*
  * 반복횟수 : 4회

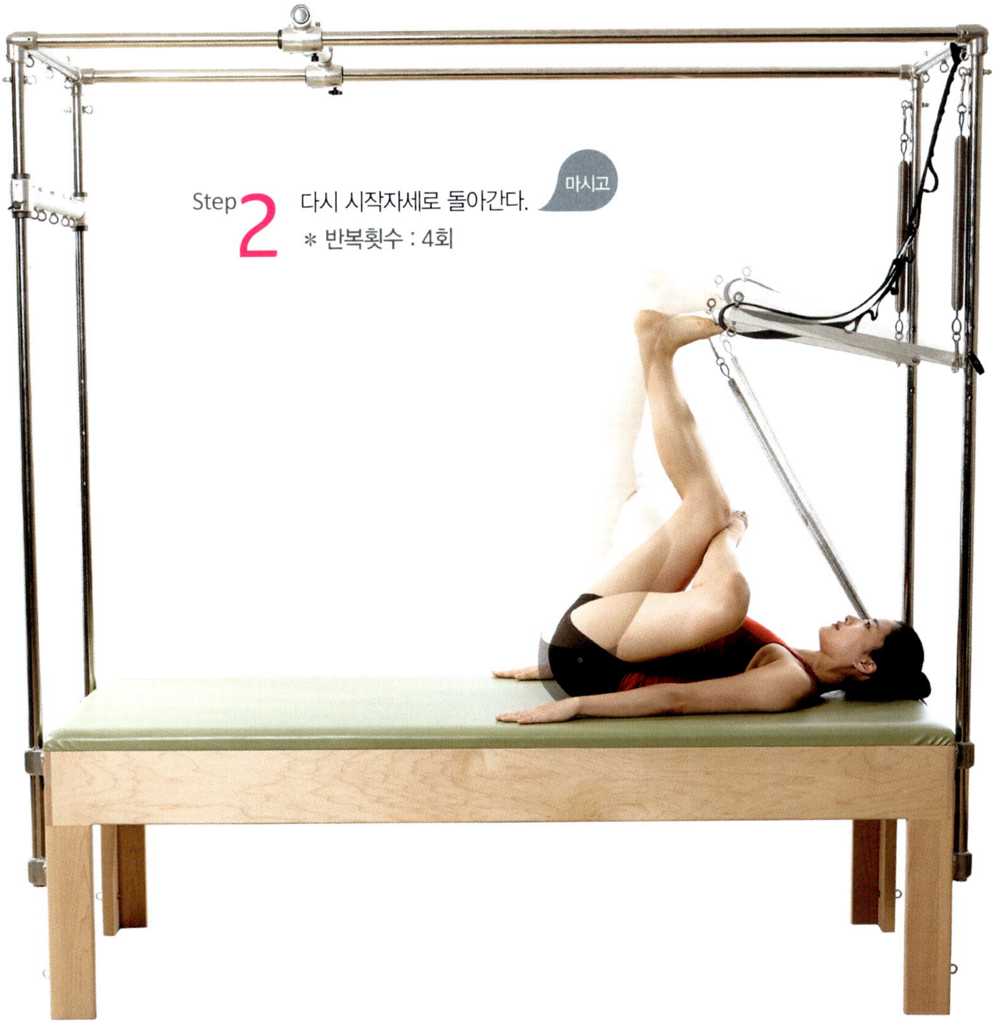

04 브리지 Bridge

3. 기구 응용 동작 ▶ 트라페즈 테이블

| 효과 | 척추 스트레칭 및 가동성 증가, 둔부 및 척추신근 강화

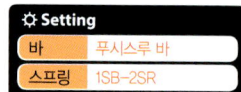
Setting
바: 푸시스루 바
스프링: 1SB-2SR

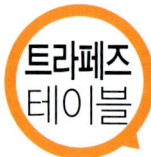
트라페즈 테이블

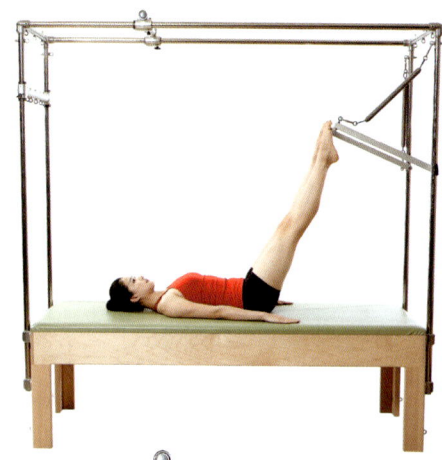

시작자세 >>> 천장을 보고 바르게 눕는다. 두 발을 좌골 넓이로 벌려 푸시스루 바에 올리고 다리를 곧게 뻗는다.

Step 1 배꼽을 척추 쪽으로 당기고 푸시스루 바를 천장 방향으로 밀면서 골반을 들어 올린다. 이때 꼬리뼈부터 견갑골 아래까지 척추를 하나씩 들어 올린다. — 내쉬고

Step 2 복부와 둔부에 힘을 주어 자세를 유지한다. 이때 머리부터 발끝까지 길어진다고 생각한다. — 마시고

Step 3 척추를 하나씩 내리면서 시작자세로 돌아온다. — 내쉬고

* 반복횟수 : 8회

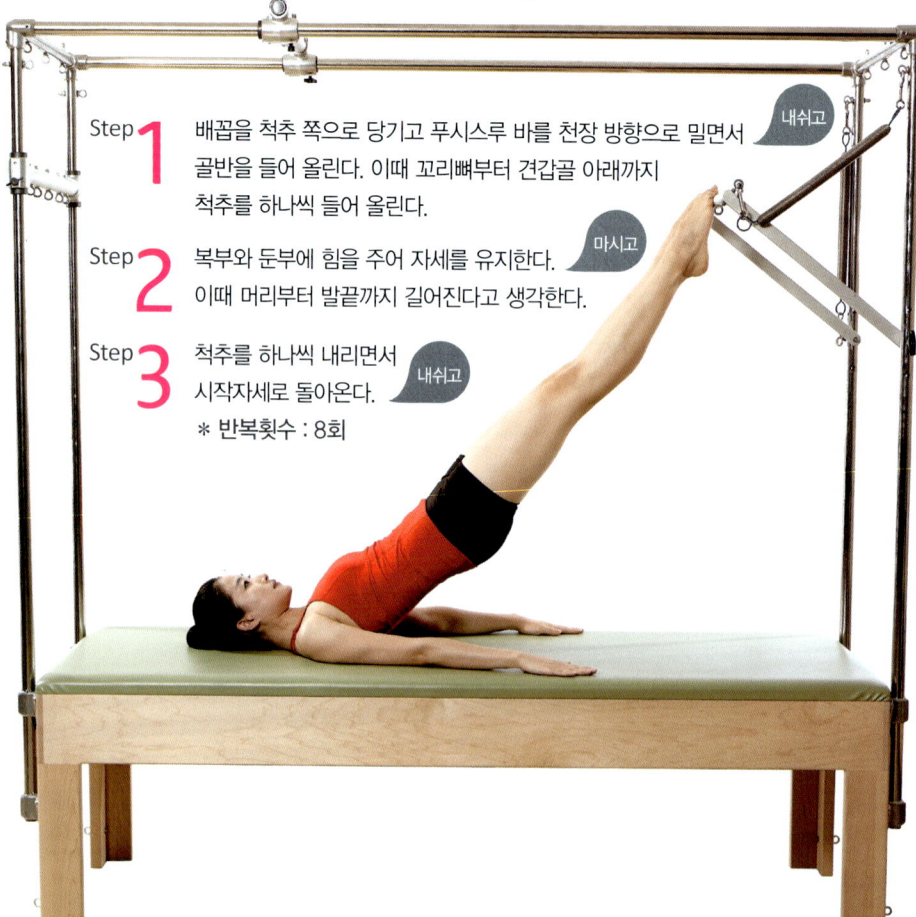

05 소우 Saw

3. 기구 응용 동작 ▶ 트라페즈 테이블

| 효과 | 척추 스트레칭 및 가동성 증가, 햄스트링 스트레칭

Setting
- 바: 푸시스루 바
- 스프링: 1SB-2SR

트라페즈 테이블

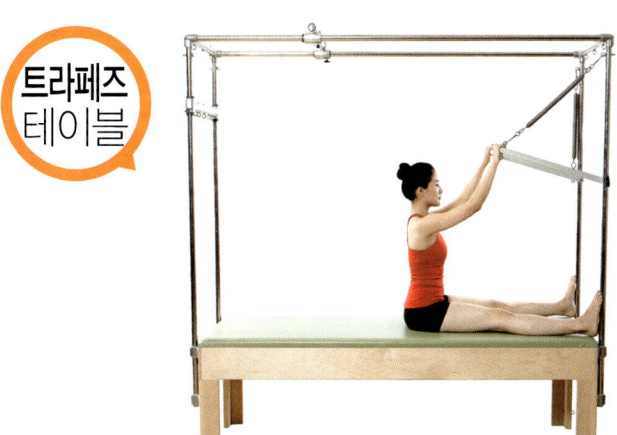

시작자세 >>> 발바닥을 수직 바에 붙이고 바른 자세로 앉는다.

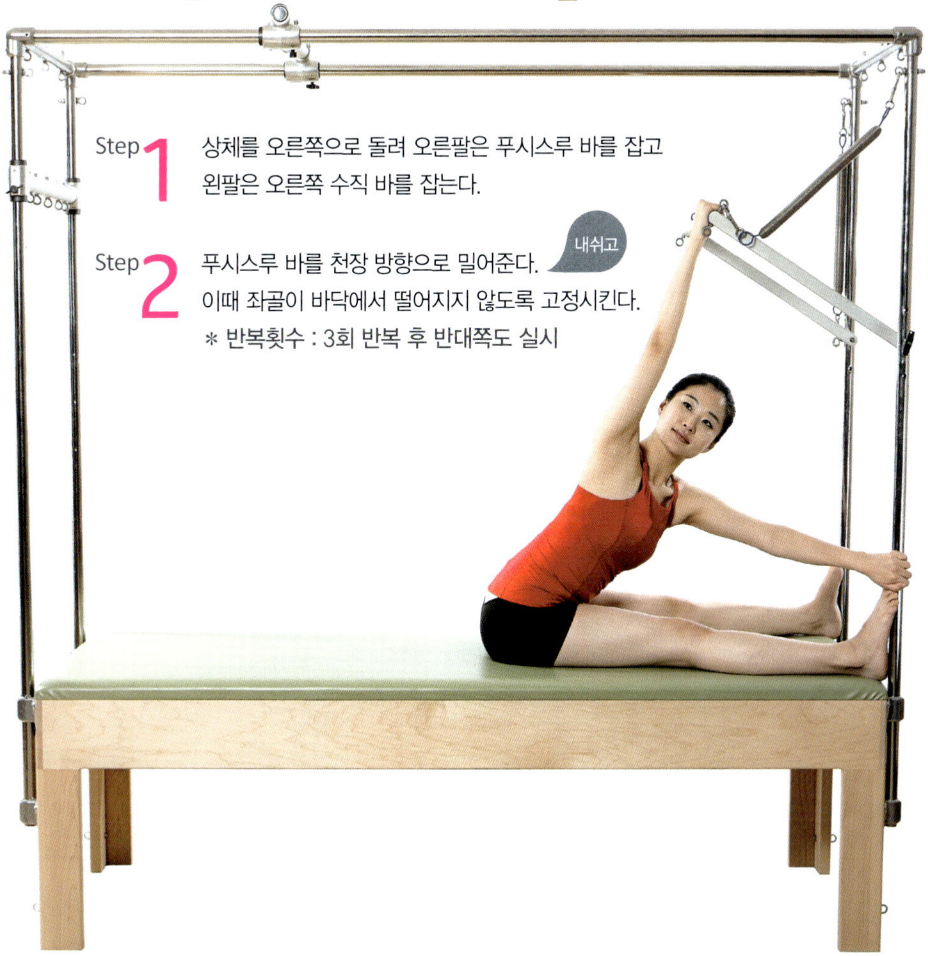

Step 1 상체를 오른쪽으로 돌려 오른팔은 푸시스루 바를 잡고 왼팔은 오른쪽 수직 바를 잡는다.

Step 2 푸시스루 바를 천장 방향으로 밀어준다. 이때 좌골이 바닥에서 떨어지지 않도록 고정시킨다.

내쉬고

* 반복횟수 : 3회 반복 후 반대쪽도 실시

3. 기구 응용 동작 ▶ 트라페즈 테이블

06 닐링 캣 Kneeling Cat

| 효과 | 척추 스트레칭 및 가동성 증가, 둔부 햄스트링 및 복부 강화

Setting
바 : 푸시스루 바
스프링 : 1SB-2SR

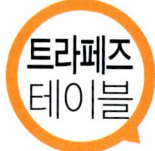

시작자세 >>> 닐링(Kneeling) 자세를 취하고 팔꿈치가 90°가 되도록 구부려 푸시스루 바를 잡는다.

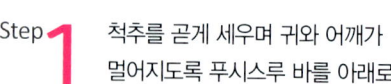

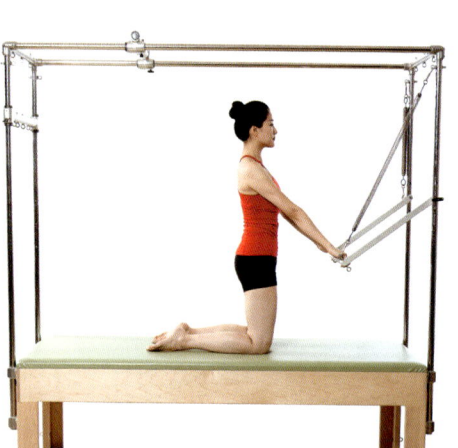

Step 1 척추를 곧게 세우며 귀와 어깨가 멀어지도록 푸시스루 바를 아래로 누른다. (마시고)

Step 2 머리부터 척추를 하나씩 분절시켜 푸시스루 바를 앞으로 밀어낸다. (내쉬고)

Step 3 척추를 길게 늘인다. 이때 복부에 힘을 주어 골반이 앞으로 기울어지지 않도록 한다. (마시고)

Step 4 복부와 둔부에 힘을 주어 척추를 둥글게 말면서 시작자세로 돌아온다. (내쉬고)
* 반복횟수 : 4회

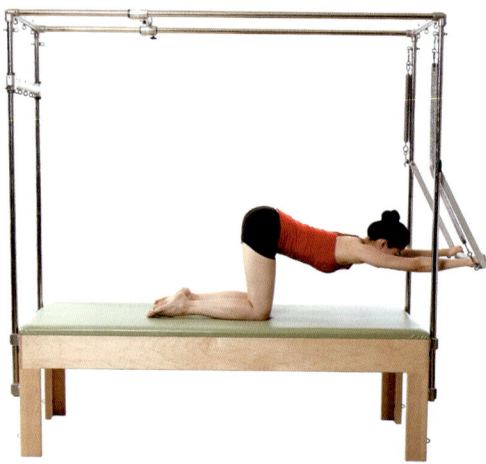

3. 기구 응용 동작 ▶ 트라페즈 테이블

07 사이드 스트레칭 Side Stretch

| 효과 | 척추 스트레칭 및 가동성 증가

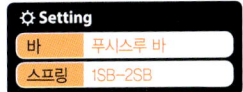

✿ Setting	
바	푸시스루 바
스프링	1SB-2SB

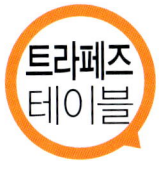
트라페즈 테이블

시작자세 >>> 한 손으로 푸시스루 바를 잡고 테이블 옆에 앉는다.

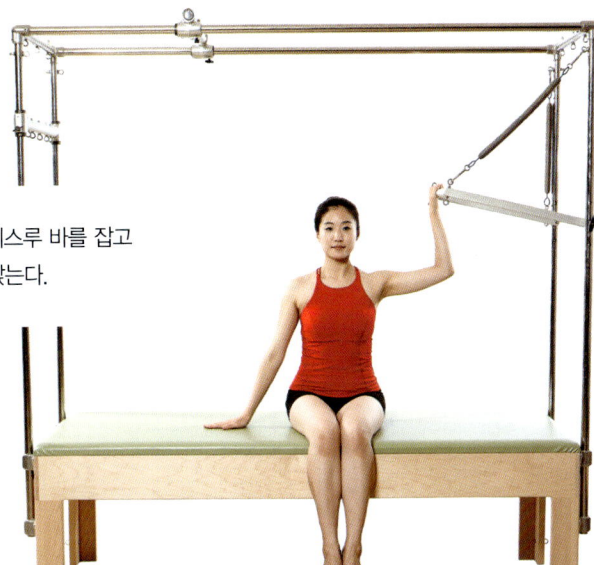

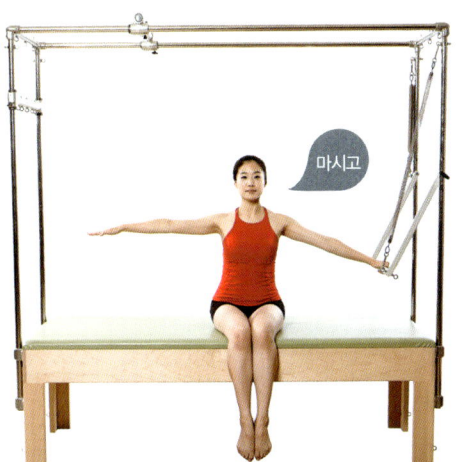

마시고

Step 1 척추를 곧게 세우며 푸시스루 바를 아래로 누른다. 이때 반대팔을 옆으로 뻗어 어깨와 귀가 멀어지도록 한다.

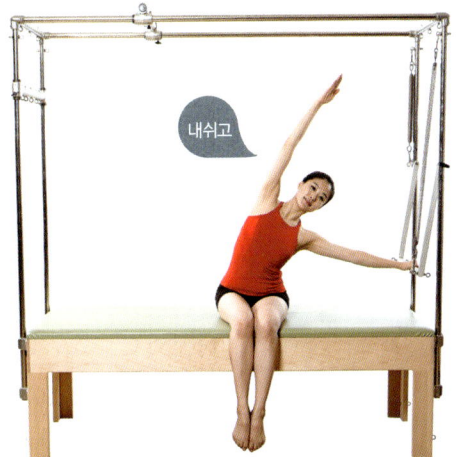

내쉬고

Step 2 척추를 옆으로 기울이며 푸시스루 바를 옆으로 밀어낸다. 이때 반대쪽 팔은 귀 옆으로 향하고 좌골을 바닥에 고정시킨다.
* 반복횟수 : 4회

3. 기구 응용 동작 ▶ 트라페즈 테이블

08 스프레드 이글 Spread Eagle

| 효과 | 척추 스트레칭 및 가동성 증가, 복부 강화,
햄스트링 및 비복근 스트레칭

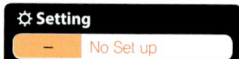

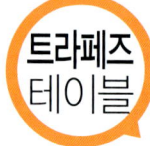

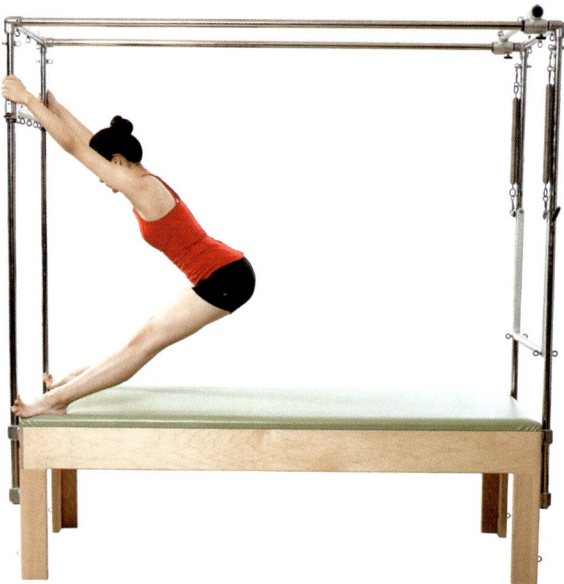

시작자세 >>> 테이블 위에 올라서서 머리 위로 팔을 뻗어 수직 바를 잡는다. 이때 발뒤꿈치는 테이블에 두고 발가락은 수직 바에 붙이며 힙은 최대한 뒤로 보낸다.

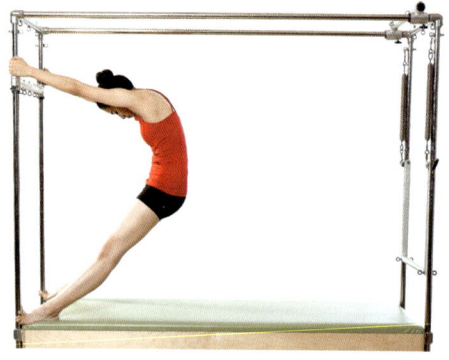
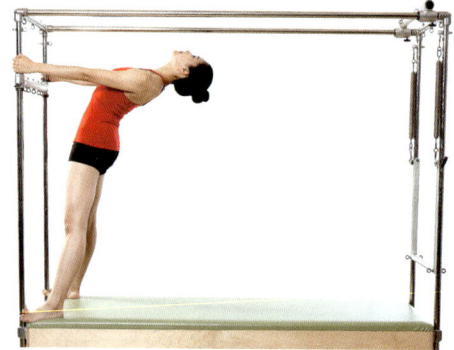

Step 1 꼬리뼈부터 척추를 말아 올리며 척추를 신전시킨다. (내쉬고)

Step 2 복부와 둔부에 힘을 주어 가슴이 천장을 향하도록 척추를 더 길게 늘인다. 이때 등을 아치형으로 만든다. (마시고)

Step 3 반대로 머리부터 둥글게 척추를 말아서 시작자세로 돌아온다. (내쉬고)
* 반복횟수 : 4회

3. 기구 응용 동작 ▶ 트라페즈 테이블

09 매달리기 Hanging Up

| 효과 | 척추 스트레칭 및 가동성 증가, 복부 및 어깨 강화, 둔부 및 햄스트링 강화

Setting: 퍼지 / 2퍼지

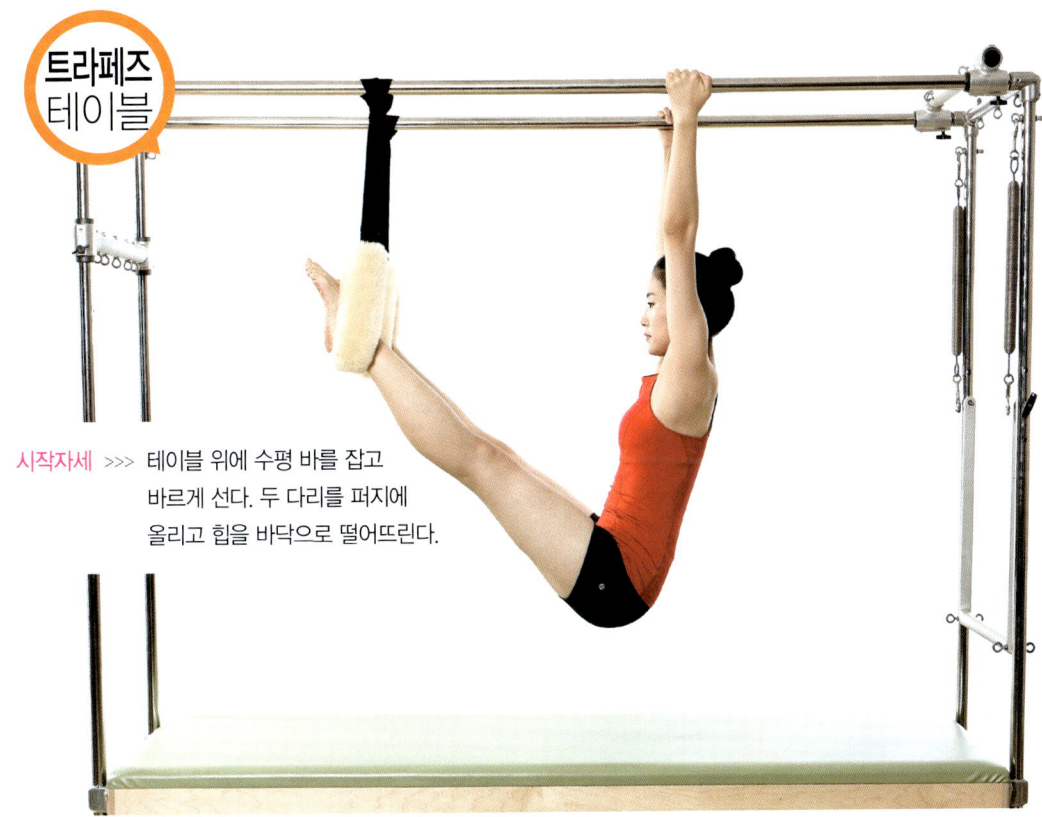

시작자세 >>> 테이블 위에 수평 바를 잡고 바르게 선다. 두 다리를 퍼지에 올리고 힙을 바닥으로 떨어뜨린다.

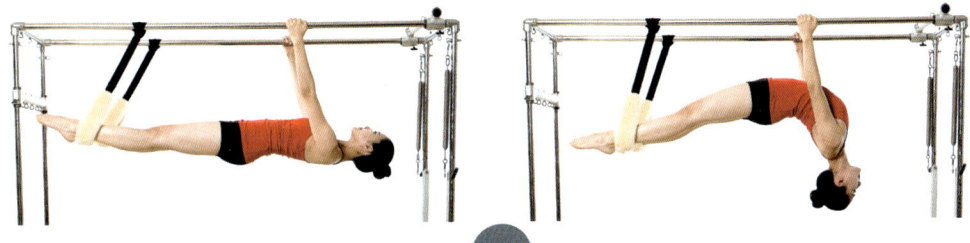

Step 1 꼬리뼈부터 척추를 말아 골반을 천장 쪽으로 최대한 들어 올리고 척추를 신전시킨다. *(내쉬고)*

Step 2 복부와 둔부에 힘을 주어 자세를 유지하며 척추를 더 늘여준다. 이때 등을 아치형으로 만든다. *(마시고)*

Step 3 시작자세로 돌아온다. *(내쉬고)*
  * 반복횟수 : 4회

10 발레 스트레칭 Ballet Stretch

| 효과 | 햄스트링 · 내전근 · 대요근 스트레칭

Setting 퍼지 | 1퍼지

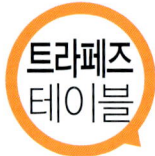
트라페즈 테이블

시작자세 >>> 테이블 위에서 수평 바 양옆을 잡고 바르게 선다. 한쪽 다리를 반대쪽 퍼지에 걸친다.

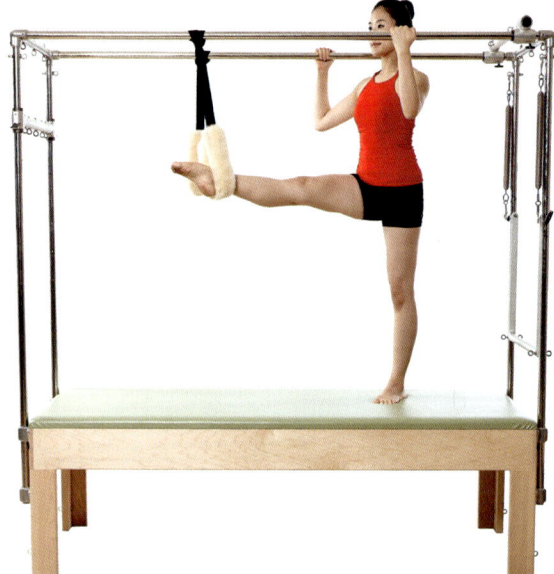

햄스트링 스트레칭

퍼지를 바라보고 선다. 앞으로 다리를 들어 퍼지에 걸치고 양팔은 바깥쪽 수평바를 잡는다.

Step 1 척추를 길게 늘인다. `마시고`

Step 2 복부를 척추 쪽으로 당기며 몸이 앞으로 미끄러지듯 다리를 사선 앞으로 밀어준다. 30초간 유지한다. `내쉬고`

Step 3 시작자세로 돌아온다. `마시고`

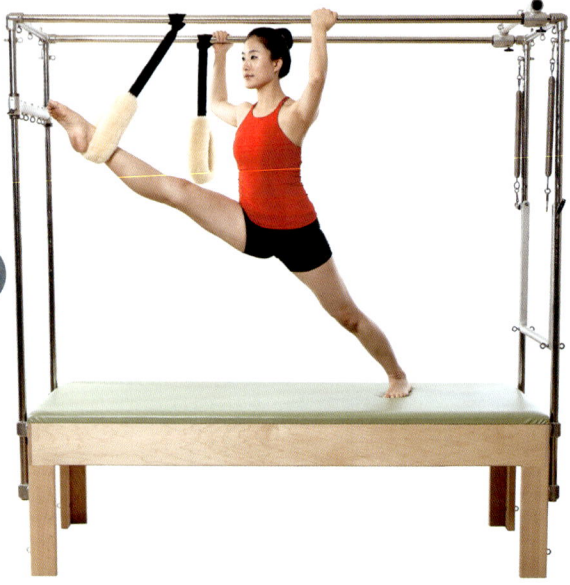

3. 기구 응용 동작 ▶ 트라페즈 테이블

내전근 스트레칭

퍼지가 달려있는 방향의 수평바를 두 손으로 잡고 선다. 다리를 옆으로 들어서 퍼지에 걸친다.

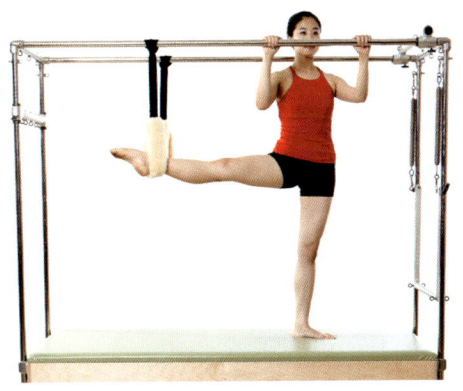
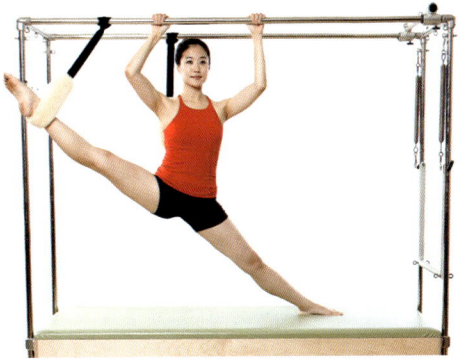

Step 1. 척추를 길게 늘인다.

Step 2. 퍼지 쪽으로 미끄러지듯이 다리를 사선 옆으로 밀어주면서 길게 늘인다. 30초간 유지한다.

Step 3. 시작자세로 돌아온다.

대요근 스트레칭

퍼지를 등지고 양쪽 수평바를 잡고 선다.
다리를 뒤로 뻗어 퍼지에 걸친다.

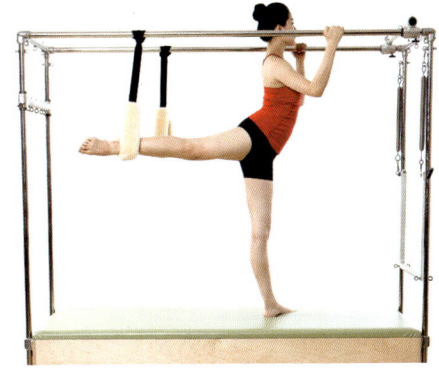

Step 1. 척추를 길게 늘인다.

Step 2. 몸이 뒤로 미끄러지듯 다리를 밀어주면서 길게 늘인다. 30초간 유지한다.

Step 3. 시작자세로 돌아온다.

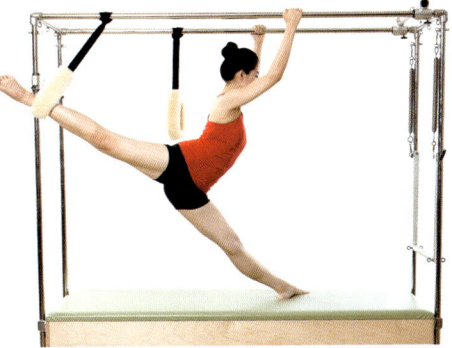

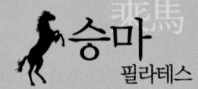

Reformer >>>
리포머

조셉이 개발한 탁월한 재활기구 리포머는 처음에는 유니버셜 리포머로 불리었다.
몸의 모든 부분을 사용할 수 있는 동작에 적합한 리포머는
특히 기능적인 가동성을 높이는 데 매우 효과적이다.

11 암 워크 (롱 박스 & 베이비 악)
Arm Work (Long Box & Baby Arc)

| 효과 | 어깨·복부·둔부·내전근·햄스트링 강화, 신체 균형 향상

☼ Setting
스프링	B-2R
스트랩	Very Short, Regular
박스	Long & Baby Arc

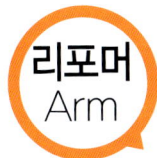
리포머 Arm

시작자세 >>> 롱 박스 위에 베이비 악을 올려놓는다.
스트랩 방향을 보고 베이비 악 위에 앉는다.
두 손은 스트랩을 잡는다.

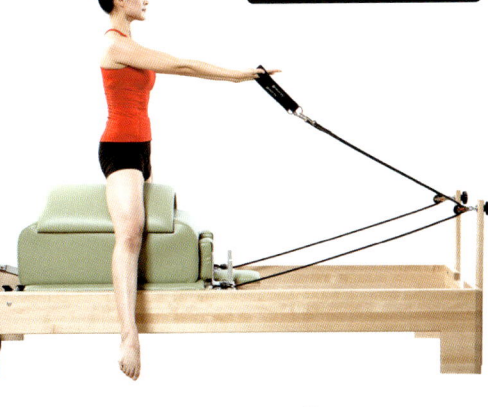

Biceps

Step 1 배꼽을 척추 쪽으로 당기면서 척추를 길게 세우고 두 팔을 가슴 앞으로 뻗는다. *마시고*

Step 2 복부를 수축하여 안쪽 허벅지에 힘을 주면서 베이비 악을 조인다. *내쉬고*
이때 골반을 위로 들어 올리고 다리는 아래로 길게 뻗는다.
양팔꿈치는 90°로 구부리고 손바닥은 얼굴을 향한다.
＊ 반복횟수 : 8회

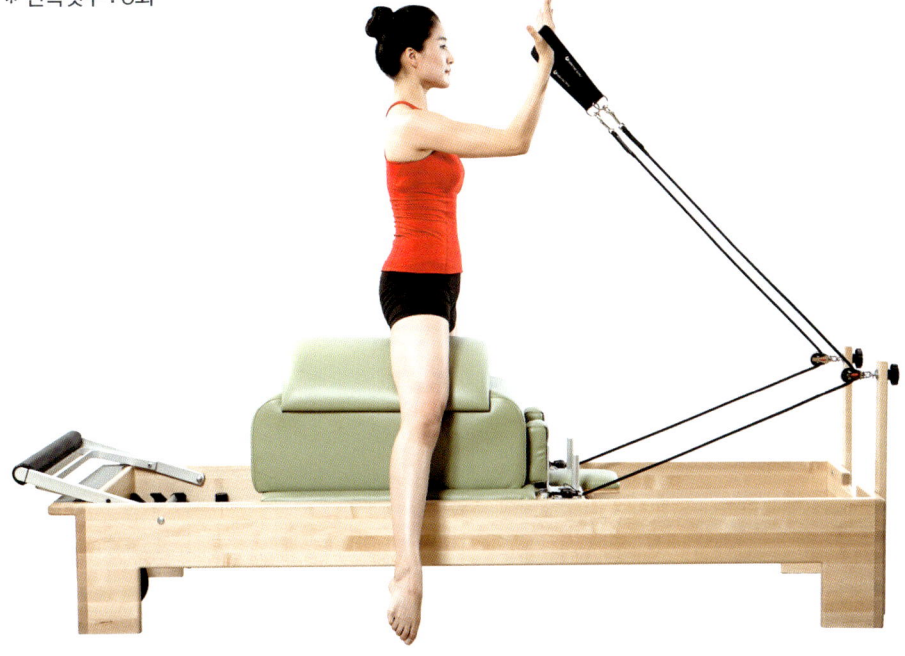

암 워크 (롱 박스 & 베이비 악)
Arm Work (Long Box & Baby Arc)

Chest Expansion

Step 1. 복부를 수축하여 안쪽 허벅지에 힘을 주면서 베이비 악을 조인다. 이때 골반을 위로 들어 올리고 다리는 아래로 길게 뻗는다. 어깨를 내리며 스트랩을 몸 뒤쪽으로 당긴다.

Step 2. 복부에 힘을 주어 상체를 고정시키고 고개를 오른쪽으로 돌린다.

Step 3. 반대쪽으로 고개를 돌린다.

Step 4. 시작자세로 돌아온다.
* 반복횟수 : 4번

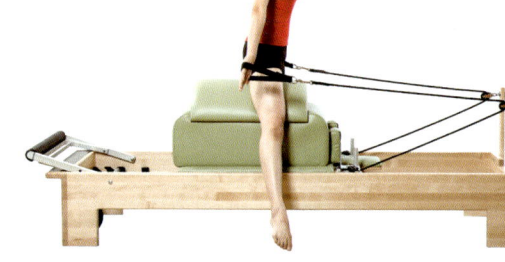

Row

스트랩을 교차하여 잡는다.

Step 1. 복부를 수축하여 안쪽 허벅지에 힘을 주면서 베이비 악을 조인다. 이때 골반을 위로 들어 올리고 다리는 아래로 길게 뻗는다. 팔꿈치를 구부리며 등 뒤로 당긴다. 이때 팔은 어깨보다 약간 아래로 당긴다.
* 반복횟수 : 8회

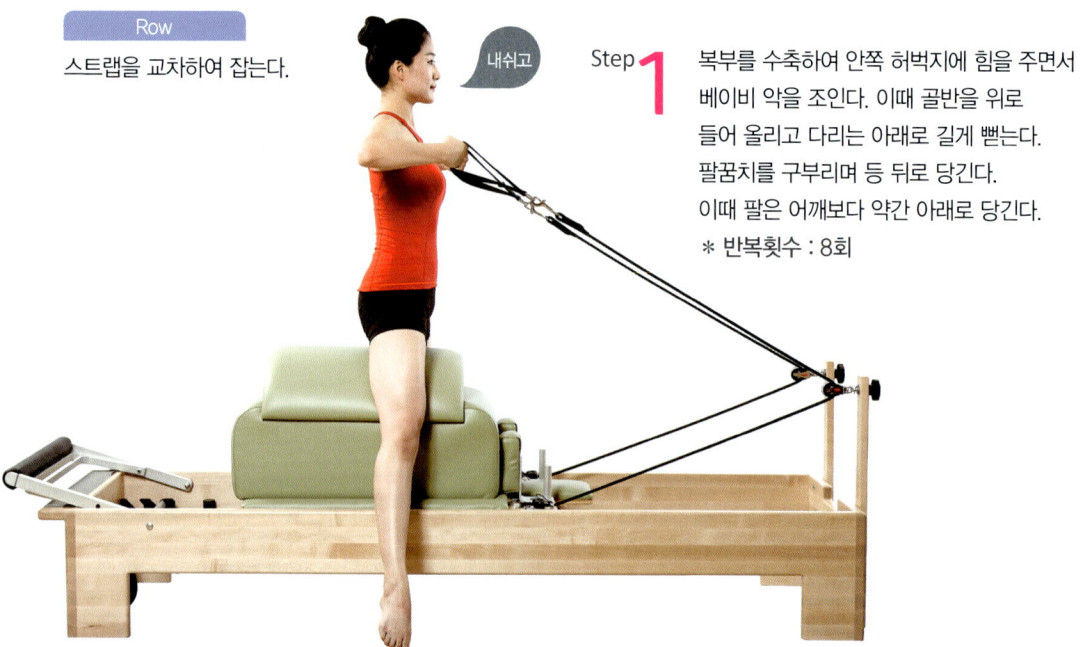

암 워크(롱 박스 & 베이비 악)
Arm Work (Long Box & Baby Arc)

Horseback

풋바 쪽을 보고 베이비 악 위에 앉는다.
두 팔로 스트랩을 잡는다.

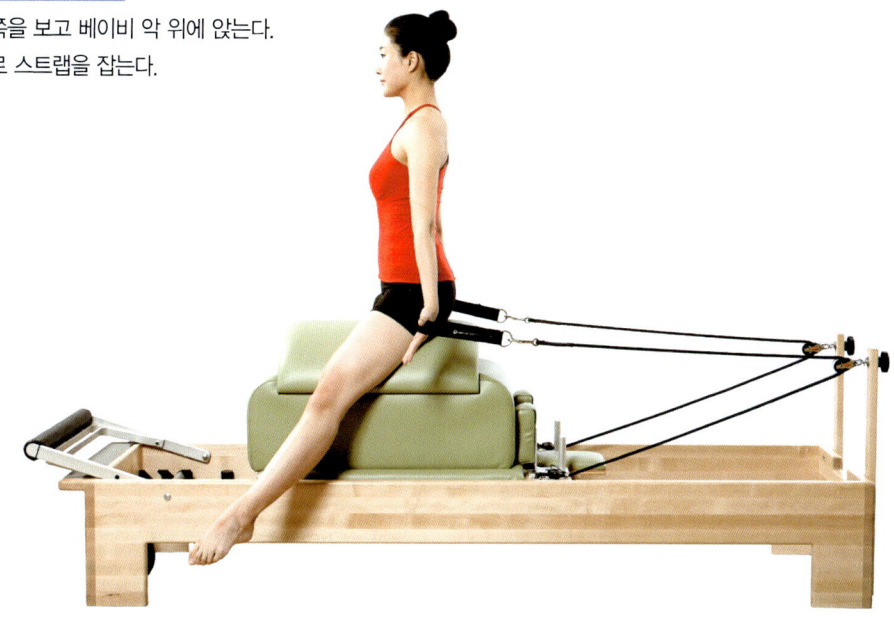

Step 1 복부를 수축하여 안쪽 허벅지에 힘을 주면서 베이비 악을 조인다. 이때 골반을 위로 들어 올리고 다리는 아래로 길게 뻗으며, 등을 둥글게 만들어 두 팔을 가슴 앞으로 당긴다. 이때 어깨는 내린다.
＊ 반복횟수 : 5회

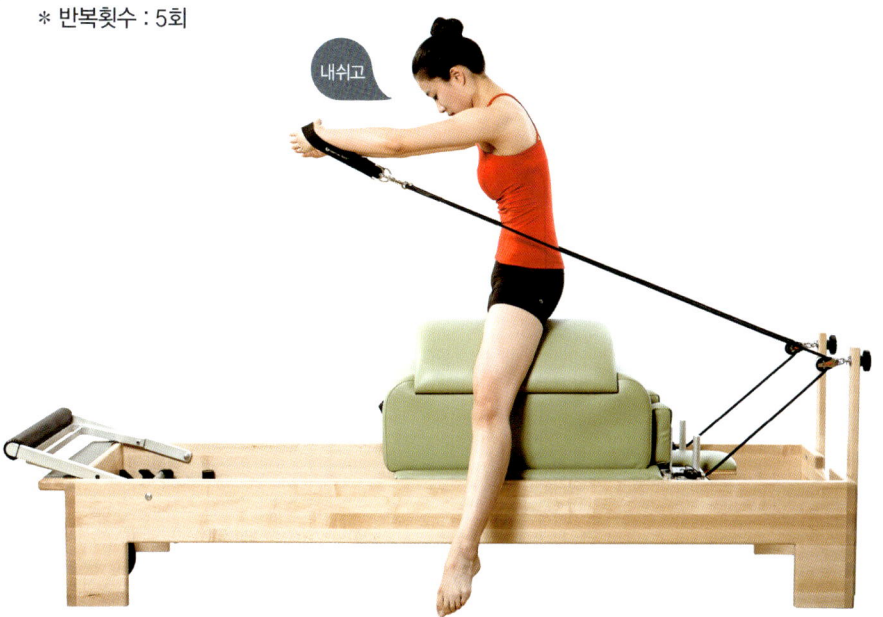

내쉬고

12 암 워크(닐링) Arm Work(Kneeling)

| 효과 | 대퇴사두근 스트레칭, 둔부 햄스트링 및 어깨 근육 강화, 몸통 안정화, 등 신전과 유연성 향상

Setting
- 스프링: B-RB
- Strap: Short

리포머 Arm

Thigh Stretch

시작자세 >>> 스트랩 방향을 보고 스트랩을 잡아 복부와 둔부에 힘을 주어 닐링 자세를 취한다. 이때 척추가 일직선을 유지하며 골반을 앞으로 밀어준다.

Step 1 어깨를 내리며 스트랩을 골반까지 당긴다. (마시고)

Step 2 복부와 둔부에 힘을 주어 골반 위치를 유지하며 몸을 뒤로 기울인다. (내쉬고)

Step 3 시작자세로 돌아온다. (마시고)
＊반복횟수 : 6회

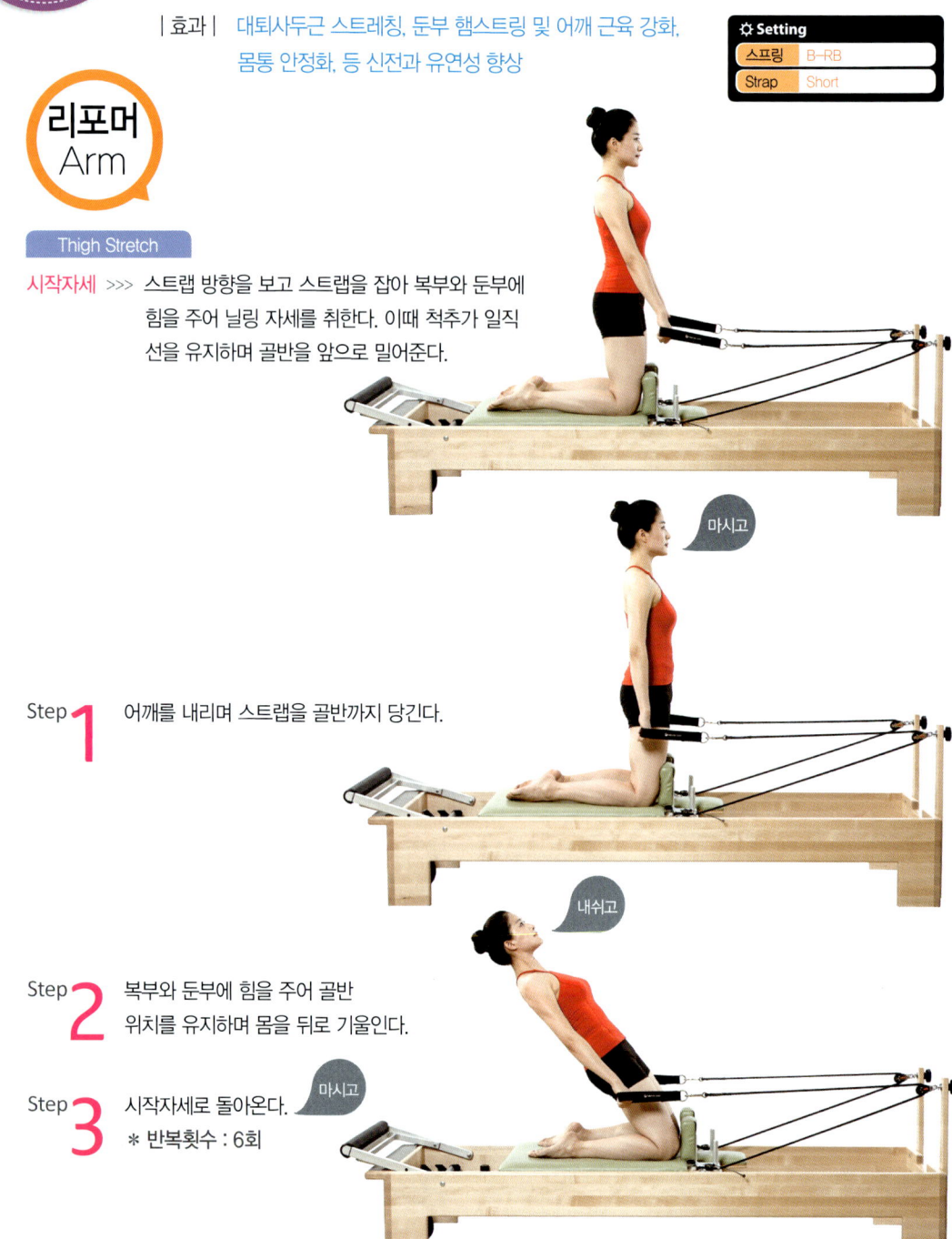

3. 기구 응용 동작 ▶ 리포머

Arm Circles

시작자세 >>> 풋바를 보고 스트랩을 잡아 골반 옆으로 당기면서 복부와 둔부에 힘을 주고 닐링 자세를 취한다. 이때 척추가 일직선을 유지하며 골반을 앞으로 밀어준다.

Step **1** 두 손을 가슴 앞으로 뻗어준다.

마시고

Step **2** 배꼽을 척추 쪽으로 당기며 골반이 흔들리지 않도록 유지하고 두 팔은 바깥쪽에서 아래쪽으로 원을 그린다. 이때 머리 위로 두 팔을 뻗어 큰 원을 그리는 것도 가능하다.
＊반복횟수 : 6회

내쉬고

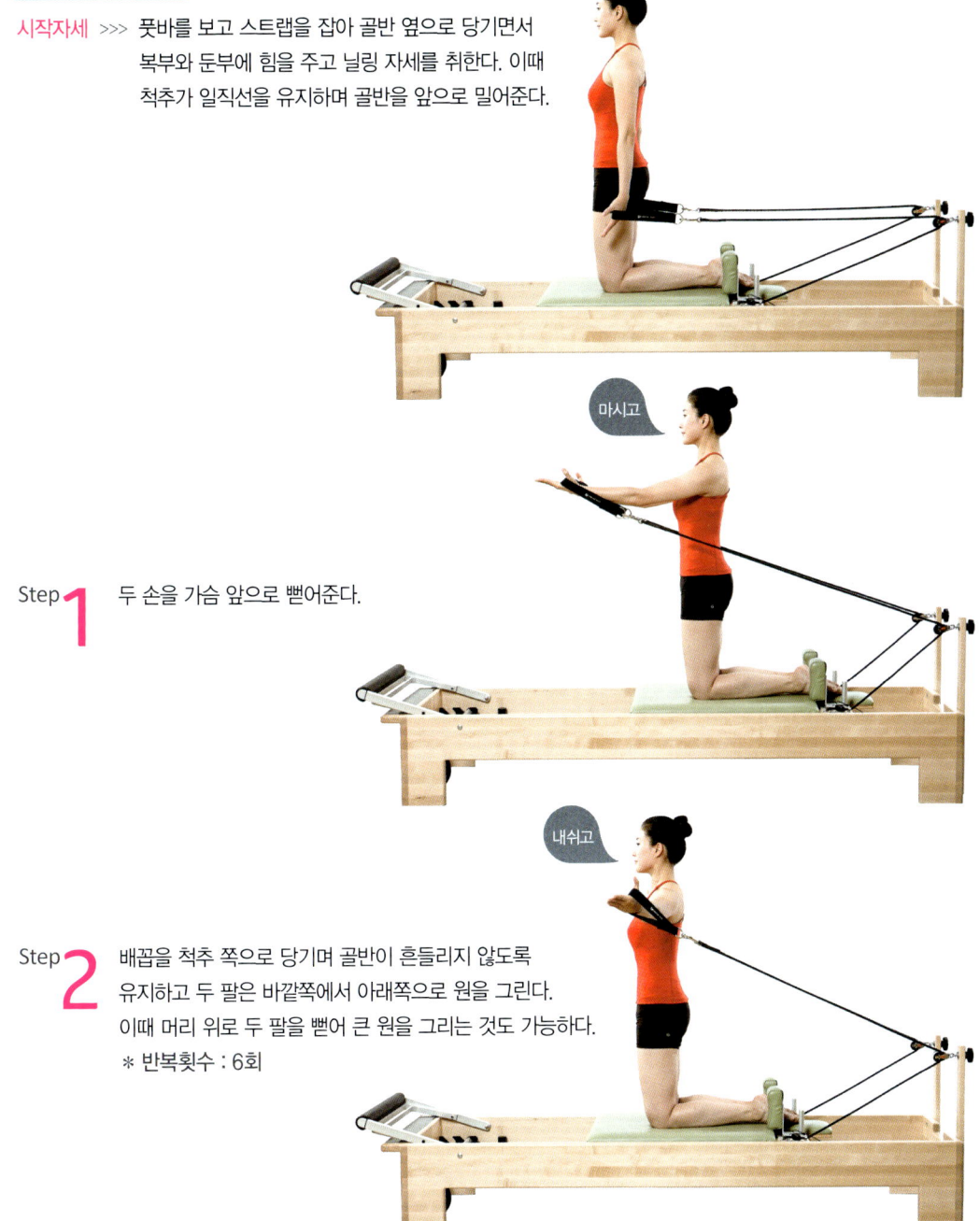

3. 기구 응용 동작 ▶ 리포머

13 다운 스트레칭 Down Stretch

| 효과 | 복부 및 척추신근 강화, 어깨 강화 및 안정화

Setting
- 스프링: RB-2R
- 풋바: High, Low

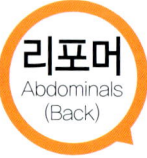
리포머
Abdominals (Back)

시작자세 >>> 풋바에 두 손을 올리고 발바닥은 숄더레스트에 닿도록 한다. 머리와 척추는 일직선을 유지한다.

Step 1 상체를 고정시키고 복부와 둔부에 힘을 주어 캐리지를 밀면서 골반을 아래로 내린다. 이때 허리가 꺾이지 않도록 한다. (내쉬고)

Step 2 복부를 수축하여 골반을 앞으로 밀어준다. 척추를 늘이면서 무릎에서 머리까지 긴 커브를 만든다. 이때 캐리지는 제자리로 돌아온다. (마시고)

Step 3 Step 1 자세로 돌아온다. (내쉬고)
＊ 반복횟수 : 6~8회

3. 기구 응용 동작 ▶ 리포머

14 플랭크 니 오프 Plank-Knee Off

| 효과 | 둔부·햄스트링·사두근·복부 강화, 어깨 강화 및 안정화, 골반 안정화

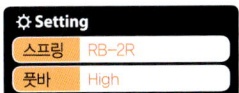

Setting
- 스프링: RB-2R
- 풋바: High

리포머
Abdominals
(Back)

시작자세 >>> 풋바에 두 손을 올리고 캐리지에 무릎을 꿇은 자세를 취한다. 발바닥은 숄더레스트에 닿도록 한다. 배꼽을 척추 쪽으로 당기면서 무릎이 캐리지에서 떨어지도록 들어 올린다.

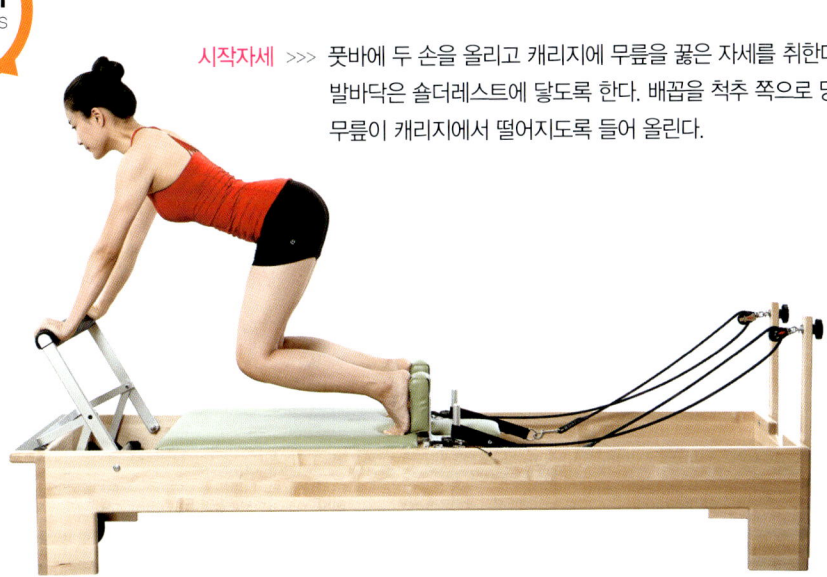

Step 1 복부와 둔부에 힘을 주고 두 무릎을 펴서 다리를 곧게 뻗는다. 이때 머리와 척추가 일직선을 유지하도록 한다. (내쉬고)

Step 2 시작자세로 돌아온다. (마시고)
* 반복횟수 : 6회 2세트

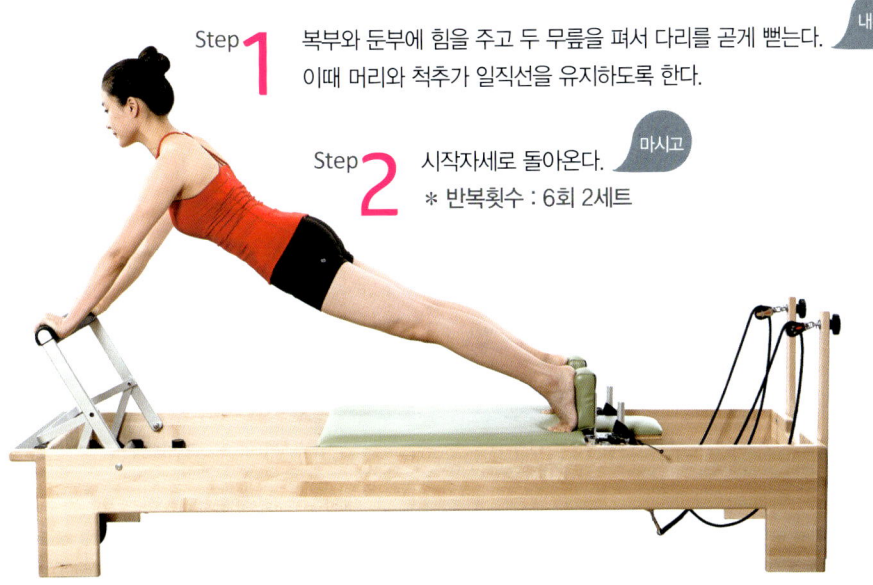

3. 기구 응용 동작 ▶ 리포머

15 롱 박스 스완 Long Box Swan

| 효과 | 등 신근 강화, 둔부 및 햄스트링 강화, 어깨 안정화

Setting
- 스프링: B-2R
- 풋바: High
- 박스: Long

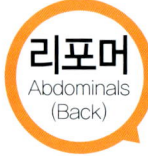
리포머
Abdominals (Back)

시작자세 >>> 머리가 풋바 쪽으로 향하도록 롱 박스 위에 엎드린다. 이때 두 팔은 풋바 위에 올리고 겨드랑이가 롱 박스 양쪽 끝에 오도록 자세를 취한다.

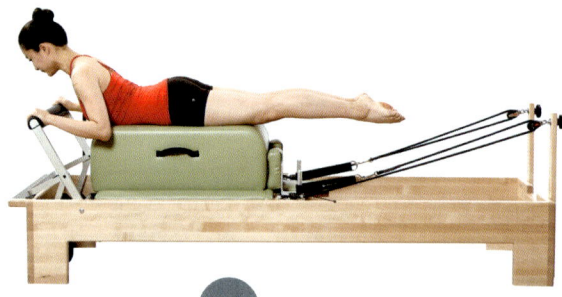

Step 1 배꼽을 척추 쪽으로 끌어당긴 상태에서 두 손은 풋바를 밀어낸다. 이때 귀와 어깨 간격은 최대한 멀어진 상태를 유지한다.

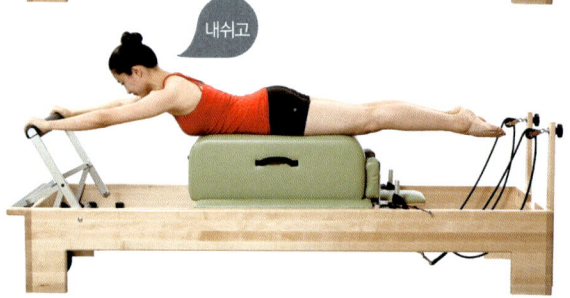

Step 2 복부의 힘을 유지한 채 캐리지가 풋바 쪽으로 돌아오며 스완 자세를 취한다. 이때 가슴은 최대한 열고 척추를 길게 늘인다. (마시고)

Step 3 두 팔은 풋바를 밀면서 상체를 바닥 쪽으로 내린다. (내쉬고)

Step 4 팔꿈치를 굽히며 시작자세로 돌아온다. (마시고)
* 반복횟수 : 6회

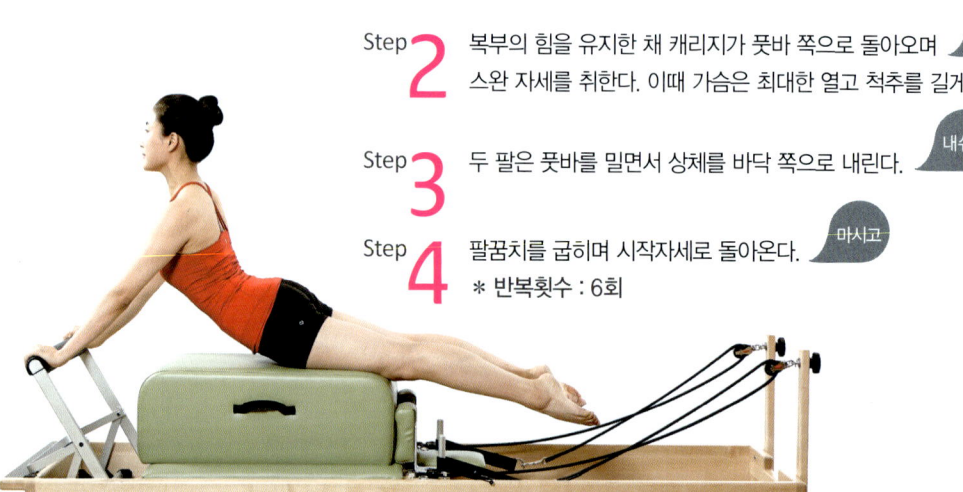

16 스탠딩 암 워크(스쿼트 포지션) Standing Arm Works (Squat Position)

| 효과 | 다리(둔부, 햄스트링, 대퇴사두근) 강화, 어깨 강화 및 안정화, 몸통 안정화

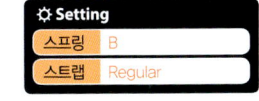

Setting
- 스프링: B
- 스트랩: Regular

리포머 Leg

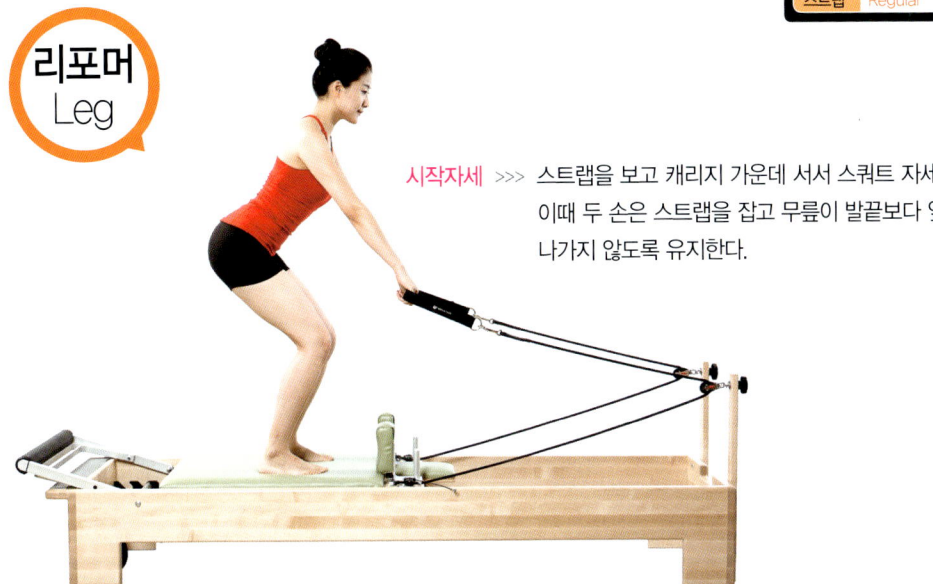

시작자세 >>> 스트랩을 보고 캐리지 가운데 서서 스쿼트 자세를 취한다. 이때 두 손은 스트랩을 잡고 무릎이 발끝보다 앞으로 나가지 않도록 유지한다.

Posterior Deltoid

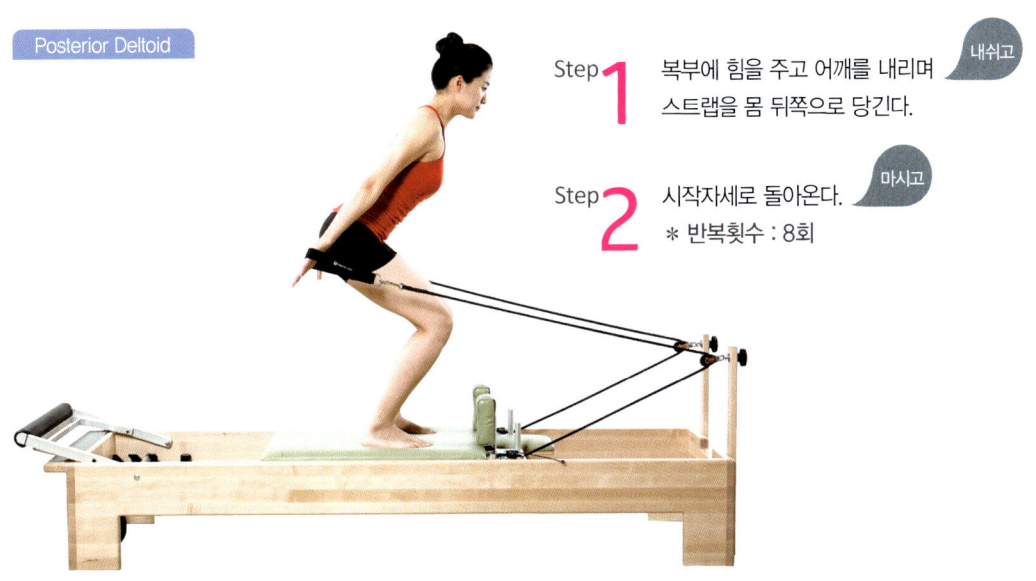

Step 1 복부에 힘을 주고 어깨를 내리며 스트랩을 몸 뒤쪽으로 당긴다. (내쉬고)

Step 2 시작자세로 돌아온다. (마시고)

＊ 반복횟수 : 8회

스탠딩 암 워크(스쿼트 포지션)
Standing Arm Works (Squat Position)

Biceps Curl

Step 1 손바닥이 천장을 향하도록 스트랩을 잡는다.

Step 2 복부에 힘을 주고 팔꿈치를 90°로 구부려 손바닥이 얼굴을 향하도록 한다.
* 반복횟수 : 8회

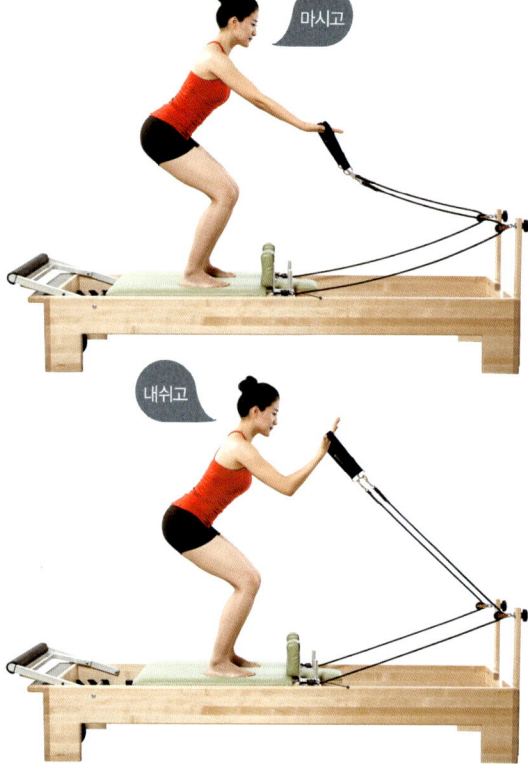

Row

Step 1 스트랩을 교차하여 잡는다.

Step 2 팔꿈치를 구부리며 등 뒤로 스트랩을 당긴다. 이때 팔은 어깨보다 약간 아래쪽으로 당긴다.
* 반복횟수 : 8회

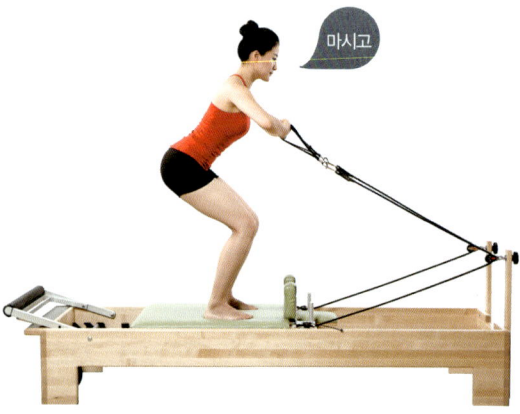
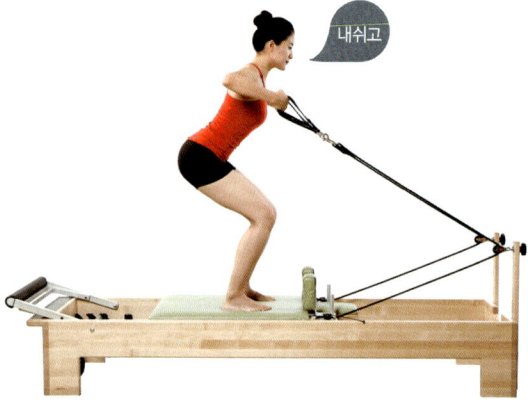

3. 기구 응용 동작 ▶ 리포머

17 스플릿 Split

| 효과 | 다리 강화(햄스트링, 내전근, 회전근, 대퇴사두근), 신체 밸런스 향상

Setting
- 스프링: Y-R
- 바: 없음

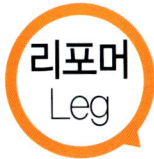
리포머 Leg

시작자세 >>> 한쪽 다리를 플랫폼에 두고 반대쪽 다리는 캐리지에 올리고 선다. 두 팔은 편안하게 옆에 내려놓는다.

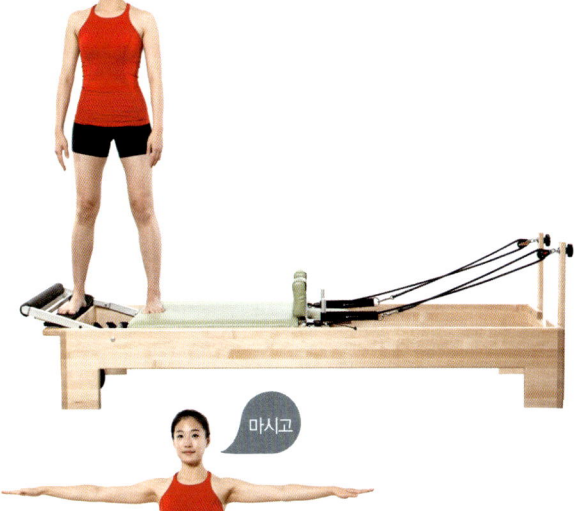

Step 1 몸 중심은 중앙에 두고 복부와 다리에 힘을 주어 캐리지를 옆으로 밀어낸다.

마시고

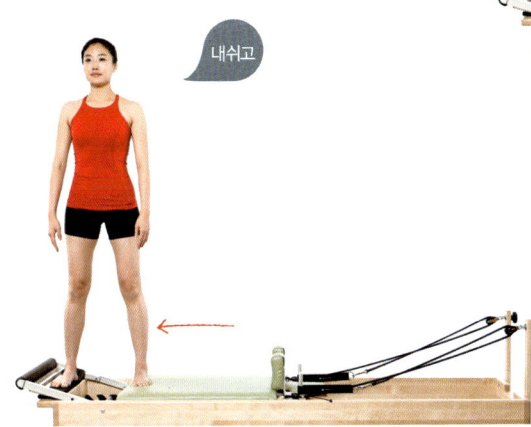

내쉬고

Step 2 허벅지 안쪽 근육을 사용해서 시작자세로 돌아온다.

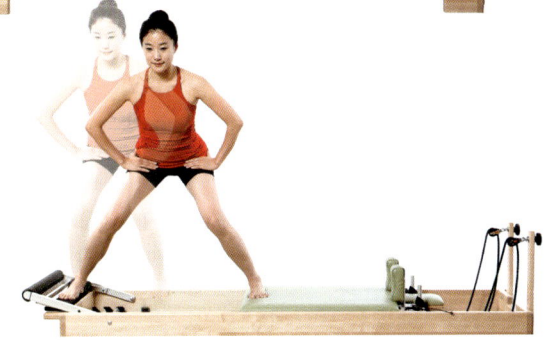

스쿼트 자세로도 할 수 있다.
* 반복횟수 : 10회

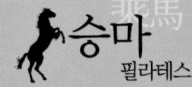

Chair >>>
체어

체어는 근력을 강화시키는 데 유용하며, 초보자의 경우 복근과 팔 강화를 훈련시킬 때에도 매우 효과적이다. 운다(Wunda)라고 불리는 조셉의 체어는 체력 증진을 위한 최고의 필라테스 기구로도 알려져 있다.

18 더블 레그 펌프 Double Leg Pump

3. 기구 응용 동작 ▶ 체어

| 효과 | 대퇴사두근 및 복부 강화, 골반 안정화

Setting
- 스프링: 2 H2–2 H4
- 페달: Together
- Foot Position: V, Heels, Toe, 2nd

체어

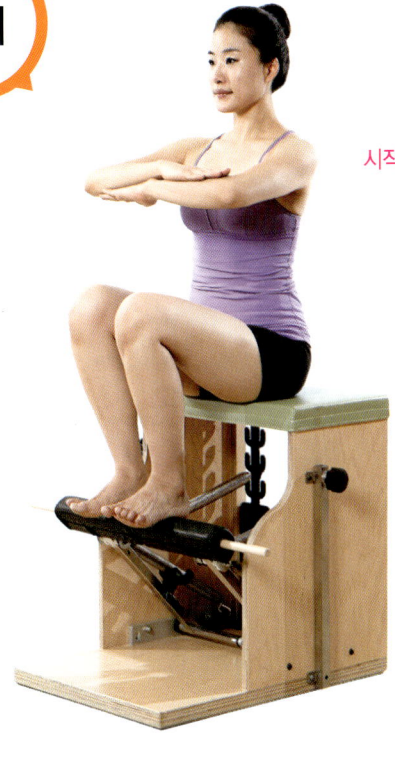

시작자세 >>> 체어 앞 가장자리에 좌골을 두고 앉는다. 팔은 지니 자세를 취한다.

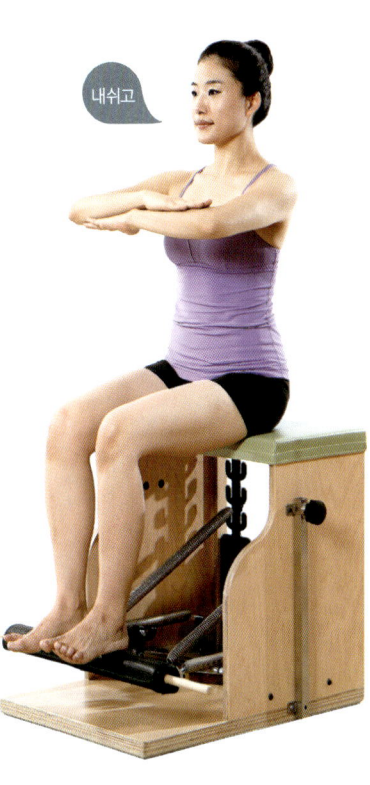

내쉬고

Step 1 복부를 수축하여 척추를 길게 늘이고, 페달을 아래로 누른다. 이때 골반이 앞뒤로 기울어지지 않도록 고정시킨다.

Step 2 시작자세로 돌아온다.  마시고
＊반복횟수 : 10회

3. 기구 응용 동작 ▶ 체어

19 런지 Lunge

| 효과 | 다리(대퇴사두근·햄스트링·둔근) 강화, 다리 정렬 개선, 골반 안정화

Setting
| 스프링 | 2 H2–2 H4 |
| 페달 | Together |

체어

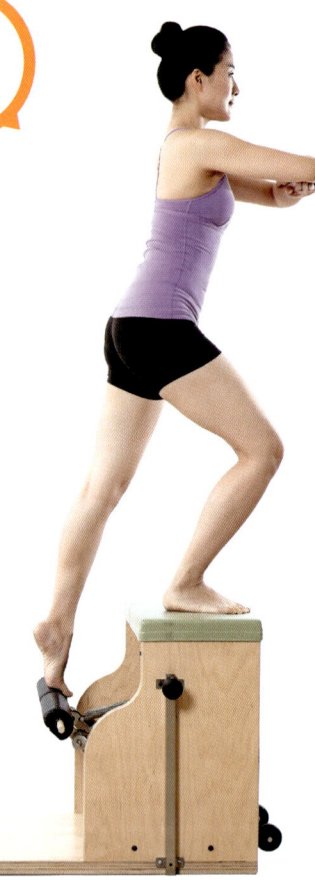

시작자세 >>> 다리를 정렬하여 시트 위에 올라선다.
한 발은 페달 위에 두고,
양팔은 지니 자세를 취한다.

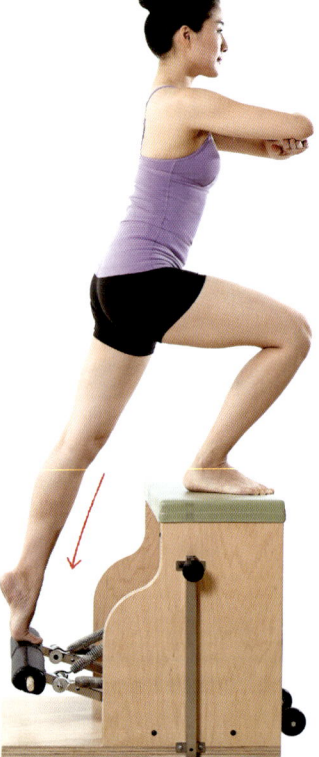

Step 1 복부를 수축하여 골반과 상체를 고정시킨다. (내쉬고)
시트 위에 올린 다리는 무릎을 구부리고 페달 위에 둔 다리는
곧게 뻗어 아래로 페달을 누른다. 이때 시트 위에 올린 다리의
무릎이 발가락 앞으로 나가지 않도록 한다.

Step 2 시작자세로 돌아온다. (마시고)
* 반복횟수 : 6회

3. 기구 응용 동작 ▶ 체어

20 플리에 프론트 & 백 Pile Front & Back

| 효과 | 다리(대퇴사두근 · 햄스트링 · 둔근) 강화, 어깨 강화, 골반 안정화

Setting
- 스프링: 2 L2-2 L4
- 페달: Together

체어

Pile Front

시작자세 >>> 체어를 바라보고 발뒤꿈치가 맞닿게 무릎을 바깥으로 열고 앉는다. 바닥에서 발뒤꿈치를 들고 손은 페달에 올린다.

Step 1 복부를 수축하여 골반과 상체의 위치를 고정하며 팔을 곧게 뻗어 페달을 누른다.

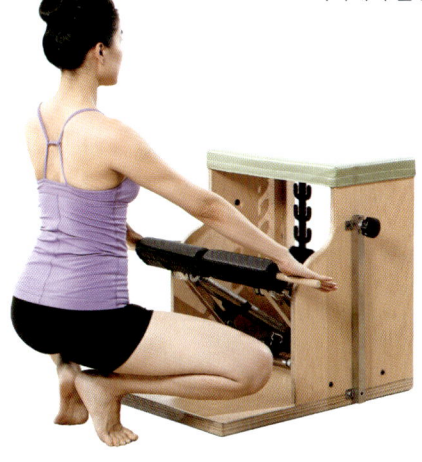
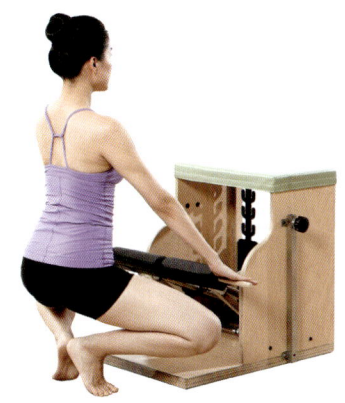

Pile Back

시작자세 >>> 몸의 방향을 반대로도 할 수 있다.

Step 1 복부를 수축하여 골반과 상체의 위치를 고정하며 팔을 곧게 뻗어 페달을 누른다. (내쉬고)

＊ 반복횟수 : 8회

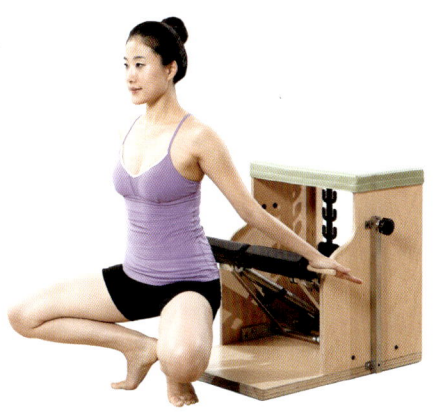
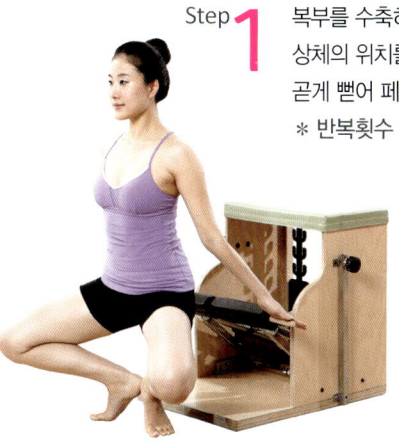

3. 기구 응용 동작 ▶ 체어

21 풀업 Pull Up

| 효과 | 어깨 강화 및 안정화, 복부 및 하체 강화, 몸통 안정화, 골반 안정화

Setting
- 스프링: 2 L4 −2 H4
- 페달: 분리

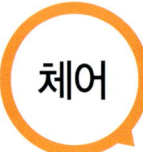

시작자세 >>> 체어 앞에 선다. 두 팔은 시트 양옆을 잡고 발 볼로 페달을 밟는다. 이때 다리의 정렬을 맞춘다.

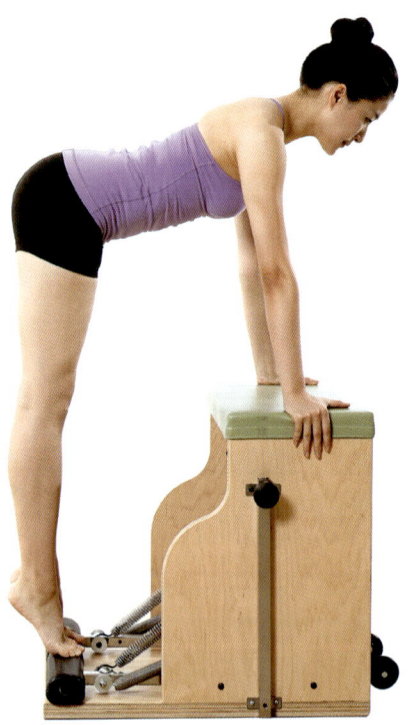

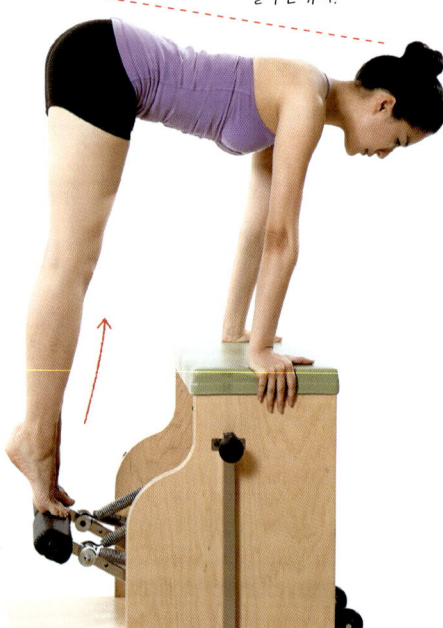

일직선 유지!

Step 1 배꼽을 척추 쪽으로 당기며 페달을 들어 올린다.
이때 상체는 머리, 등, 골반이 일직선 라인을 유지한다.
* 반복횟수 : 10회

3. 기구 응용 동작 ▶ 체어

22 밴드 앤 스트레칭 Band and Stretch

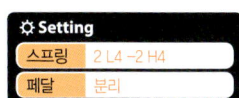

체어

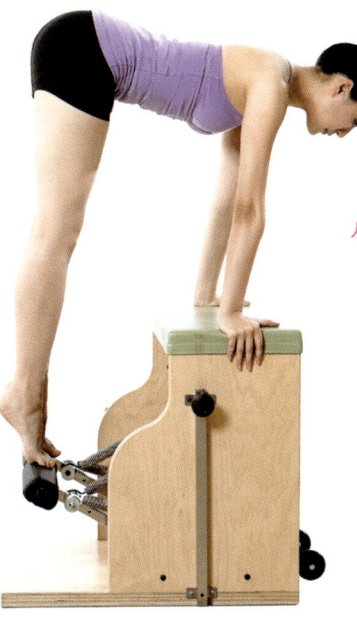

내쉬고

시작자세 >>> 배꼽을 척추 쪽으로 당기며 페달을 들어 올린다. 이때 상체는 머리, 등, 골반이 일직선 라인을 유지한다.

Step 1 상체의 위치를 고정시키고 무릎을 구부린다. 마시고

Step 2 상체의 위치를 고정시키고 무릎을 편다. 내쉬고
* 반복횟수 : 10회

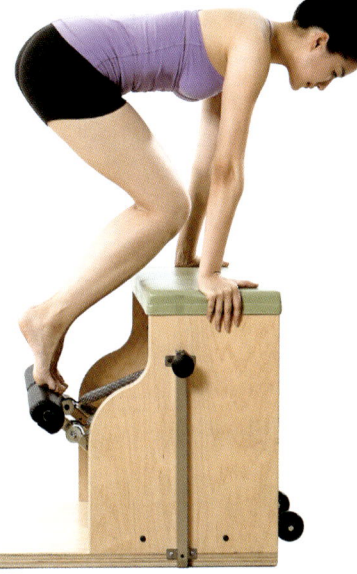

23 러닝 Running

3. 기구 응용 동작 ▶ 체어

Setting
| 스프링 | 2 L4 –2 H4 |
| 페달 | 분리 |

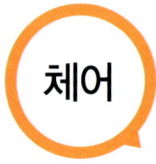

시작자세 >>> 배꼽을 척추 쪽으로 당기며 페달을 들어 올린다.
이때 등은 둥글게 만든다.

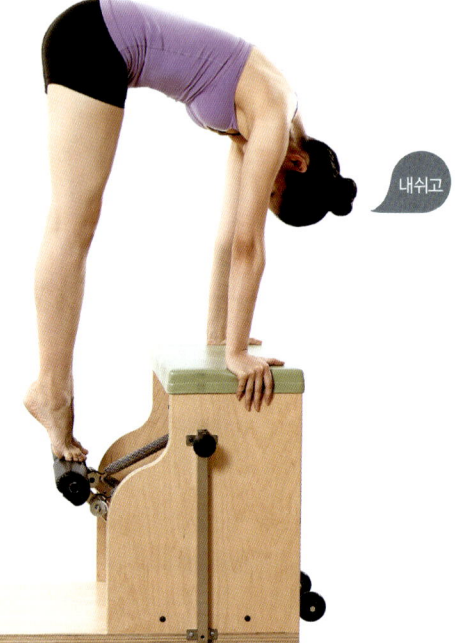

내쉬고

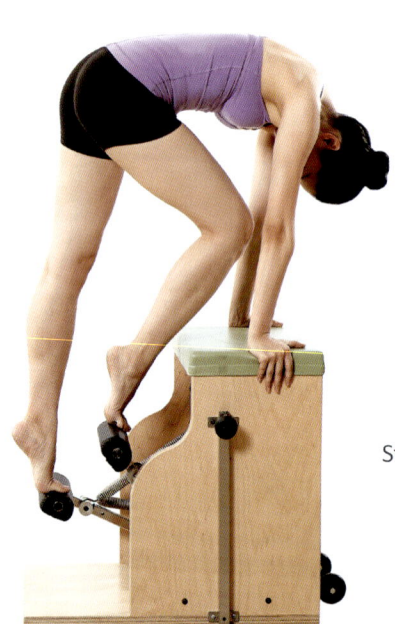

Step 1 달리기를 하듯 한 다리씩 번갈아 가면서 무릎을 구부렸다 편다.
* 반복횟수 : 10회, 2세트

마시고 내쉬고

Barrel >>>
배럴

래더 배럴은 척추 굴곡 및 신전 그리고 측면 굴곡의 안정과 강화를 발달시키는 기구다. 이 장에서는 사다리가 달린 래더 배럴을 사용하여 스트레칭에 매우 효과적인 동작들을 소개한다.

3. 기구 응용 동작 ▶ 배럴

24 말타기 Horseback

| 효과 | 복근 및 다리 내전근 강화, 골반 안정화

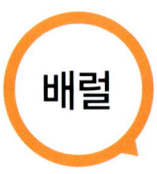

시작자세 >>> 다리를 곧게 펴고 배럴 위에 앉는다.
두 팔은 양옆으로 곧게 뻗는다.

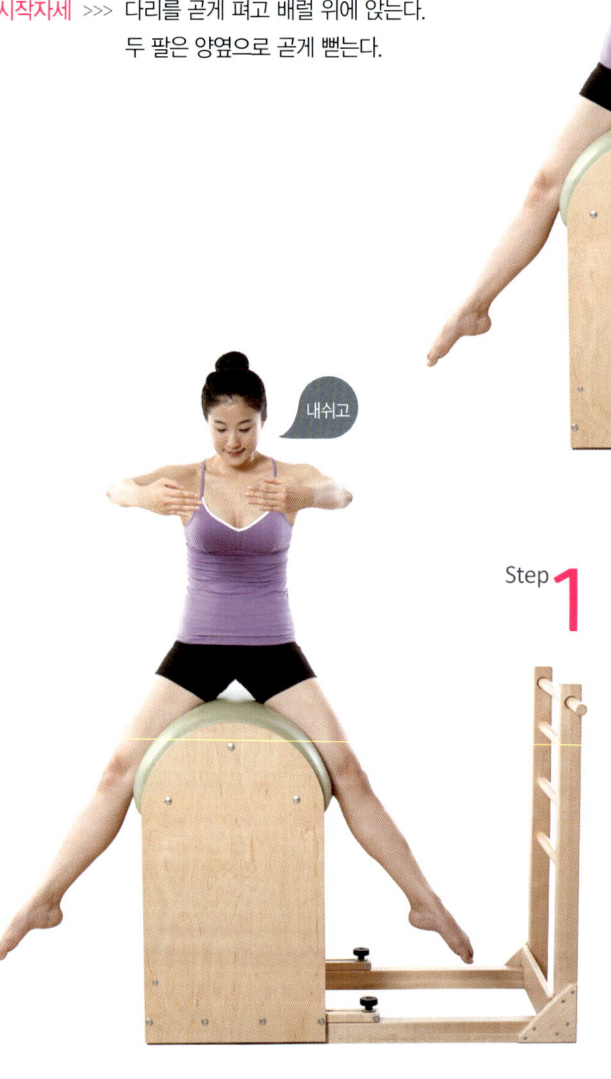

내쉬고

Step 1 복부를 수축하여 안쪽 허벅지에 힘을 주면서 배럴을 조인다. 이때 골반을 배럴에서 들어 올리며 등 상부를 둥글게 말고 두 팔을 가슴 앞으로 모은다.
* 반복횟수 : 6회

3. 기구 응용 동작 ▶ 배럴

25 골반으로 걷기 Pelvic Walking

| 효과 | 골반 안정화, 요추 골반 밸런스 증진

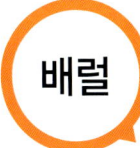

시작자세 >>> 다리를 곧게 펴고 배럴 위에 앉는다. 복부를 수축하여 안쪽 허벅지에 힘을 주면서 배럴을 조인다. 이때 골반을 배럴에서 들어 올린다.

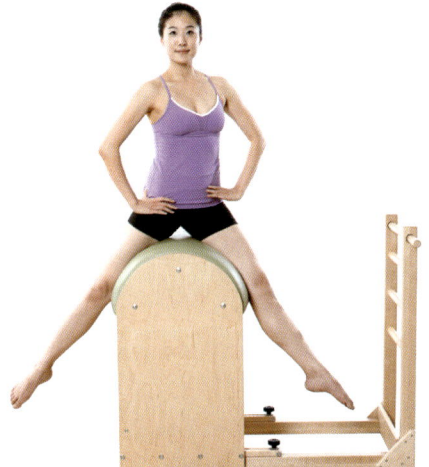

Step **1** 복부를 수축하여 한쪽 골반을 앞으로 보낸다.

Step **2** 시작자세로 돌아온다.

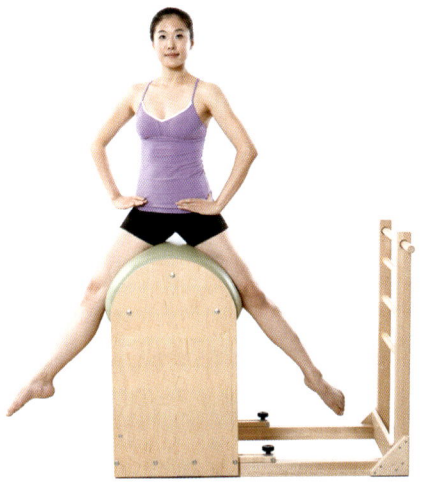

Step **3** 반대쪽도 실행한다. 동작이 익숙해지면 걷듯이 리드미컬하게 동작을 연결한다.
* 반복횟수 : 10회, 2세트

26 사이드 싯 업 Side Sit Up

3. 기구 응용 동작 ▶ 배럴

| 효과 | 복사근 및 요방형근 강화, 골반 안정화

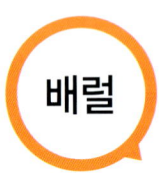

시작자세 >>> 아래에서 첫 번째 래더에 올라가 두 다리로 지지한다.
골반을 배럴에 걸치고 머리 뒤에 깍지를 낀다.
이때 허벅지 안쪽은 조여준다.

Step 1 상체를 옆으로 일으키며 몸통을 곧게 세워준다. `내쉬고`

Step 2 시작자세로 돌아온다. `마시고`
* 반복횟수 : 10회

3. 기구 응용 동작 ▶ 배럴

27 등 신전 Back Extension

| 효과 | 등 신전 및 요추 강화

배럴

시작자세 >>> 다리를 곧게 펴고 배럴 위에 엎드린다. 두 손은 밴드를 잡고 머리 뒤에서 깍지를 낀다.

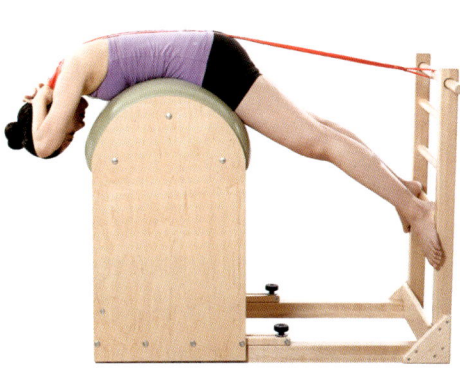

Step 1 허리가 꺾이지 않도록 복부에 힘을 유지하며 상체를 뒤로 끌어올린다.
＊ 반복횟수 : 10회

Step 2 자세를 유지한다. 마시고

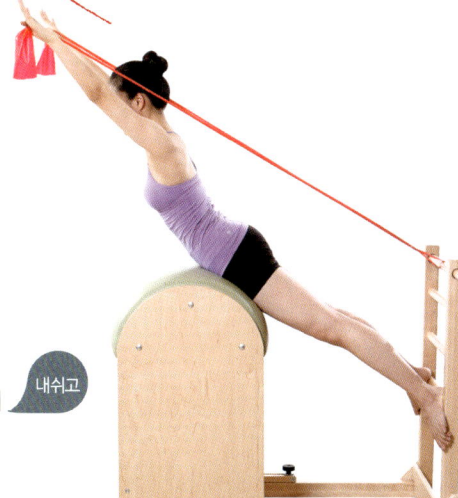

Step 3 팔을 사선 위로 뻗어 손끝부터 발끝까지 일직선이 되도록 한다. 내쉬고
＊ 반복횟수 : 팔 동작만 10회

28 햄스트링 스트레칭 Hamstring Stretch

3. 기구 응용 동작 ▶ 배럴

| 효과 | 햄스트링 · 내전근 · 이상근 · 대퇴사두근 스트레칭

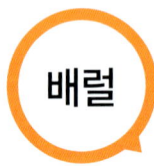

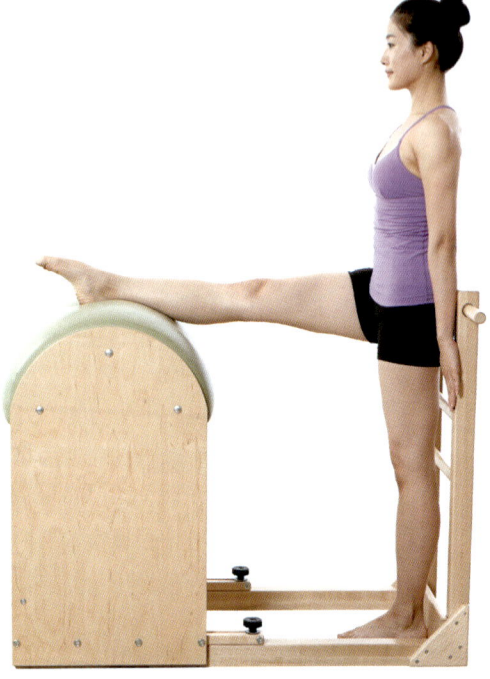

시작자세 >>> 배럴을 바라보며 골반의 레벨을 맞추고 한쪽 다리를 곧게 뻗어 배럴 위에 올린다.

Step 1 두 팔을 배럴 위에 올리고 배럴에 올라간 다리 방향으로 상체를 숙인다. 호흡은 편안하게 하고 30~45초 정도 자세를 유지한다.

＊ 키가 작은 사람은 작은 박스를 발 아래 두고 올라가 동작을 한다.

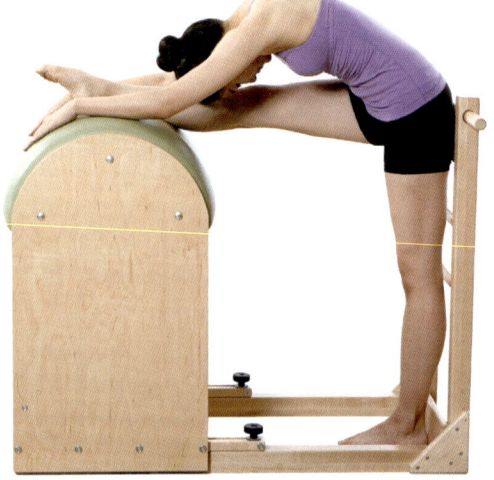

29 이상근 스트레칭 Piriformis Stretch

3. 기구 응용 동작 ▶ 배럴

| 효과 | 햄스트링 · 내전근 · 이상근 · 대퇴사두근 스트레칭

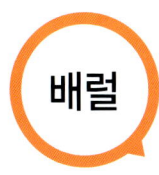

시작자세 >>> 배럴을 바라보며 골반의 레벨을 맞추고 한쪽 다리의 무릎을 구부려 배럴 위에 올린다.

Step 1 두 팔을 배럴 위에 올리고 배럴에 올라간 다리 방향으로 등을 펴고 상체를 숙인다. 호흡은 편안하게 하고 30~45초 정도 자세를 유지한다.

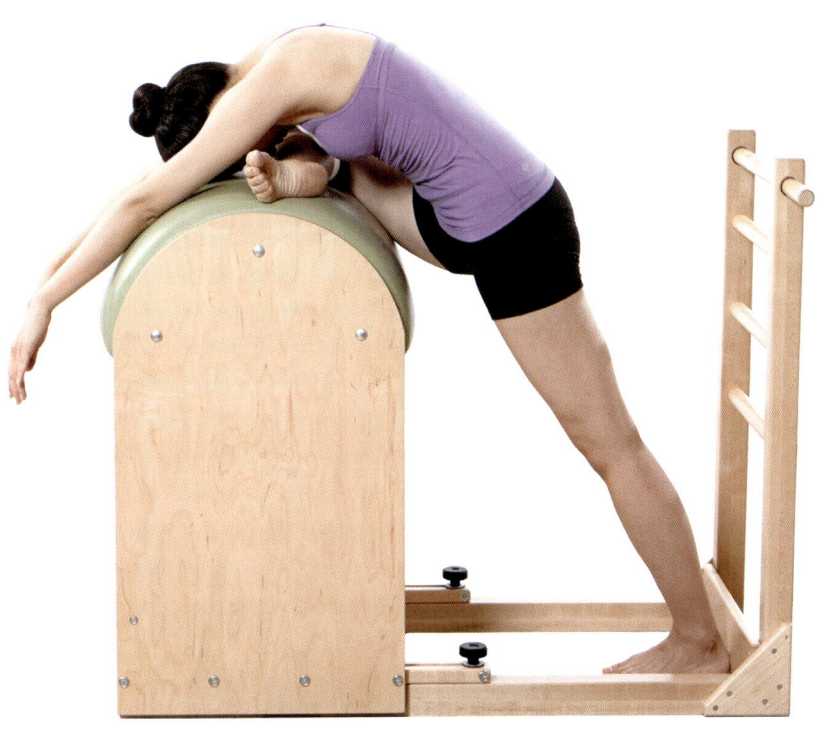

3. 기구 응용 동작 ▶ 배럴

30 내전근 스트레칭 Adductor Stretch

| 효과 | 햄스트링 · 내전근 · 이상근 · 대퇴사두근 스트레칭

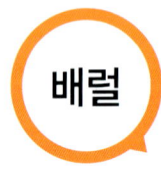

시작자세 >>> 배럴 위에 한쪽 다리를 올리고 골반의 레벨을 맞추어 바르게 선다.

Step 1 배럴 쪽 팔은 래더를 잡고 반대쪽 팔은 귀 옆으로 가져온다. 배럴 쪽 다리 방향을 향해 상체를 옆으로 늘린다. 호흡은 편안하게 하고 30~45초 정도 자세를 유지한다.

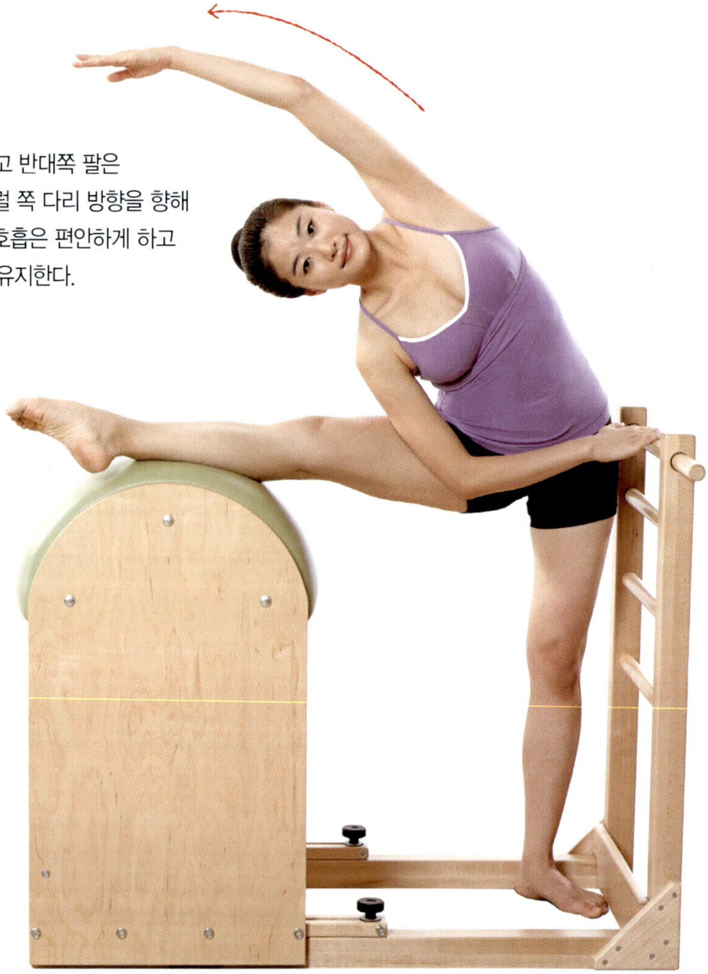

3. 기구 응용 동작 ▶ 배럴

31 대퇴사두근 스트레칭 Quadriceps Stretch

| 효과 | 햄스트링 · 내전근 · 이상근 · 대퇴사두근 스트레칭

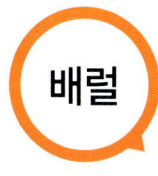

시작자세 >>> 래더를 바라보고 웰 안에 선다.
한쪽 다리의 무릎을 구부려서 발등을 배럴에 둔다.

Step 1 복부와 둔부에 힘을 주어 골반을 앞으로 밀어낸다.
동시에 양손으로 래더를 살짝 밀며 상체를 뒤로 기울인다.
호흡은 편안하게 하고 30~45초 정도 자세를 유지한다.

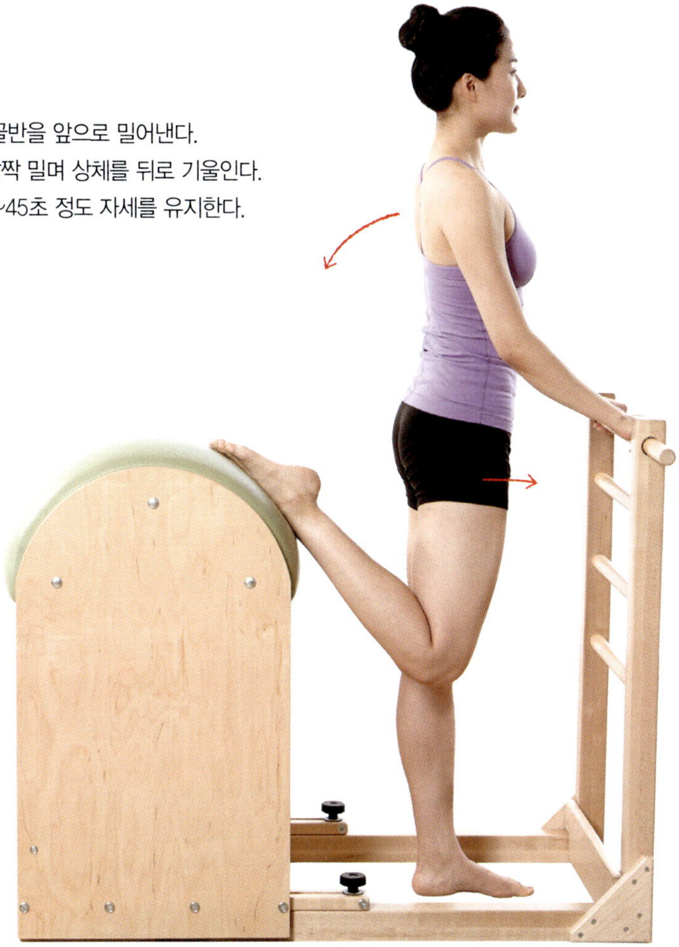

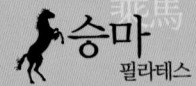

CoreAlign >>>
코어얼라인

물리치료사인 조나단 호프만이 개발한 이 기구는 두 발을 사용할 수 있는 구조로 되어 있어 보행과 스탠딩 자세 등 재활 트레이닝에 매우 탁월한 기구이다.

3. 기구 응용 동작 ▶ 코어 얼라인

32 후프 Hoof

| 효과 | 다리 정렬, 상체 안정화

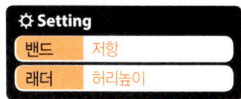

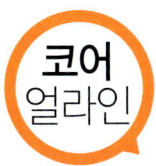

시작자세 >>> 래더를 바라보고 카트 위에 다리를 정렬하여 바른 자세로 선다. 팔꿈치가 허리 라인과 일직선이 되도록 래더를 잡는다.

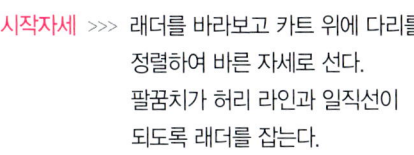

Step 1 허벅지와 무릎이 일직선을 유지하면서 발뒤꿈치를 들고 무릎을 구부린다. 반대쪽 다리도 반복한다.
이때 둔부와 햄스트링에 집중하여 무릎을 굽힌다.
발목은 힘을 풀어 꺾이지 않도록 주의한다.
* 반복횟수 : 6회

내쉬고

3. 기구 응용 동작 ▶ 코어 얼라인

33 후프 숄더 Hoof Shoulder

| 효과 | 다리 정렬, 상체 안정화

Setting
- 밴드: 저항
- 래더: 어깨높이

코어 얼라인

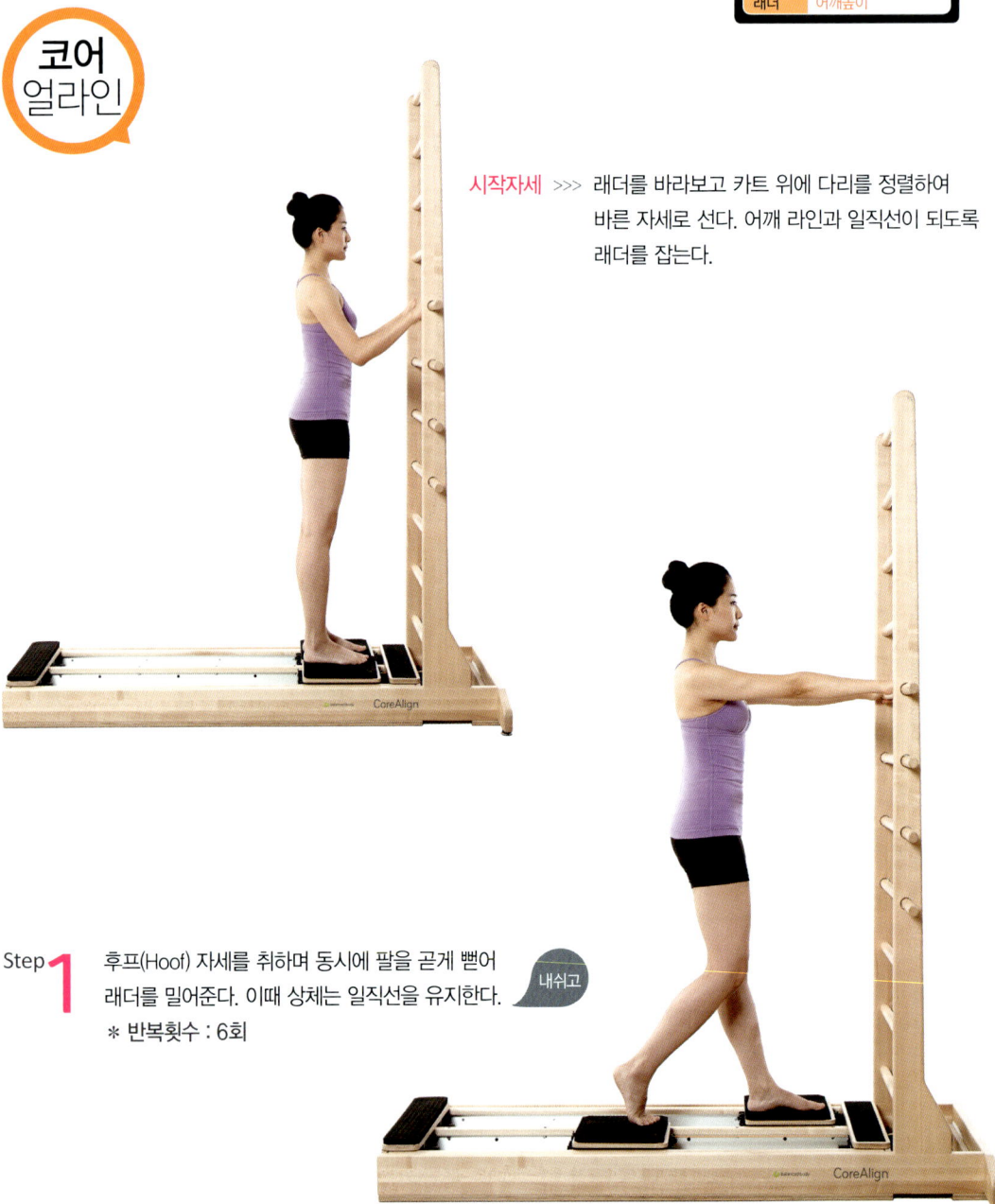

시작자세 >>> 래더를 바라보고 카트 위에 다리를 정렬하여 바른 자세로 선다. 어깨 라인과 일직선이 되도록 래더를 잡는다.

Step 1 후프(Hoof) 자세를 취하며 동시에 팔을 곧게 뻗어 래더를 밀어준다. 이때 상체는 일직선을 유지한다.
* 반복횟수 : 6회

내쉬고

34 더블 후프 Double Hoof

3. 기구 응용 동작 ▶ 코어 얼라인

| 효과 | 복부 강화, 골반 및 어깨 안정화

✿ Setting
밴드 저항
래더 어깨높이

코어 얼라인

시작자세 >>> 래더를 바라보고 카트 위에 다리를 정렬하여 바른 자세로 선다. 어깨 라인과 일직선이 되도록 래더를 잡는다.

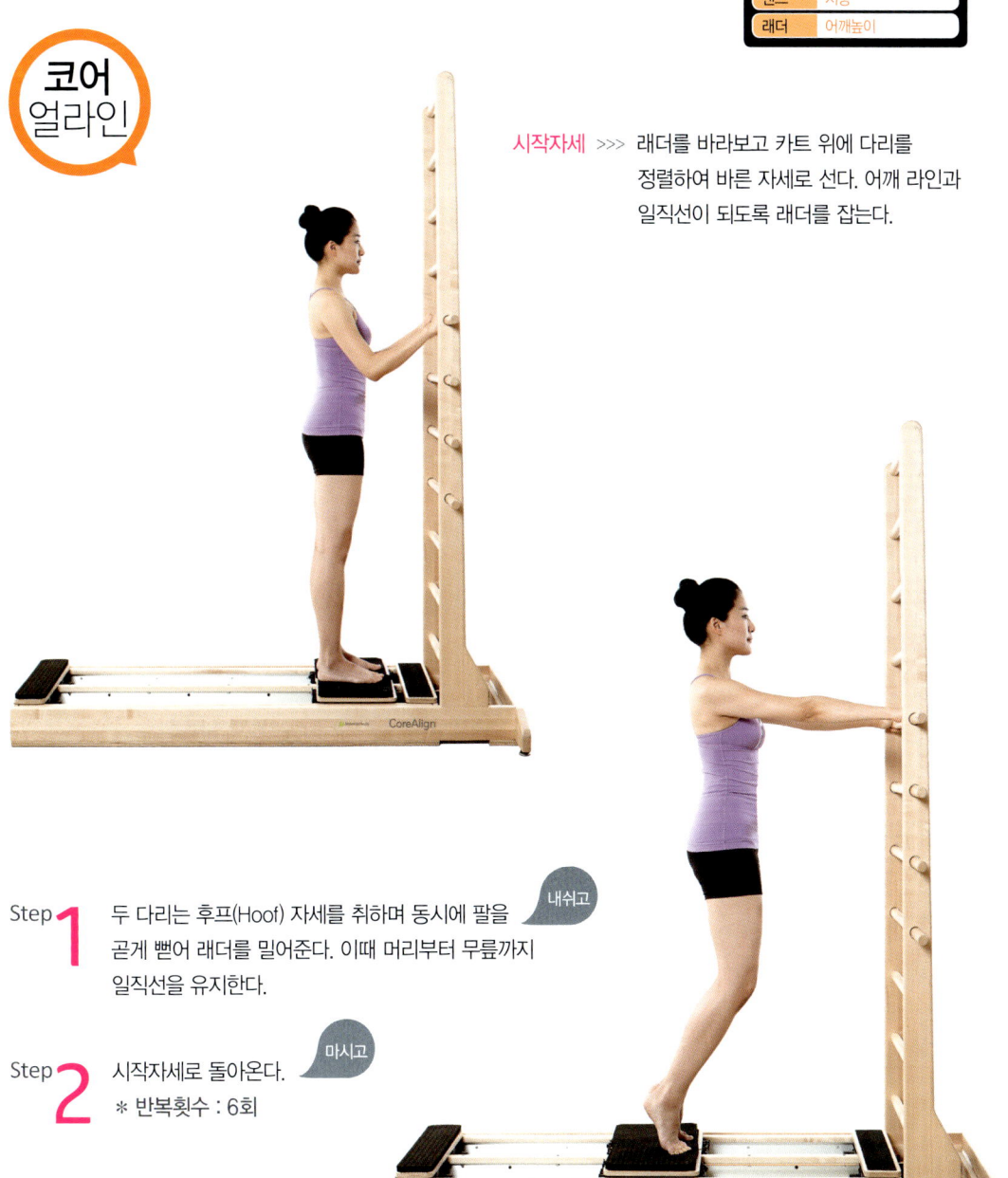

Step 1 두 다리는 후프(Hoof) 자세를 취하며 동시에 팔을 곧게 뻗어 래더를 밀어준다. 이때 머리부터 무릎까지 일직선을 유지한다. *내쉬고*

Step 2 시작자세로 돌아온다. *마시고*
＊반복횟수 : 6회

3. 기구 응용 동작 ▶ 코어 얼라인

35 포인트 푸시 Point Push

| 효과 | 복부 강화, 어깨 안정화

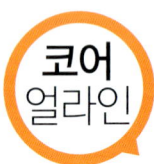

Setting
- 밴드: 저항
- 저항: Light
- 래더: 어깨높이

시작자세 >>> 래더를 바라보고 카트 위에 다리를 정렬하여 바른 자세로 선다. 어깨 라인과 일직선이 되도록 래더를 잡는다.

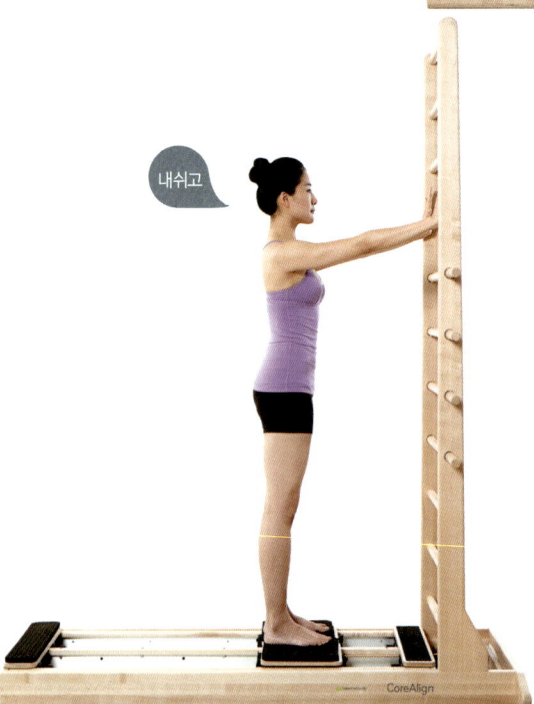

Step 1 머리부터 발까지 동상이라 생각한다. 일직선을 유지하고 팔을 곧게 뻗어 래더를 밀어준다.

내쉬고

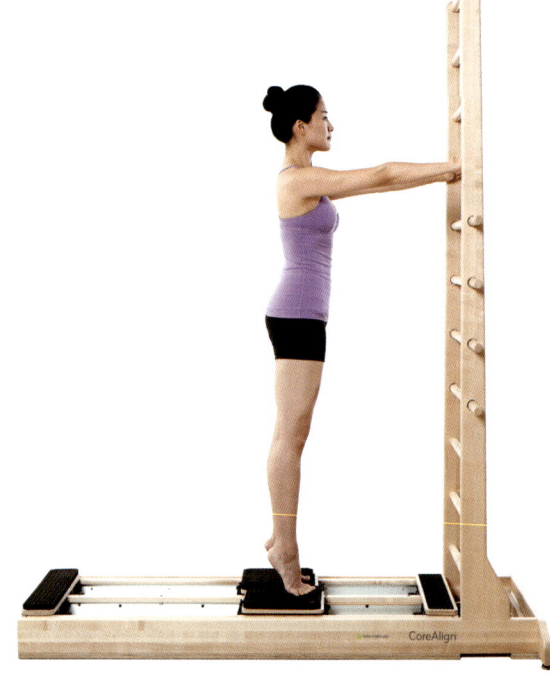

Step 2 카트를 유지하며 발뒤꿈치를 들어 올린다.
* 반복횟수 : 6회

36 C 스트레칭 *C-Stretch*

3. 기구 응용 동작 ▶ 코어 얼라인

| 효과 | 햄스트링 스트레칭

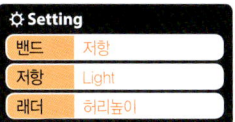

Setting
- 밴드: 저항
- 저항: Light
- 래더: 허리높이

코어 얼라인

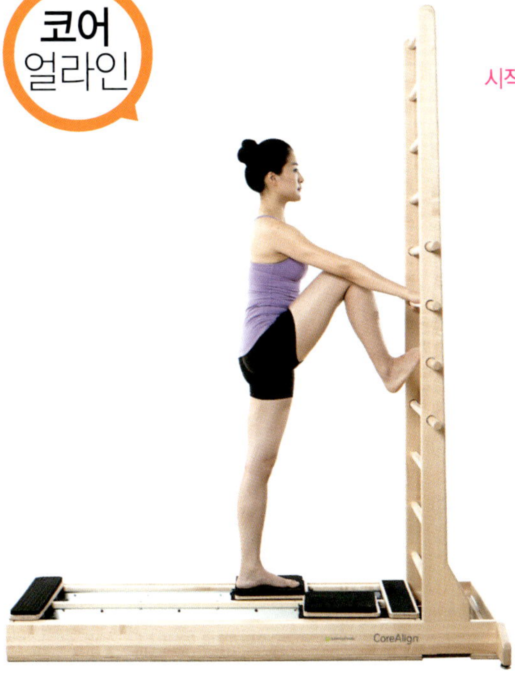

시작자세 >>> 래더를 바라보고 한쪽 다리는 카트 위에 반대쪽 다리는 무릎을 굽혀 래더 위에 올린다. 두 손은 래더를 잡는다. 서 있는 다리는 머리와 일직선이 되도록 카트를 뒤로 밀어준다.

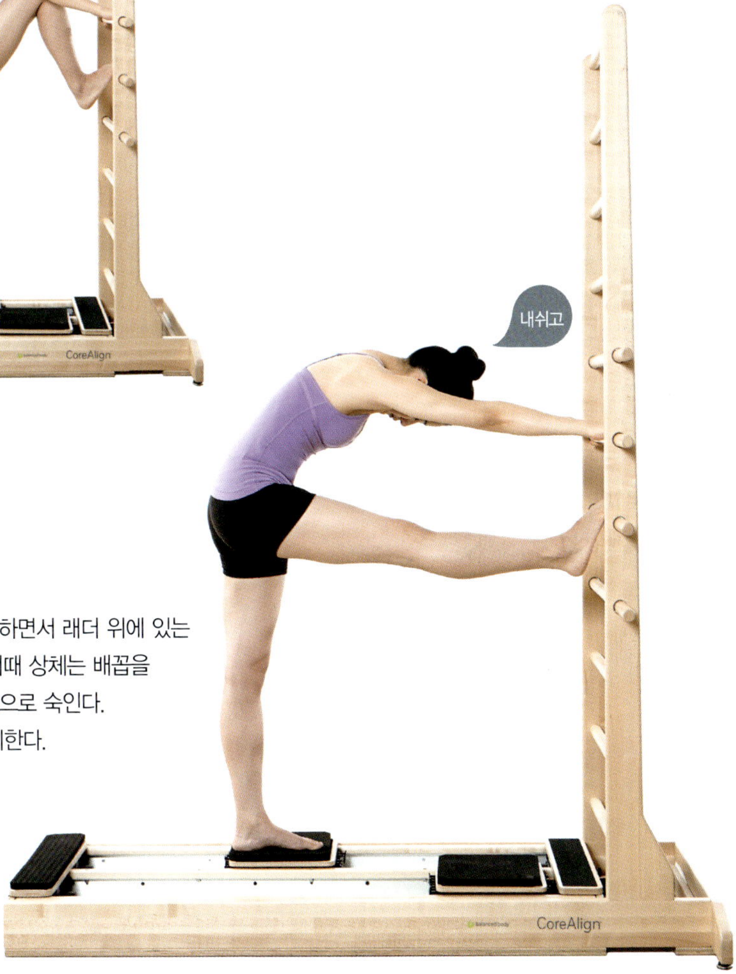

Step 1 힙과 다리 라인을 유지하면서 래더 위에 있는 다리의 무릎을 편다. 이때 상체는 배꼽을 척추 쪽으로 당기며 앞으로 숙인다. 30초 정도 자세를 유지한다.

내쉬고

3. 기구 응용 동작 ▶ 코어 얼라인

37 대둔근 운동 Glute Max

| 효과 | 둔부 햄스트링 강화, 골반 및 견갑골 안정화

Setting
- 밴드: 저항
- 래더: 어깨높이

코어 얼라인

시작자세 >>> 카트 위에 스타터 블록을 끼우고 발뒤꿈치가 닿도록 선다. 팔꿈치를 래더에 대고 가벼운 쪽 카트를 뒤로 밀어낸다. 이때 머리부터 발뒤꿈치까지 일직선을 유지한다.

Step 1 복부와 둔부에 힘을 주어 앞쪽 다리의 카트를 뒤로 뻗어 밀어준다.

내쉬고

＊반복횟수 : 10회

3. 기구 응용 동작 ▶ 코어 얼라인

38 왕좌 자세 Throne

| 효과 | 다리 강화

Setting: 밴드 / 저항

코어 얼라인

시작자세 >>> 복부를 수축하여 척추를 길게 늘인다. 이때 무릎을 구부리며 카트를 앞으로 밀어주며 척추와 천골은 래더에 기대어 일직선을 유지한다.

Step 1 척추를 길게 세우고 골반을 고정하여 두 다리를 앞뒤로 교차하며 움직인다.
* 반복횟수 : 20회

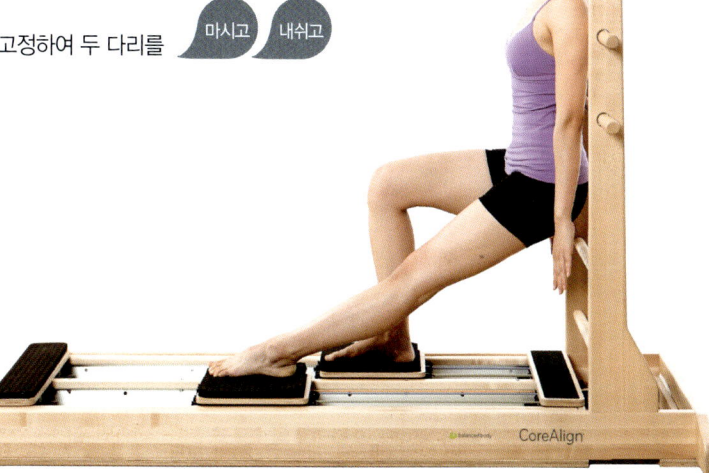

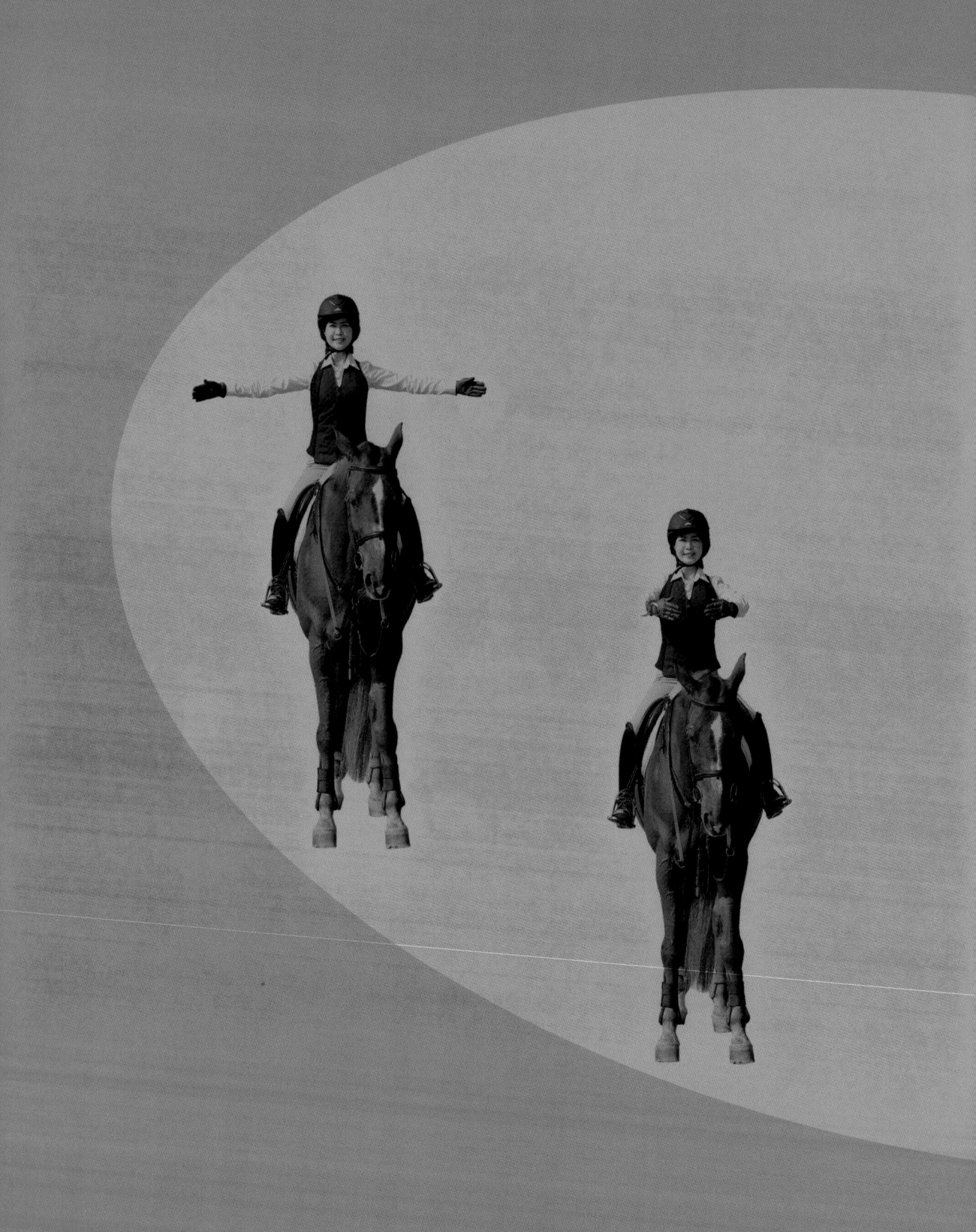

4 기승 워밍업
Riding Warming Up

이 장에서는 승마 전에 할 수 있는 워밍업 동작들을 소개한다. 말과의 교감을 느끼면서 안전한 승마를 위해 할 수 있는 간단하면서도 실용적인 동작들로 구성되어 있다.

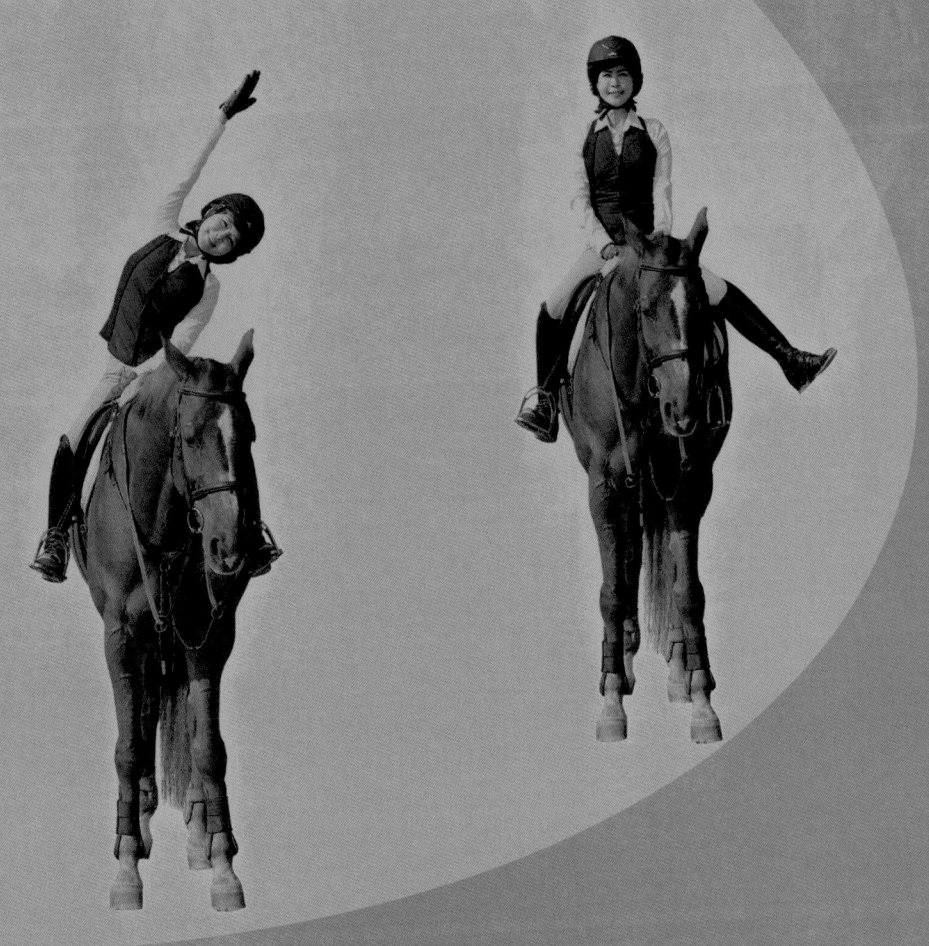

01 손가락 스트레칭 Finger Extension

4. 기승 워밍업

| 효과 | 손바닥 및 손목 근육 스트레칭

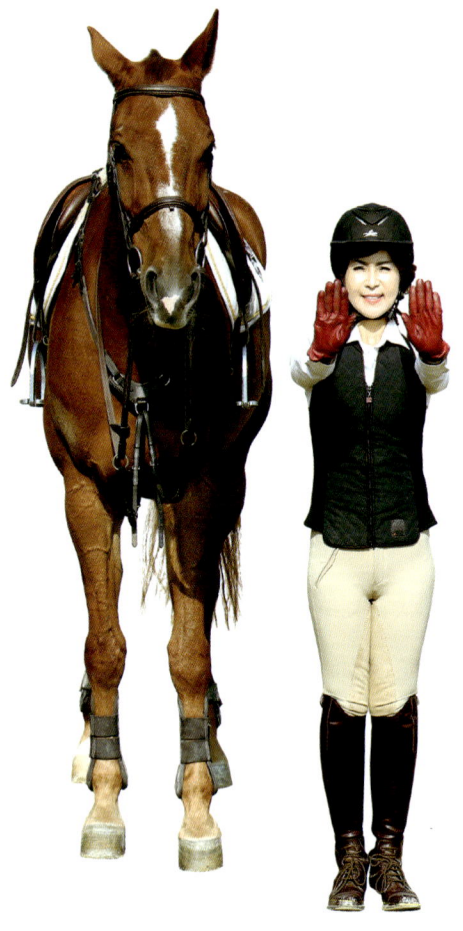

시작자세 >>> 두 팔을 앞으로 곧게 뻗는다.

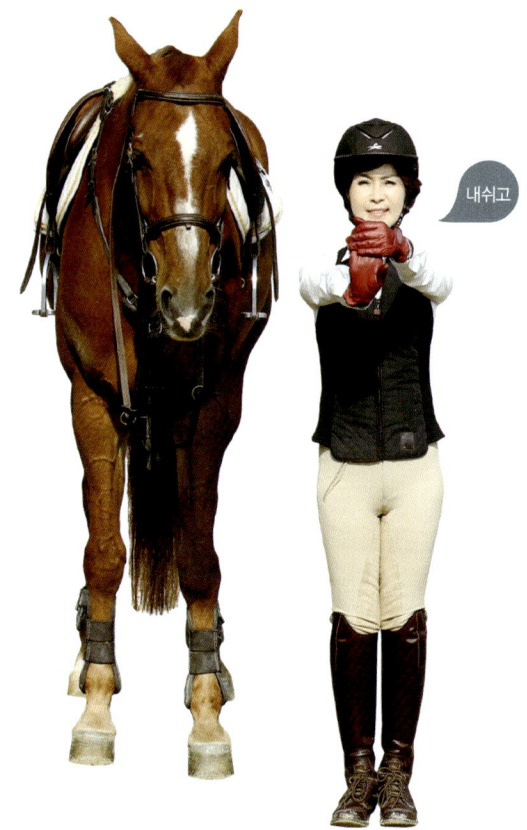

내쉬고

Step 1 한 손으로 반대쪽 손을 잡는다.
손가락이 천장을 향하도록
손목을 꺾어 몸 방향으로 당긴다.
* 반복횟수 : 당겼다 풀어주기 10회 반복

4. 기승 워밍업

02 엄지손가락 당기기 Pull Thumb

| 효과 | 엄지손가락 스트레칭

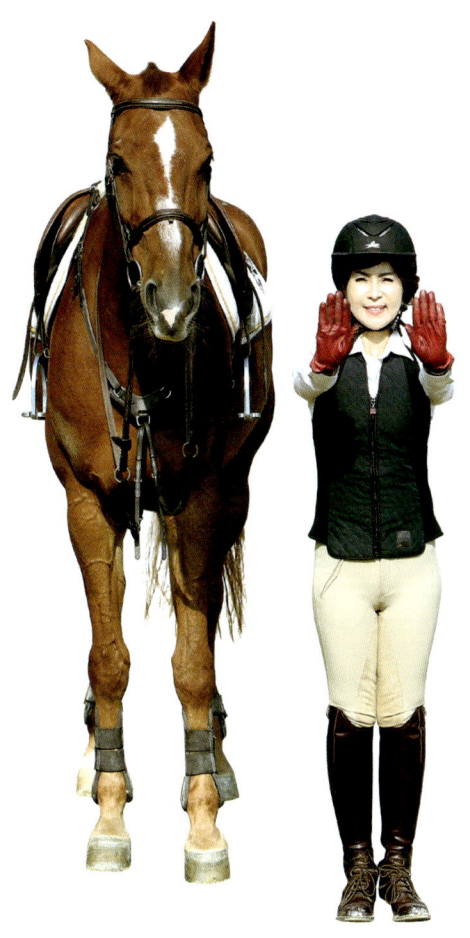

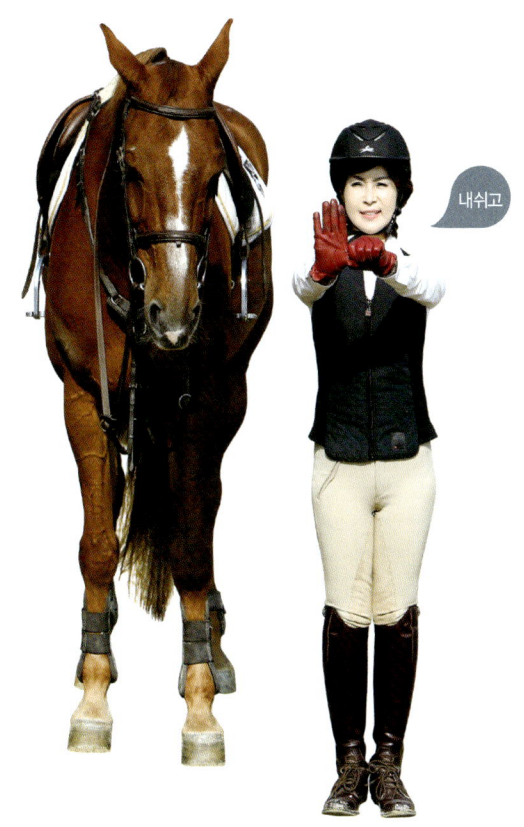

내쉬고

시작자세 >>> 두 팔을 앞으로 곧게 뻗는다.

Step 1 한 손으로 반대쪽 손 엄지손가락을 잡는다.
손가락을 바깥쪽으로 잡아당긴다.
* 반복횟수 : 당겼다 풀어주기 10회 반복

03 손바닥 스트레칭 Hand Extension

4. 기승 워밍업

| 효과 | 손바닥 및 손목 근육 이완

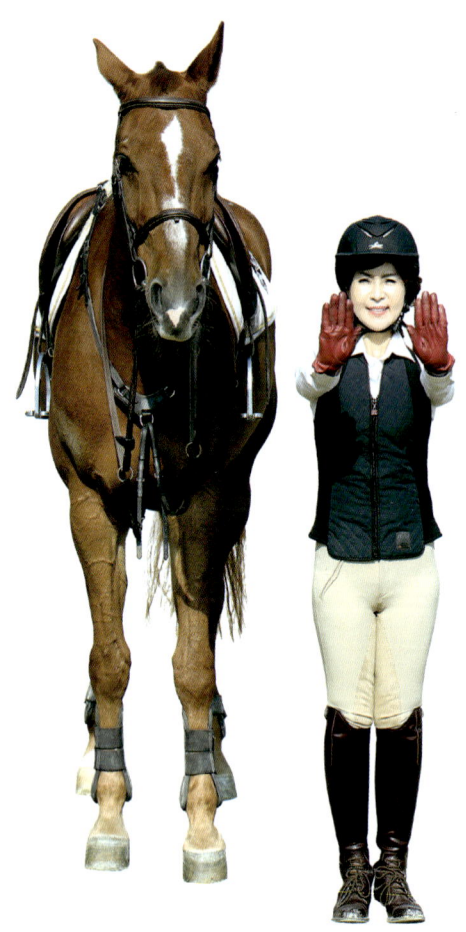

시작자세 >>> 두 팔을 앞으로 곧게 뻗는다.

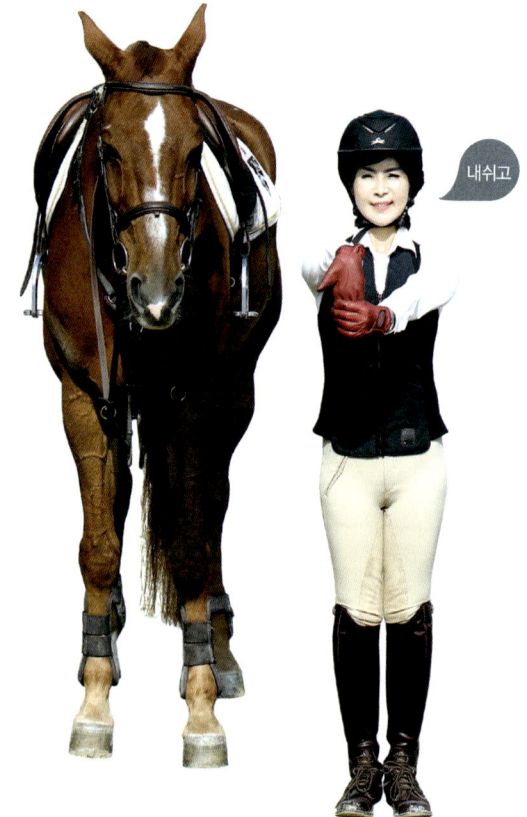

내쉬고

Step 1 손가락이 바닥을 향하도록 손목을 꺾어 돌려 손바닥을 정면으로 밀어준다.
* 반복횟수 : 당겼다 풀어주기 10회 반복

04 손목 이완 Hand Lateral Flexion

4. 기승 워밍업

| 효과 | 손바닥 및 손목 근육 이완

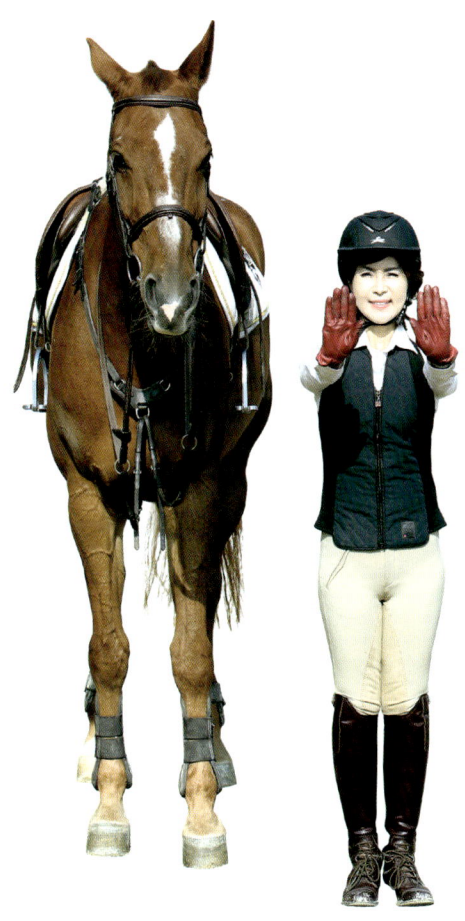

시작자세 >>> 두 팔을 앞으로 곧게 뻗는다.
손가락이 천장을 향하게 한다.

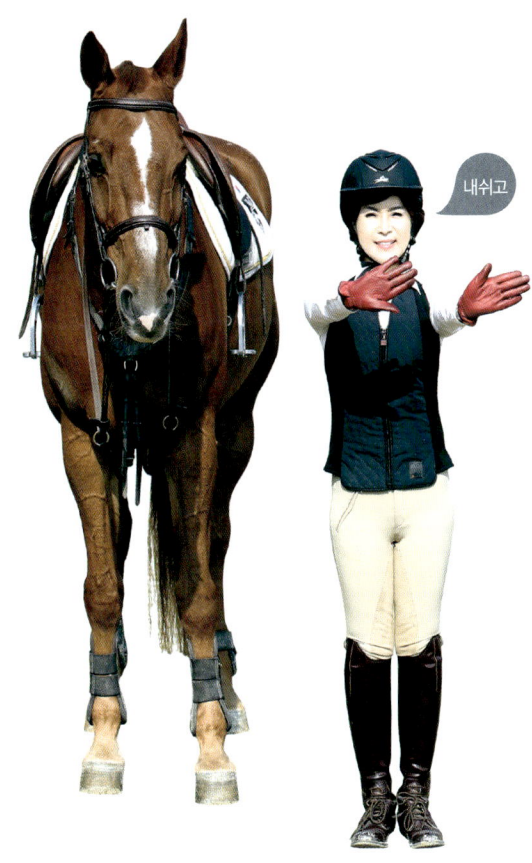

Step 1 손목을 옆으로 기울인다.
양손을 다른 방향으로 기울여도 된다.
＊ 반복횟수 : 10회 반복

(내쉬고)

05 서큘레이션 & 플라밍고 Circulation & Flamingo

|효과| 손바닥 근육 이완, 어깨 및 등 상부 이완

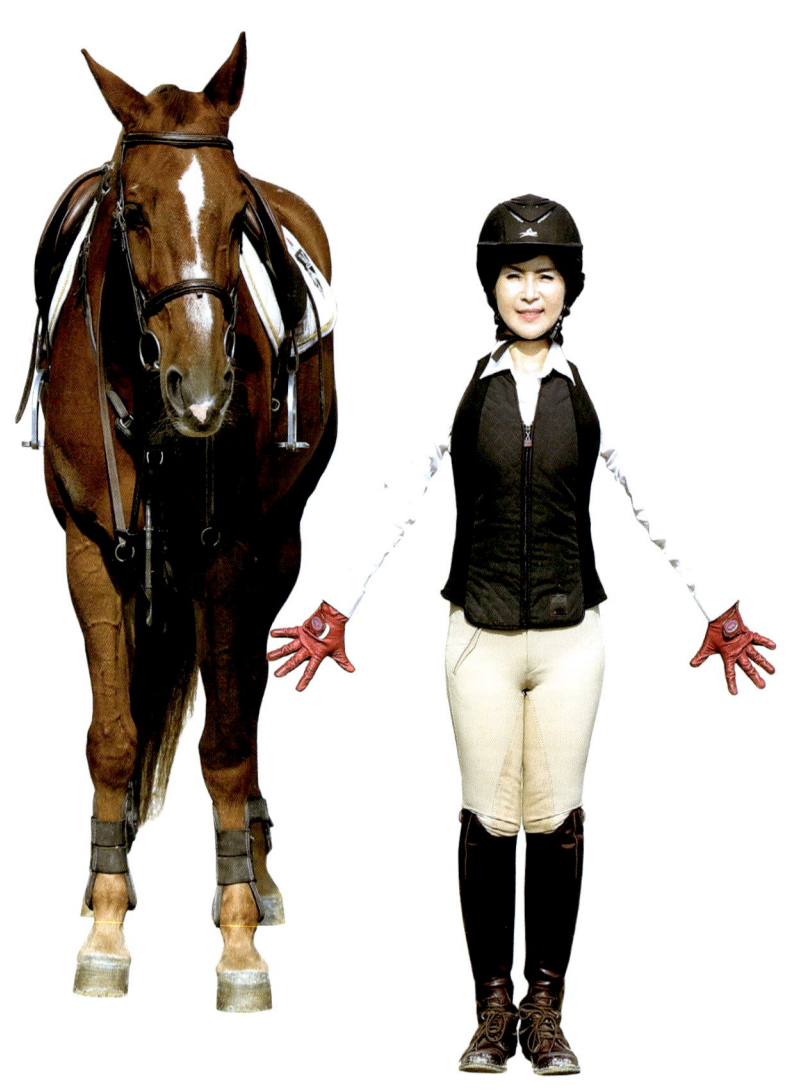

시작자세 >>> 바르게 서서 두 팔을 옆으로 곧게 뻗는다.

4. 기승 워밍업

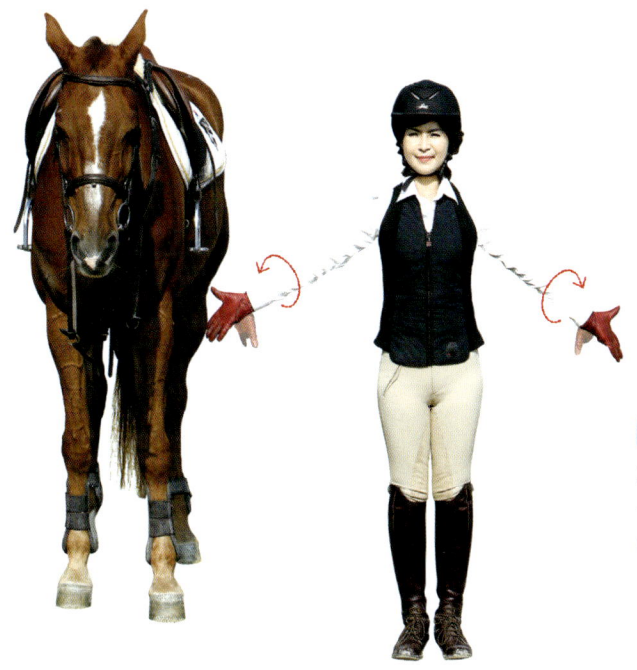

서큘레이션

호흡을 내쉬며 손가락을 쭉 펴고 손목으로 원을 그린다. 몸 안쪽 방향과 바깥쪽 방향을 번갈아가며 원을 그린다.

* 반복횟수 : 10회 반복

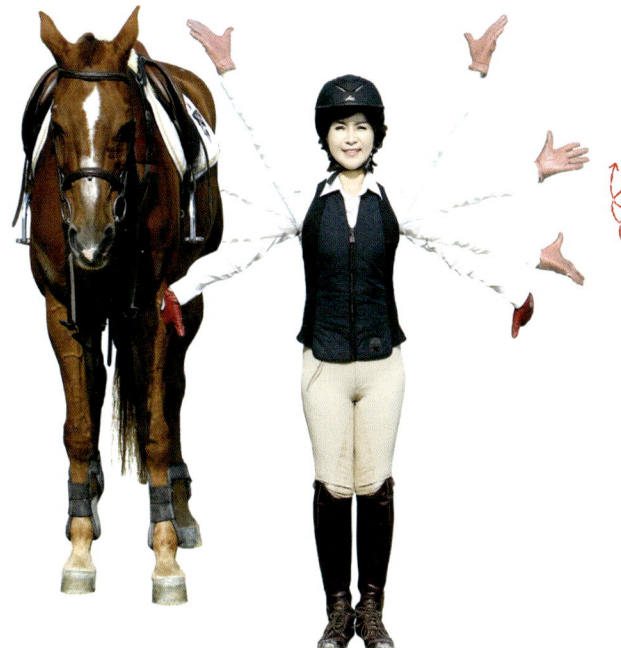

플라밍고

손목으로 원을 그리며 점차적으로 팔을 천장으로 올린다. 호흡을 편하게 하며 팔을 천장으로 들어 올렸다 내리기를 반복한다. 플라밍고 댄스를 추듯 팔을 움직인다.

* 반복횟수 : 4회 반복

06 손가락 벌리기 Isolation

4. 기승 워밍업

| 효과 | 손바닥 근육 이완

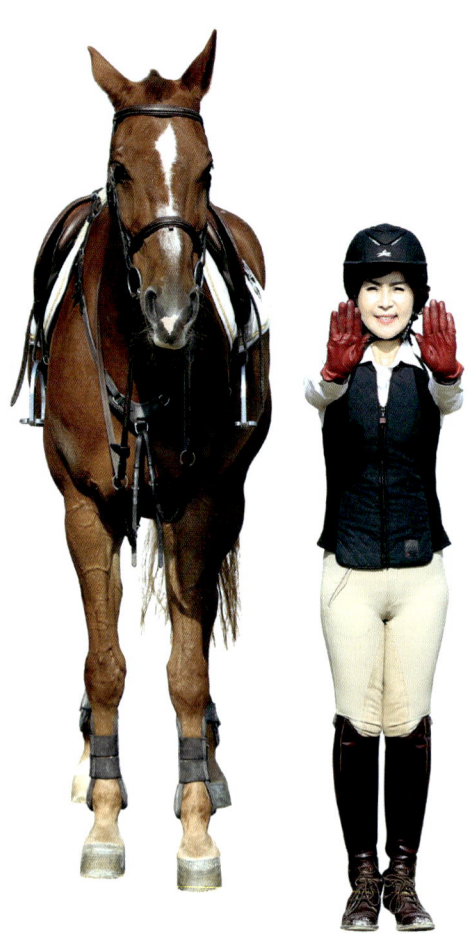

시작자세 >>> 두 팔을 앞으로 곧게 뻗는다.
손가락은 천장을 향한다.

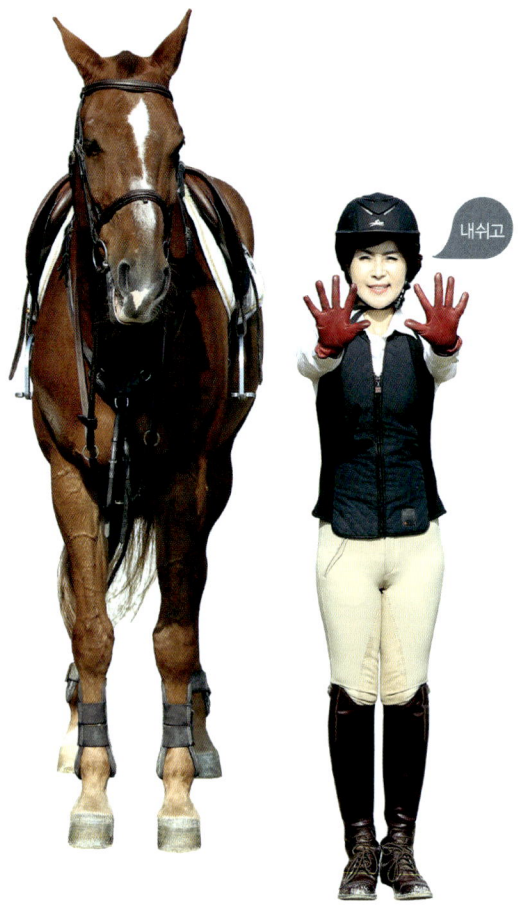

Step 1   손가락을 모두 벌린다.
* 반복횟수 : 10회 반복

내쉬고

07 팔로 원 그리기 Arm Circle

4. 기승 워밍업

| 효과 | 몸통 안정화, 어깨 근육 유연성 향상, 등 신전 및 유연성 향상

시작자세 >>> 말 안장 위에 바르게 앉아 배꼽을 척추 쪽으로 당기며 척추가 일직선이 되도록 유지한다. 두 팔은 몸통 옆에 반듯하게 내린다.

Step 1 두 팔을 길게 뻗어 가슴 앞으로 들어 올린다.

Step 2 몸의 안정성이 유지되는 범위 내에서 두 팔을 옆으로 열어 원을 그려준다.

Step 3 머리 위로 두 팔을 뻗어 큰 원을 그리는 것도 가능하다.
* 반복횟수 : 6회

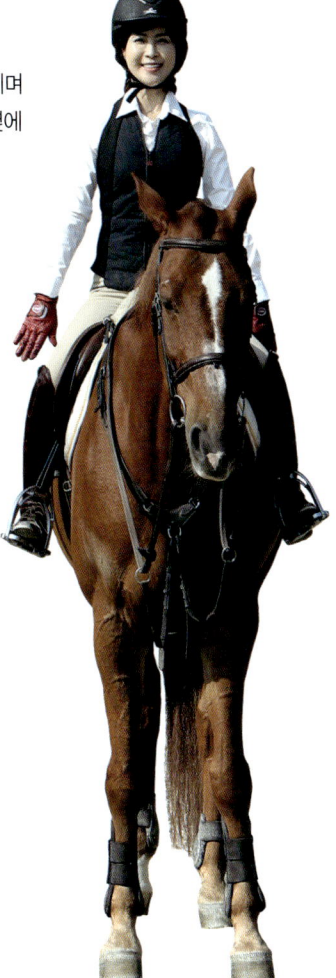

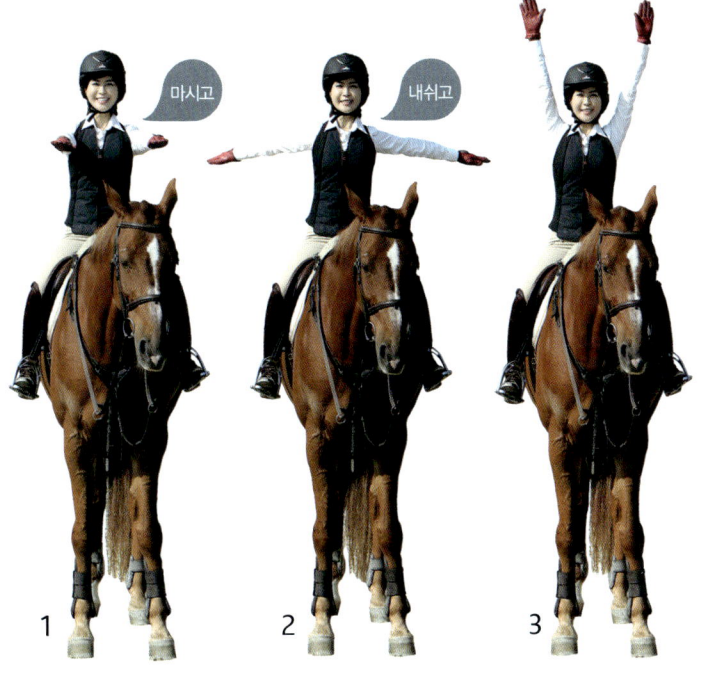

1 2 3

08 경례하기 Salute

4. 기승 워밍업

| 효과 | 몸통 안정화, 어깨 근육 유연성 향상, 등 신전 및 유연성 향상

시작자세 >>> 말 안장 위에 바르게 앉아 배꼽을 척추 쪽으로 당기며 척추가 일직선이 되도록 유지한다. 손등이 이마 앞에 오도록 두 팔을 굽혀준다.

Step 1 어깨가 올라가지 않도록 몸통은 그대로 유지한 상태에서 두 팔을 사선 위로 뻗어 올렸다가 시작자세로 돌아온다.
* 반복횟수 : 10회 반복

변형동작 >>> 시작자세에서 두 팔을 머리 뒤에 둘 수도 있다.

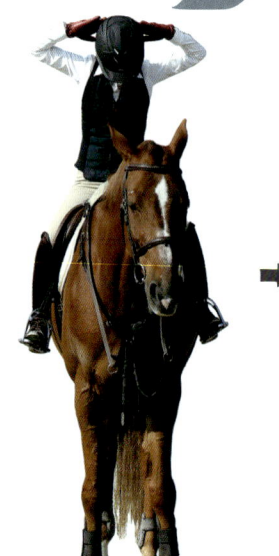
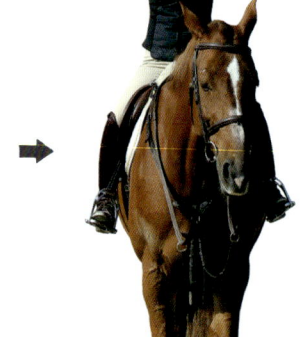

09 나무 끌어안기 Hug a Tree

4. 기승 워밍업

| 효과 | 복근 및 다리 내전근 강화, 골반 안정화

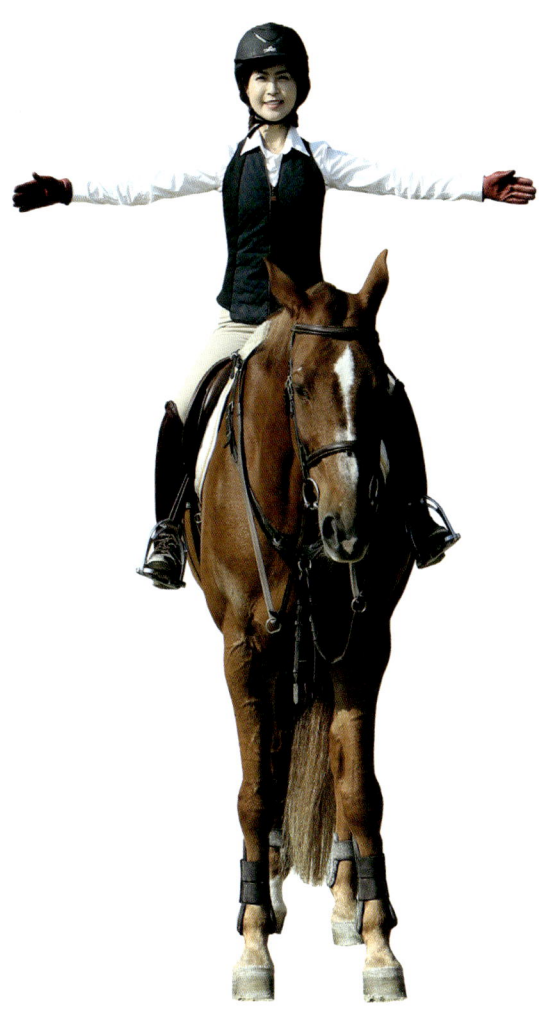
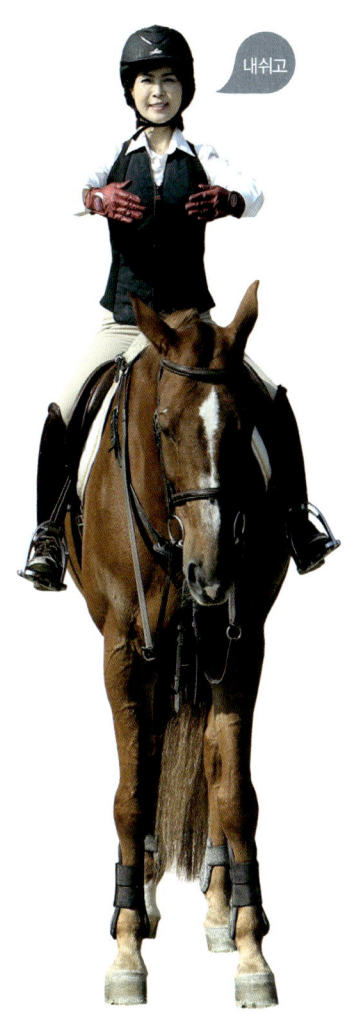

시작자세 >>> 다리를 곧게 펴고 안장 위에 앉는다. 두 팔은 어깨 높이만큼 들어 올리고 양옆으로 곧게 뻗는다.

Step 1 복부를 수축하여 안쪽 허벅지에 힘을 주면서 안장을 조인다. 이때 골반을 안장에서 들어 올리며 등 상부를 둥글게 말고 두 팔을 가슴 앞으로 모은다.
* 반복횟수 : 10회 반복

10 트위스트 Twist

4. 기승 워밍업

| 효과 | 몸통 안정화, 척추 유연성 향상

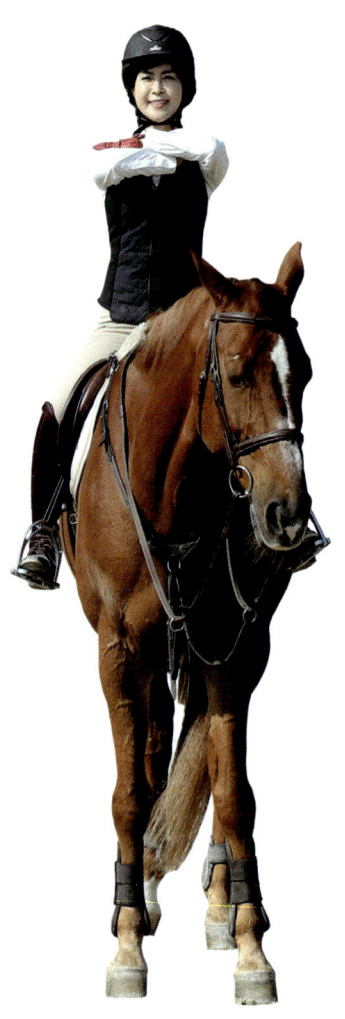
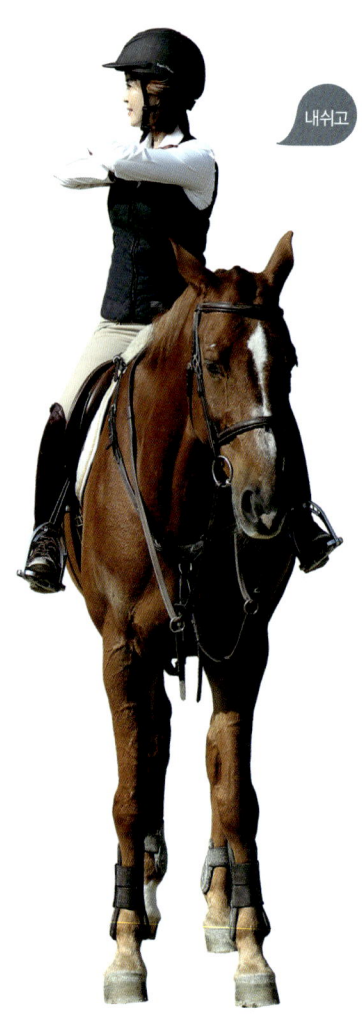

내쉬고

시작자세 >>> 말 안장 위에 바르게 앉아 배꼽을 척추 쪽으로 당기며 척추가 일직선이 되도록 유지한다. 두 손은 어깨 앞으로 모아준다.

Step 1 몸통을 일직선으로 유지하고 척추가 길어진다는 생각으로 몸통을 오른쪽으로 돌려준다. 반대쪽도 반복한다.
* 반복횟수 : 10회 반복

4. 기승 워밍업

11 사이드 밴드 Side Bend

| 효과 | 몸통 안정화, 척추 유연성 향상

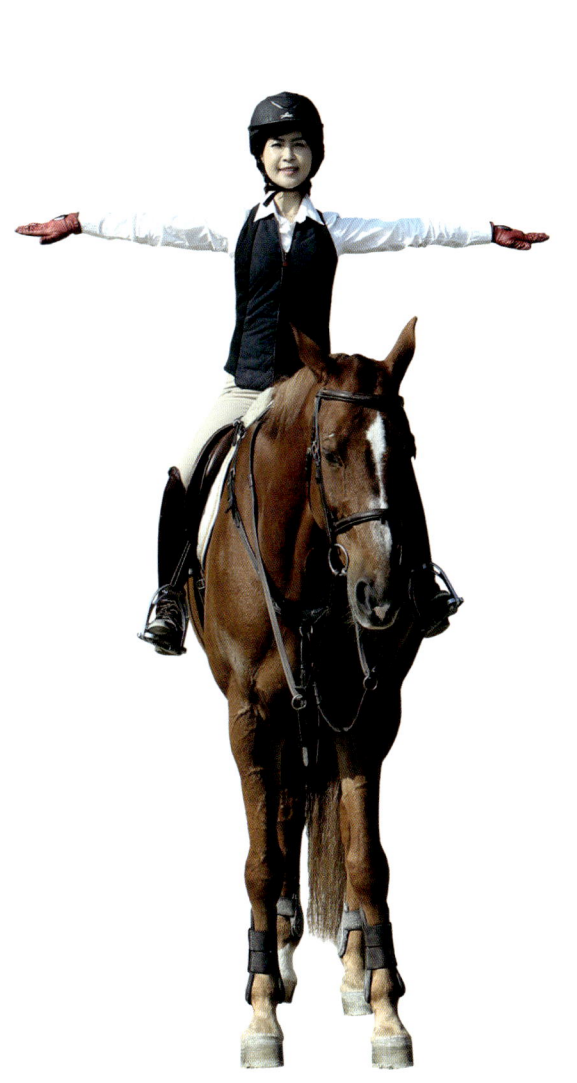
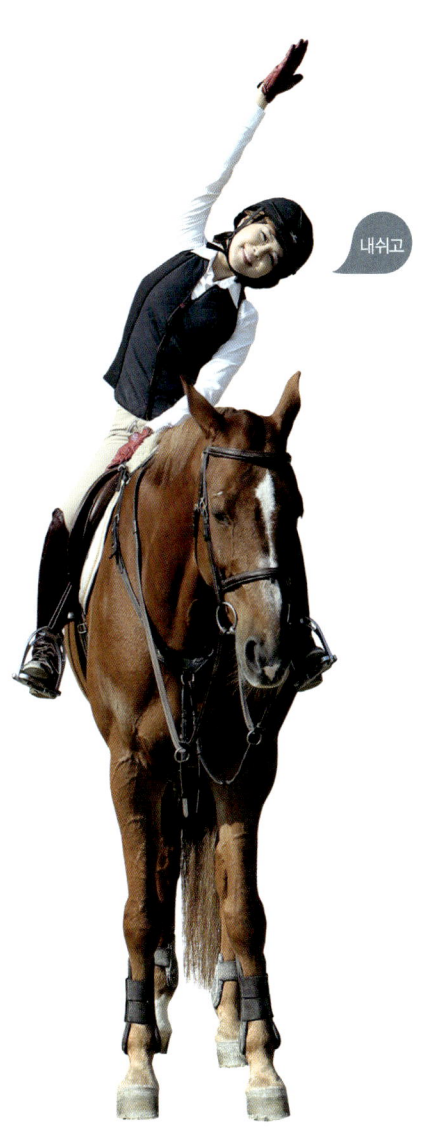

내쉬고

시작자세 >>> 말 안장 위에 바르게 앉아 배꼽을 척추 쪽으로 당기며 척추가 일직선이 되도록 유지한다. 두 팔은 양옆으로 곧게 뻗는다.

Step 1 복부를 수축하여 골반이 흔들리지 않도록 주의하며 한쪽 방향으로 척추를 길게 늘여준다. 손은 계속 길어진다고 생각한다. 반대쪽도 반복한다.
* 반복횟수 : 10회 반복

12 사이드 레그 리프트 — Single Leg Lift

4. 기승 워밍업

| 효과 | 골반 안정화, 중둔근 강화

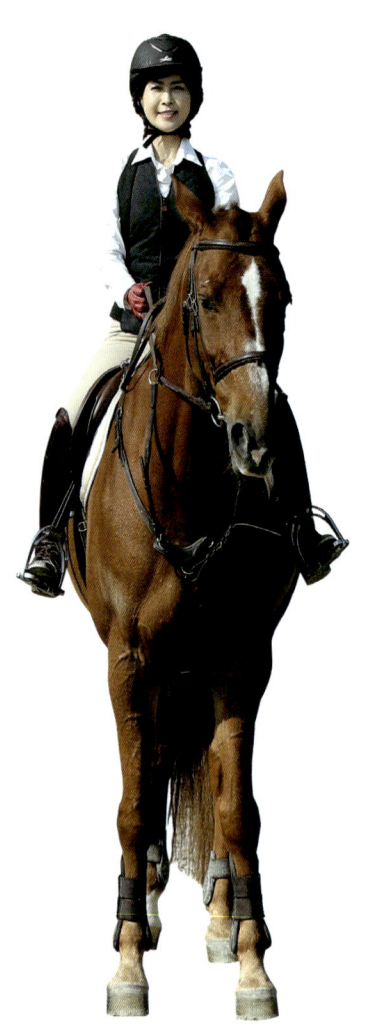

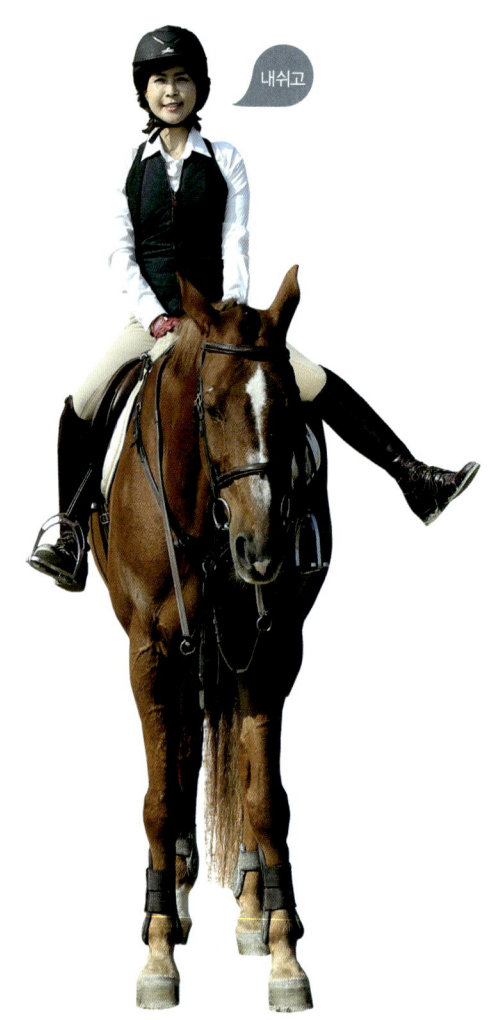

내쉬고

시작자세 >>> 말 안장 위에 바르게 앉아 배꼽을 척추 쪽으로 당기며 척추가 일직선이 되도록 유지한다.

Step 1 복부를 수축하여 골반이 흔들리지 않도록 주의하며 한쪽 다리를 옆으로 들어 올린다. 반대쪽도 반복한다.
* 반복횟수 : 10회 반복

13 싱글 레그 서클 **Single Leg Circle**

4. 기승 워밍업

| 효과 | 골반 안정화, 중둔근 강화

시작자세 >>> 말 안장 위에 바르게 앉아 배꼽을 척추 쪽으로 당기며 척추가 일직선이 되도록 유지한다.

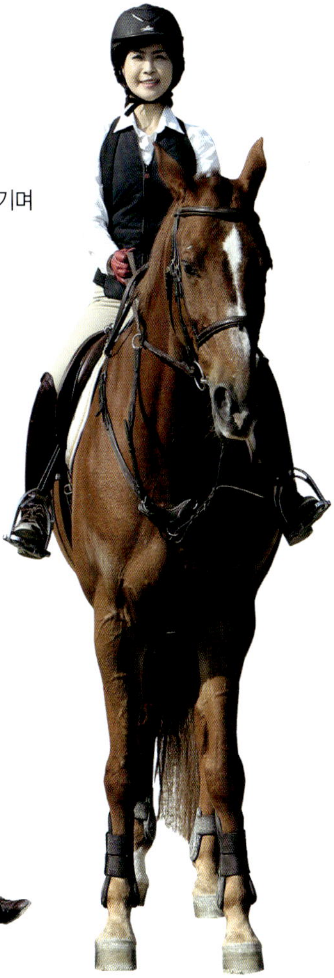

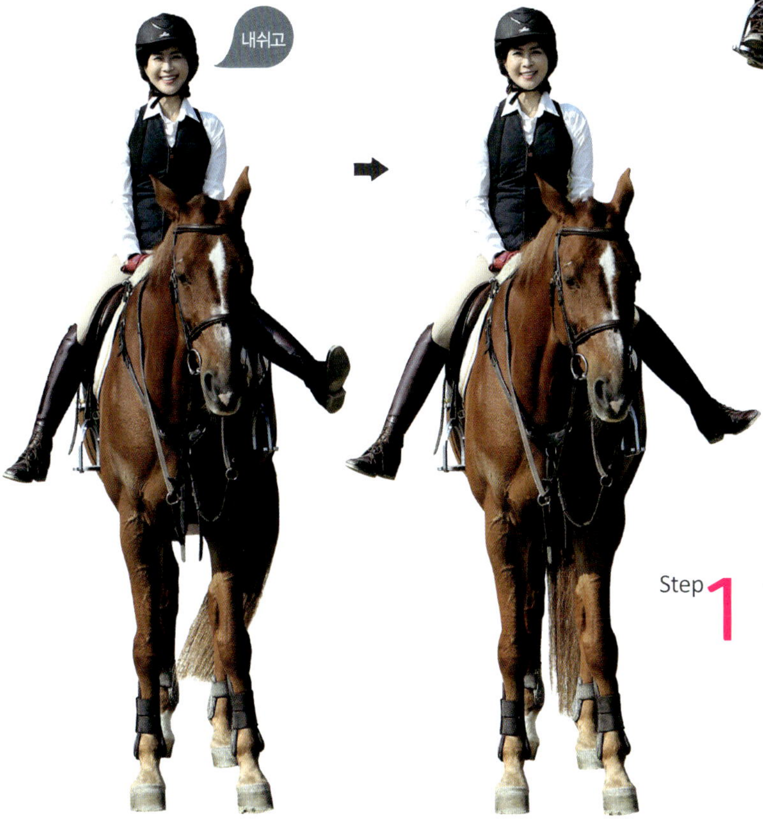

내쉬고

Step 1 복부를 수축하여 골반이 흔들리지 않도록 주의하며 한쪽 다리를 앞, 옆, 뒤로 원을 그리듯 들어 올린다. 반대쪽도 반복한다.
* 반복횟수 : 10회 반복

저자 소개

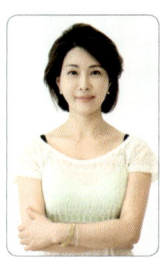
노 수 연
현 가천대학교 운동재활복지학과 교수
현 (사)대한필라테스연맹 회장
현 Balanced Body Faculty and Host Site Korea(발란스드바디 한국지사대표)
현 대한밸런스의학회 부회장
현 국민생활체육회 이사
현 Pilates Method Alliance Registry of School(PMA 한국공인스쿨 대표)
전 Ellie Herman Studio Pilates 한국지사대표
Polestar Pilates, Ellie Herman Studio, Balanced Body
Balanced Body Faculty(Pilates, MOTR, Bodhi, Barre, AI3D, CoreAlign)
Lolita San Miguel PMMP and Legacy, "2nd generation(필라테스 2세대)"

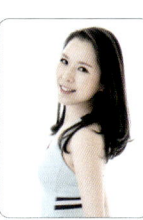
김 혜 미
현 국민대학교 체육학과 강사
현 (사)대한필라테스연맹 청담본점 필라테스 더 밸런스 원장
현 (사)대한필라테스연맹 상임이사
BALANCED BODY FACULTY, PASSING THE TORCH ELIZABETH LARKAM
ELLIE HERMAN STUDIO PILATES, POLESTAR PILATES, KOREA PILATES FEDERATION CERTIFICATION

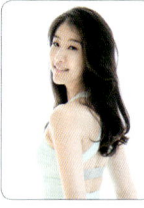
오 정 하
현 세종대학교 무용학과 겸임교수
현 (사)대한필라테스연맹 청담본점 필라테스 더 밸런스 원장
현 (사)대한필라테스연맹 상임이사
BALANCED BODY FACULTY, PASSING THE TORCH ELIZABETH LARKAM
ELLIE HERMAN STUDIO PILATES, KOREA PILATES FEDERATION CERTIFICATION

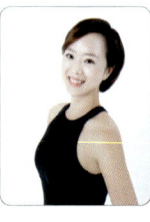
구 지 남
현 (사)대한필라테스연맹 센텀점 필라테스 더 밸런스 원장
현 (사)대한필라테스연맹 이사
전 경성대학교 스포츠 건강학부 강사
BALANCED BODY PILATES, PASSING THE TORCH ELIZABETH LARKAM
ELLIE HERMAN STUDIO PILATES, POLESTAR PILATES, KOREA PILATES FEDERATION CERTIFICATION

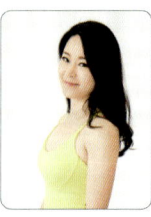
임 은 주
현 한국체육대학교 강사
현 (사)대한필라테스연맹 국제교류사업이사
현 (사)대한필라테스연맹 국제교육 통역총괄
UMUC ASIA ADJUNCT FACULTY MEMBER, MARYLAND UNIVERSITY
BALANCED BODY, KOREA PILATES FEDERATION CERTIFICATION

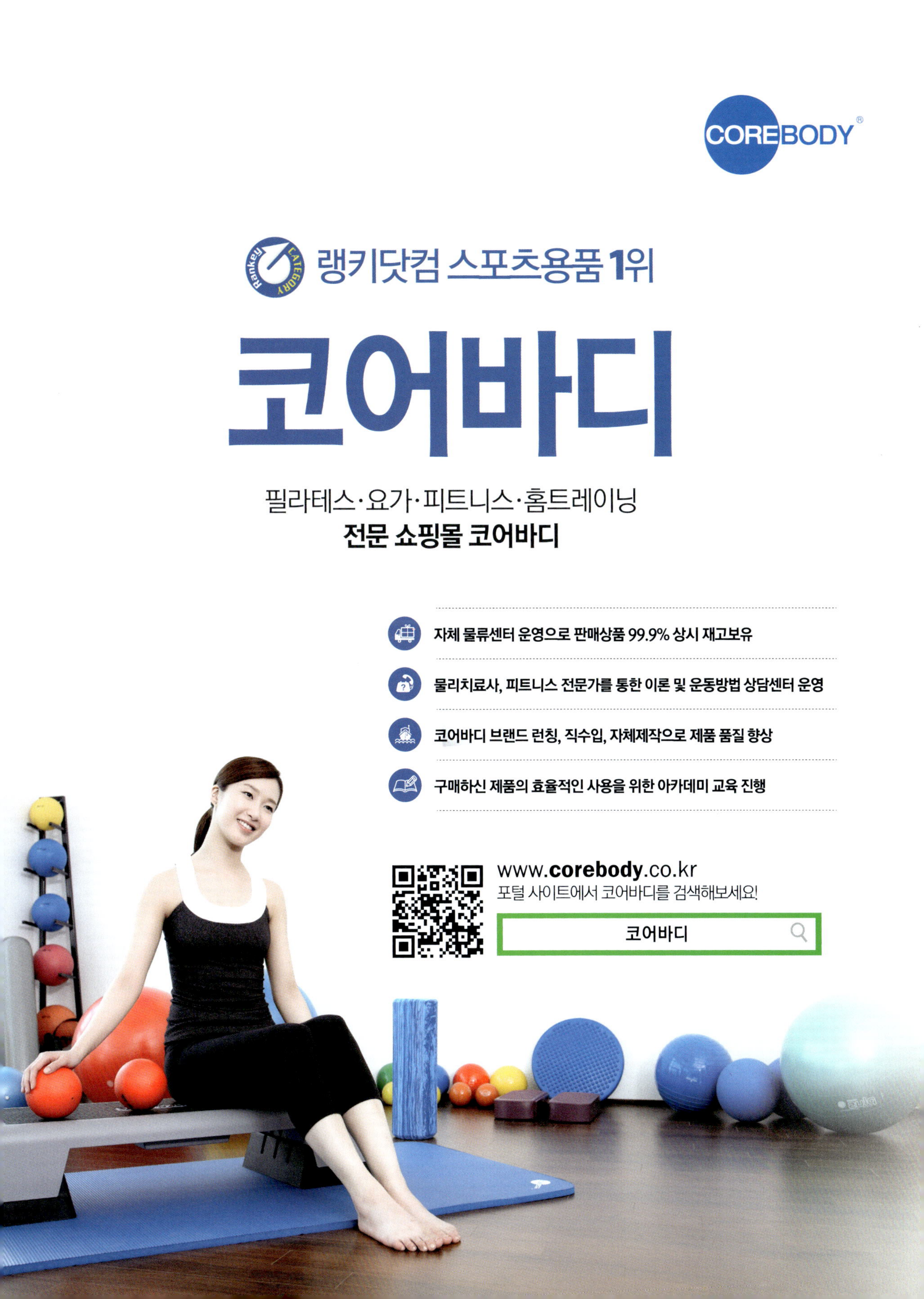

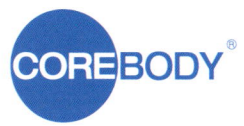

COREBODY®
Rankey CATEGORY
랭키닷컴 스포츠용품 1위
코어바디
필라테스·요가·피트니스·홈트레이닝
전문 쇼핑몰 코어바디
자체 물류센터 운영으로 판매상품 99.9% 상시 재고보유
물리치료사, 피트니스 전문가를 통한 이론 및 운동방법 상담센터 운영
코어바디 브랜드 런칭, 직수입, 자체제작으로 제품 품질 향상
구매하신 제품의 효율적인 사용을 위한 아카데미 교육 진행
www.corebody.co.kr
포털 사이트에서 코어바디를 검색해보세요!
코어바디

S라인 몸매와 건강을 동시에 잡는다!!
필라테스 바이블 Pilates Bible

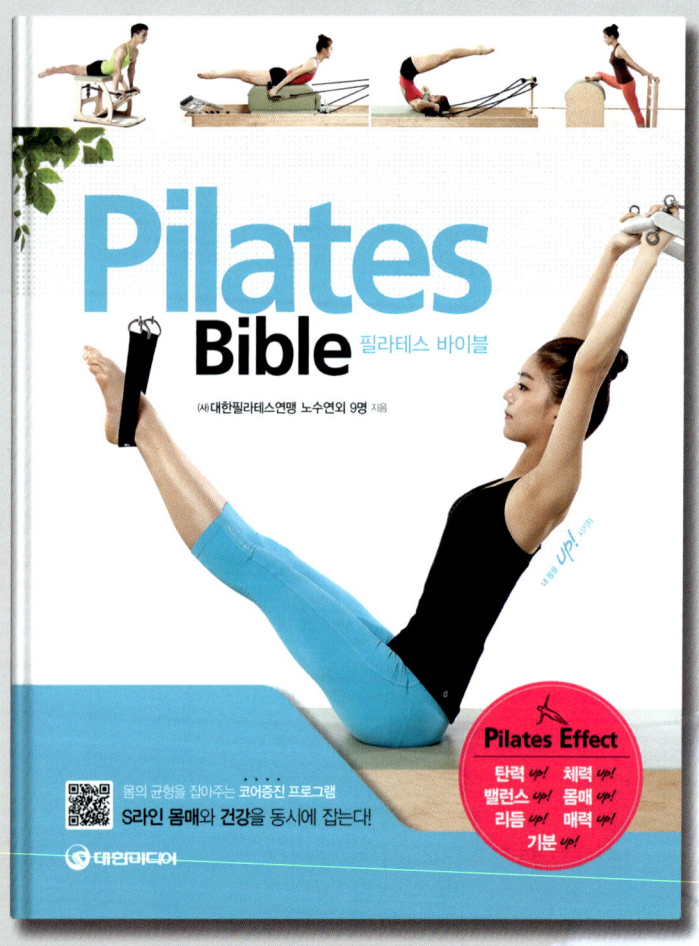

(사)대한필라테스연맹 저 / 215×280mm / 488쪽 / 올컬러 / 양장본 / 35,000원